현대과학적 논문 근거를 갖춘

골절 골다공증
비수술 한약 치료 이야기

특허한약 접골탕의 모든 것

글 ― 황만기

MIRAETEO

진료실에서 환자 상담을 하다 보면, 소위 '뼈를 잘 붙게 만드는데 도움이 되는 한약(=속칭, 뼈 잘 붙는 한약)'이나 '뼈 잘 붙는 음식'에 대해서 궁금해 하시는 경우가 상당히 많습니다.

개인적으로 저는, 창신초등학교 6학년(1983년) 그리고 경희대학교 한의과대학 본과생 시절(1995년) 총 2회에 걸쳐, 당시 각각 대한민국에서 제일 시설이 좋다고 알려진 모 대형 종합병원에서, 정형외과적인 큰 수술(골연골종[osteochondroma] 제거 및 골반뼈 이식 수술 & (발목뼈) 삼중 관절 고정술 등)을 10여년 터울로 받았었던 뼈(!) 아픈 경험을 가지고 있기에, 뼈[Bone] 질환(특히, 골절과 골다공증 분야)에 대해서는, 나름 학부 시절부터 지금까지 꽤 오랫동안 특별한 관심을 가지고 연구와 진료를 계속 진행해 왔습니다.

인터넷에는 일일이 헤아릴 수 없을 만큼의 어마어마하게 많은 정보들이 돌아다니고 있고, 탈진실의 시대[Post-Truth era]에 조응하듯 무수한 가짜 뉴스들도 범람하고 있어서, 제대로 된 안목과 집중력을 발휘하지 않는다면, 소음[Noise]을 신호[Signal]라고 착각함으로써 결과적으로 (환자 본인에게 해로운) 나쁜 결정을 내리게 될 것입니다.

골절 및 골다공증 환자들과 그 가족분들의 안타깝고 절박한 마음을 상업적으로 이용하려는 온갖 터무니없는 (학문적 근거가 전혀 없는) 인터넷 상의 소음[Noise]과 가짜 뉴스를, 광고와 기사라는 형식으로 매일 접하고 있는 이 때, 누군가는 전문가적 사명감을 가지고, 제대로 된 '진짜 정보'를 현대과학적 근거를 잘 갖추어서 일관되게 전달해야 한다고 생각했습니다.

이 책은, 골절과 골다공증의 비수술적 치료와 회복에 있어서 명확하고 분명한 한의학적 신호^{Signal}를 현대과학적 근거를 기반으로 정리해서, 뼈 건강에 관심이 많은 분들에게 최대한 잘 말씀드려 보고자 기획되었습니다.

따라서 의료인(한의사 양의사 치과의사 간호사) 등 보건 전문가가 아닌 일반 독자분들이 읽으시기에는 다소 어렵더라도, '뼈 잘 붙는 한약(특허한약 접골탕(接骨湯) 포함)'에 대한 '골면역학^{osteoimmunology}'에 입각한 최신 과학적 연구논문 성과들도, 정확한 이해 도모를 위해 책의 내용에 일부 포함시켰습니다. 널리 양해를 부탁드리겠습니다.

비수술적 골절·골다공증 한약 치료 클리닉 그리고 현대한의학적 관점에서의 골(骨) 재생의학에 관심이 있으신 많은 한의사 선생님들과의 미래지향적 공동 심화 연구를 통해 앞으로 더욱 높은 수준의 학문적 완성도와 더욱 탁월한 임상적 역량을 성취하기 위해, 더욱 최선을 다해 부단히 노력을 기울여 나가겠습니다.

끝으로, '수술실에서 상황이 안 좋으면 발목 아래나 무릎 아래를 부득이하게 절단할 수도 있다'라는 집도의 교수님으로부터의 다소 위협적인 수술 전 메시지를 들었었던 39년 전(1983년) 여름, 13살 아들의 8시간에 걸친 수술 직후, (그나마 다행히, 다리가 일부라도 절단되는 일은 없었지만) 골반과 다리 부위에 수술 과정에서 생긴 긴 칼사국을 보시고서는 끝내 쓰러져 한동안 혼절하셨던, 이 세상 누구보다 사랑하고 존경하는 어머님께 이 책을 바칩니다.

서초아이누리한의원 대표원장 황만기

홍주의
대한한의사협회 회장

"뼈 잘 붙는 한약"이나 "뼈를 튼튼하게 만들어주는 한약"이라는 개념을 매우 생소해 하시는 환자분들이 너무나 많습니다. 지난 수 천 년 동안 한의학에서는 뼈가 부러졌을 때, 골절 초기 단계(1단계 염증기)부터 골절 마무리 단계(3단계 재형성기)까지 개별적인 상황과 조건에 따라 적합도 높은 한약 처방을 통해서, 골절 환자가 보다 신속하게 그리고 보다 완전하게 독립적인 일상(사회) 생활로 잘 복귀할 수 있는 유의미한 치료적 개입을 적극적으로 도모해 왔습니다. 이 책은 국내·외 최신 과학적 연구 성과를 바탕으로 하여 골절·골다공증 환자들에게 도움이 될 만한 쓰임새 있는 한의학 정보를 매우 잘 정리한 보기 드문 역작으로서, 뼈 건강에 관심이 많은 일반인 뿐 아니라 골절·골다공증을 깊이 있게 연구하려고 노력하는 임상한의사 및 한의과대학 재학생 그리고 한방병원 수련의들과 대학원생들에게도 유용한 길잡이로서의 역할을 수행하리라 기대하며, 꼼꼼한 일독을 권합니다.

송경송
대한스포츠한의학회 회장

비수술적 골절·골다공증 치료와 골절 예방을 포함한 뼈 건강에 대해서, 현대과학적 근거를 충실히 갖춘 한의약적 관점에서의 발상의 전환을 시도하고자 하는 환자들과 의료인이라면 꼭 한번 읽어볼 가치가 있는 책입니다. 골절·골다공증 환자들에 대한 천연물(한약)을 활용한 안전하고 실용적인 보존적 치료법과 관련된, 최신 한의학적 집단 지성의 연구 성과들이 아주 조리있고 재미있게 잘 정리되어 있습니다. 특히, 여러 스포츠(축구, 야구, 농구, 배구, 스케이트, 스키 등) 활동을 진행하는 과정에서 예기치 못하게 골절 부상을 당한 일반인이나 국가대표급 전문 운동 선수들에게 적극적으로 권유드리고 싶은 매우 유익한 책입니다. 도핑에도 안전한 과학적 근거를 갖춘 스포츠 한약이라는 개념에 대해서도, 충실하게 잘 설명했습니다.

양회천
척추신경추나의학회 회장

척추 압박 골절과 골다공증을 포함해서
척추에 문제가 있는 환자들을 오랫동안
치료해 오면서, 한의원이나 한방병원에
내원한 골절·골다공증 환자들에게 자신있게
권해 드릴 만한 한의약적인 관점에서 잘
정리된 책이 있으면 좋겠다라는 생각을 해
왔었는데, 드디어 이번에 그러한 제 평소의
바람에 부응할 만한 훌륭한 책이 출간되어
매우 기쁘게 생각합니다. 과학적 근거에
기반한 골절·골다공증에 대한 합리적이고
안전한 통합의학적 관점에서의 한약 치료
연구 성과들이, 비단 대한민국 국민 분들
뿐만이 아니라, 전 세계인들에게도 널리
알려질 수 있기를 희망합니다.

박혁수
(전)서울특별시한의사회 회장

재미있으면서도 독창적인 책입니다. 초고령화
사회를 맞이하면서, 골절·골다공증 환자들이
폭발적으로 증가하고 있는 이 때, 아주
시의적절한 책이라고 생각합니다. 노화(특히
50세 이후의 여성) 또는 암·당뇨병·고혈압과
같은 만성적인 기저 질환 때문에, 뼈가
부러진 다음에 뼈가 빨리 제대로 잘 붙지
않는 지연 유합^{Delayed Union} 환자들에게는

가뭄에 단비와도 같은 책이라고 생각합니다.
골면역학^{osteoimmunology}에 입각한 연구 성과들은,
현재 한의과대학에 재학 중인 한의대생들과
임상한의사 분들 모두에게 좋은 과학적
지침을 제공하고 있기에, 일반인 뿐 아니라
전문가 분들에게도 꼼꼼한 일독을 권해
드립니다.

이진호
자생한방병원 병원장(한방재활의학과 전문의)

오랜 기간 동안 추간판 탈출증(디스크),
퇴행성 관절염, 유착성 관절낭염(오십견)
등과 같은 척추·관절 계통의 근골격계
환자들을 추나 요법·봉약침·한약 등의
비수술적 치료법을 통해 치료해 왔습니다.
최근 보건의료 분야 선진국들을 중심으로
해서, 한약과 같은 천연물에 다수
포함되어 있는 생리 활성 물질^{biologically active}
^{molecules}을 활용한 재생의학^{再生醫學, regenerative}
^{medicine}이 매우 각광받고 있는데, '뼈 잘
붙는 한약(특허한약 접골탕(接骨湯)
포함)'이야말로, 현대한의학적 관점에서의
미래 재생의학 연구와 임상적 활용에 있어
모두 아주 특별한 위상을 확보하고 있다고
생각합니다. 특정한 천연물(한약)을 활용한,
뼈의 신속한 비수술적 재생과 과학적 치료
메커니즘에 관심이 있는 모든 분들에게 이
책을 권해드립니다.

정혁상
경희대학교 한의과대학 교수

20년 넘도록 수 많은 골절·골다공증 환자들을 성심성의껏 진료하고 열심히 연구해 온 저자의 진지한 노력과 통찰력을 함께 확인할 수 있는 신선한 역작입니다. 전통한의학이라는 커다란 광산에서 골절·골다공증 환자들의 빠르고 완전한 회복을 위한 임상적 아이디어를 멋지게 잘 발굴했을 뿐 아니라, 현대과학적 자료 검증과 분석을 통해서 결국 '뼈 잘 붙는 한약(특허한약 접골탕(接骨湯) 포함)'에 단단한 과학적 생명력을 부여하는 성과를 창출했습니다. 비수술적 골절·골다공증 한약 치료 클리닉에 관심이 있는 사람들에게 새로운 사고의 물꼬를 터주는 책이라 생각하며, 뼈 건강에 관심이 있는 모든 분들에게 적극적으로 권해드리고 싶습니다.

서병관
경희대학교 한방병원 교수

모든 학문의 씨앗을 잉태했던 고대 그리스 철학자 아리스토텔레스는, 관념적·사변적 지혜인 '소피아sophia'보다는 실천적·경험적 지혜인 '프로네시스phronesis'를 더욱 강조했는데, 한마디로 이 책은 골절·골다공증 환자를 위한 효과적이고 안전한 한의약적 치료법에 대한 '프로네시스phronesis'가 가득 담긴 책이라고 할 수 있습니다. 만족도 높은 골절·골다공증 치료를 위해 오랫동안 깊이 있게 고민하고 성실하게 연구한 23년차 뼈박사 황만기 대표원장의 땀 냄새 가득한 멋진 책이라 확신하기에, 과학적 근거를 갖춘 한의학적 골절·골다공증 치료에 관심이 많은 독자 여러분들께 꼼꼼한 일독을 강력히 추천합니다.

김정선
(전)서울대학교 의과대학 교수(겸임)

권용진
서울대학교병원 교수

골절·골다공증에 대한 현대한의학의 국내외 최신 과학적 논문 성과들을 바탕으로 해서 진지하면서도 흥미로운 한의약적 사실들을 요령있게 잘 정리한 실용적이면서도 놀라운 책입니다. 나이 어린 소아청소년 환자부터 연세 지긋하신 어르신 환자에 이르기까지, 늘 한결같은 따뜻함과 성실한 연구 지향적 마인드를 가지고 지금까지 22년 동안 꾸준하게 진료 활동을 이어온 황만기 박사의 끊임없는 노력에 경의를 표합니다. 비수술적 관점에서의 골절·골다공증 한약 치료와 관련해서 빛나는 이정표가 될만한 매우 수준 높은 책이라 확신하며, 한의약에 대한 무지에서 비롯된 많은 사람들의 오해와 몰이해를, 합리적이고 이성적인 과학적 논거를 바탕으로 해서 긍정적으로 변화시킬 수 있는, 훌륭한 솔루션이 될만한 좋은 자료라고 생각됩니다.

황만기 박사는 한의사가 된 이후에도 서울대학교 의과대학 대학원과 연세대학교 대학원에서 의학의 본질을 끊임없이 탐구한 의료인이자 학자입니다.
과학에는 한계가 있지만, 그의 노력은 영원한 듯 합니다. 의학의 본질을 고민하는 이들에게 저자의 깊은 고뇌가 도움이 되길 바랍니다.

목차

1 장   생활 속 골절 사고 이야기

1   지구에서의 골절 치료 vs 엘리시움에서의 골절 치료   012
2   세종대왕 번차추마(翻車墜馬) – 교통사고 골절   014

2 장   주요 근골격계 질환에 대한 과학적 근거를 갖춘 현대 한의학적 치료 이야기

1   고관절 골절의 현대 한의학적 치료   019
2   갈비뼈(늑골, 흉곽) 골절의 현대 한의학적 치료   030
3   골다공증의 현대 한의학적 치료   038
4   연골 손상의 현대 한의학적 치료   052
5   근감소증의 현대 한의학적 치료   060
6   골감소증의 현대 한의학적 치료   065

3 장   과학적 근거를 갖춘 2배 빠른 골절 회복을 위한 특허 한약 '접골탕' 이야기

1   자연동(산골)을 이용한 기존 치료법에 대한 비판적 검토   069
2   과학적 근거를 갖춘 골절·골다공증 환자에 대한 한의약적 치료법
    – '한방 골절 치료 및 골절 예방 클리닉' 활성화를 위한 제언(提言)   075
3   골다공증 양약(특히 비스포스포네이트)에 대한 유의미한 보완(대체)
    후보로서의 과학적 근거를 갖춘 보간신강근골(補肝腎强筋骨) 계열의
    골다공증 치료 한약의 임상적 가치   100
4   특허한약 접골탕과 자연동(산골)의 학술적 비교   106

4 장 접골탕의 과학적 우수성 이야기

1 접골탕 관련 근거 논문   114
2 접골탕 관련 동영상 QR   184

5 장 근골격계 질환의 건강 및 예방 이야기

1 뼈골절 회복에 좋은 음식들(Best Foods For Your Broken Bones)   193
2 운동 선수들에 대한 한약 처방의 도핑 안전성과 과학적 유효성
   – 현대과학에 기반한 스포츠 한의학 클리닉   197
3 여름철 무리한 다이어트, 젊은 여성들의 뼈 건강을 위협한다.   207

6 장 실제 접골탕 상담 사례 이야기

• 특허한약 접골탕
   실제 대면 및 비대면 원격 전화상담 임상케이스   211

7 장 부록

• 골절 극복을 위한 한의약 치료 관련 고전(전통) 한의학 문헌 분석(해석)   255
• 자동차 교통사고 후유증에 대한 자동차보험(자보) 혜택 100% 적용
   (본인부담금 0원)을 받을 수 있는 과학적으로 검증된 한의학적 치료법   280

들어가며

폭설과 폭우 이후 오히려 상담 문의와 예약 전화가 더욱 빗발치는 의료기관.

날이 갈수록 폭발적으로 늘어나는 남녀노소 생활 스포츠 활동 및 국가대표급 엘리트 선수들의 강도 높은 훈련 및 시합 과정에서 비롯된 스포츠 골절 손상에 대해 전문적인 한방 재활 프로그램을 운영하는 의료기관.

자동차 사고를 비롯한 심각한 재난적 상황에서 비롯된 골절 손상에 대해 골절 후유증 관리를 선도할 수 있는 의료기관.

산업 재해에 따른 골절 부상을 전문적으로 관리할 수 있는 따뜻한 의료기관.

어르신들의 거동 장애(또는 거동 장애 증후군) 개선에 실질적인 임상적 도움을 줄 수 있는 의료기관.

골절 불유합이나 골절 지연유합·부정유합 등 골절에 대한 양방 의료기관에서의 불완전한 치료에 대해 의미있는 대안을 제시할 수 있는 의료기관.

어르신들의 기대 수명이 점점 늘어나는 만큼 더더욱 성장 가능성이 높은 의료기관.

이러한 의료기관의 책임자가 되는 길은 바로, '골절·골다공증 환자에 대한, 과학적 근거를 갖춘 한의약적 치료법 분야에 얼마나 많은 시간을 투자해서 연구에 집중하느냐에 달려 있다'라고, 감히 말씀드리고 싶습니다.

ㅡ 본문「'한방 골절 치료 및 골절 예방 클리닉' 활성화를 위한 제언(提言)」중에서

1

생활 속 골절 사고 이야기

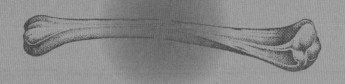

각종 교통사고, 스포츠 부상, 실내외 낙상, 폭력사건,
재난사고 등으로 인해 뼈가 부러졌을 때 보다 빠르고 완전한
근골격계 회복을 위해 어떤 한의학적인 방법이 실질적인
도움이 될 수 있을까요?

1

지구에서의 골절 치료 vs 엘리시움에서의 골절 치료

2021년 말, 유명 영화배우 최민수님이, 오토바이 교통사고(추돌사고)로 인해 갈비뼈와 쇄골 복합 골절 부상을 당해서, 응급 수술을 받았다는 뉴스 보도가 있었습니다.

여러 뉴스 기사에 따르면, 최민수님은, 2021년 11월 4일 용산구 이태원동 도로(왕복 2차로)에서 오토바이를 운행하던 중, 다른 차량과 추돌해서, 갈비뼈(3조각)와 쇄골 등이 함께 골절된 것으로 알려졌습니다. 사고 당시 병원으로 후송된 이후 최민수님 본인의 의지로 귀가했지만, 호흡에 어려움을 겪는 등 증상이 악화되어, 급하게 수술 일정을 잡은 것으로 전해졌습니다.

이 뉴스를 보면서 갑자기 〈엘리시움(Elysium)〉의 한 장면이 제 머리를 스쳐 지나갔습니다. 〈엘리시움〉이라는 영화(2013년 8월 개봉)를 혹시 보셨는지요?

〈엘리시움〉은, 2154년 지구에 살고 있는 주인공 '맥스'(맷 데이먼)가 자신의 생존과 인류의 미래를 위해, 선택받은 1%의 우아하고 안전한 파라다이스 세상 '엘리시움'에 침입하면서 벌어지는 생존 전쟁을 그린 영화인데요, 수많은 사람의 목숨을 앗아가는 불치병도, 미래(2154년) 도시 '엘리시움'에서는 더 이상 별다른 문제가 아닌, 그야말로 '불로장생'의 꿈같은 세상이 펼쳐집니다.

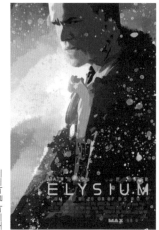

'엘리시움'에 거주하고 있는 선택받은 1%의 사람들은, 이제 더 이상 특정한 약과 수술에 의지해서 질병을 치료하지 않으며, 질병이 발생된 몸을 그저 특정한 첨단 의료 장비 안에 맡기기만 하면, 거의 즉각적으로 100% 완치되는 신묘한 장면들이 자주 등장합니다.

특히 뼈가 여러 군데 부러져서 아픈 아이를 품에 안고서, 첨단 의료 장비를 찾아 목숨을 건 질주를 마친 여성이

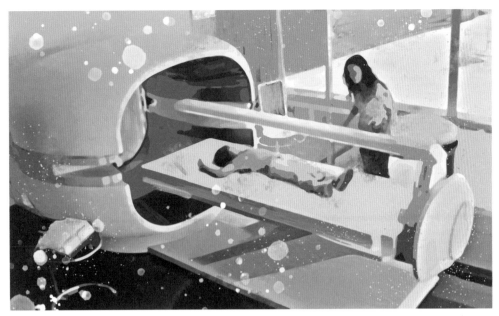

영화 〈엘리시움〉(ⓒ소니픽쳐스엔터테인먼트코리아) 중 다친 아이가 첨단 의료 장비로 치료를
받는 장면 일러스트

마침내 특정한 첨단 치료 기계 안에 골절 부상으로 아픈 어린이를 눕히자 '다발성 복합 골절'이란 질병명이 자동으로 뜨면서 곧바로 골절 치료가 시작됩니다. 양의사, 한의사, 치과의사, 간호사 등 의료인이 기계 주위에 단 1명도 없지만, 순식간에 뼈가 아물고, 골절이 치료되면서, 뼈가 아팠던 아이는 기적처럼 두 발로 바로 일어서게 됩니다.

바로 이것이, 제 머리를 순간적으로 스쳐 지나갔었던, 맷 데이먼 주연 SF 영화 〈엘리시움〉의 한 장면입니다. 아픈 사람이 첨단 의료 장비 안에 가만히 그냥 누워있기만 해도, 질병이 즉각 진단되고 자동으로 치료까지 순식간에 이루어지는 지금으로서는 정말 꿈 같은 이야기였습니다.

하지만, 영화는 영화일 뿐 현재(2022년)의 의료 기술로서는 〈엘리시움〉을 절대 따라 할 수 없습니다.

그럼 2022년 현재 지구에서, 과학적 근거를 갖춘 현실적 (특히 응급 수술 이후) 골절 회복 치료로 과연 어떤 방법을 선택하는 것이, 가장 합리적이고 스마트한 선택에 해당될까요?

2

세종대왕 번차추마(翻車墜馬) - 교통사고 골절

『세종실록』제 95권에는 다음과 같은 유명한 역사적 기록이 나옵니다. "대호군(大護軍) 장영실(蔣英實)이 안여(安輿)를 감조(監造)하였는데, 견실하지 못하여 부러지고 허물어졌으므로 의금부에 내려 국문하게 했습니다.(大護軍蔣英實監造安輿, 不堅緻折毀, 下義禁府鞫之.)"

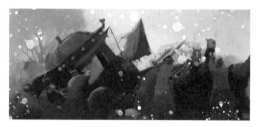

영화〈천문 : 하늘에 묻는다〉ⓒ롯데엔터테인먼트)에서
세종대왕의 안여가 넘어지는 장면 일러스트

2019년에 개봉한 영화〈천문 : 하늘에 묻는다〉(한석규·최민식 주연)에서 인상적으로 표현되었던, 세종대왕(한석규 분)이 타고 이동하던 수레(안여(安輿))가 갑자기 무너져 내리는 아찔한 장면을, 많은 분들이 기억할 것입니다. 이것이 바로 세종 24년(1442년) 3월 16일에 발생했던, 조선 시대를 통틀어 가장 유명한 교통사고(옛날에는 '번차추마(翻車墜馬)' 즉 수레가 뒤집히고 말에서 떨어져 다치는 것이 교통사고였음)였습니다. 이 교통사고를 계기(명분)로 해서, 수레(안여(安輿)) 관리 책임자였던 장영실(최민식 분)이 좌천되어 역사에서 그 이름이 흔적도 없이 사라지게 되었다라는 영화적 설정입니다.

한번 상상해 보시죠. 만일 그 교통사고로 인해서, 세종대왕께서 혹시 팔(팔꿈치·손목·상완골·하완골(요골과 척골)·손가락)이나 다리(특히 고관절이나 대퇴골·경골·비골·발가락·발목)나 척추·쇄골·갈비뼈(늑골)·턱뼈·어깨뼈 등에 골절 부상을 당했다면 어떻게 되었을까요? 당시 임금의 건강을 책임졌던 어의(御醫)들은, 과연 어떤 근거 있고 효과적인 한의학적인 치료를 진행했을까요? 신속한 골절 부상의 치료와 회복 및 조기 일상 복귀 그리고 재골절 예방을 위해서 과연 어떠한 한의약적인 가속화 재활 프로그램이 동원되었을까요? 세종대왕이 교통사고(번차추마)로 인해 큰 골절 부상을 당했다면, 그리고 어의가 허준 선생님이었다면, 보다 빠른 골절 회복을 위해서, 과연 어떤 과학적 근거가 있는 골절 회복 한약을 처방했을까요?

그에 대한 실마리를 주는 현대적 임상 연구(대부분 중서의(中西醫) 결합 치료)가 중국에서 이미 논문으로 발표된 것들이 많이 있어서 한번 내용을 꼼꼼하게 확인해 보았습니다.

中国医学创新 2009 年 2 月 第 6 卷第 5 期 Medical Innovation of China, February, 2009, Vol. 6. No. 5 · 15 ·

· 临床研究 ·

中西医结合非手术疗法治疗儿童股骨干骨折
108 例观察

张于金 刘志永 吴宗博 唐国时 张真良 张义修

【摘要】目的 探讨中西医结合非手术疗法治疗儿童股骨干骨折的疗效。方法 运用中药外敷夹板固定牵引治疗 108 例，并观察治疗效果。结果 治愈率 100%，致残率 0.9%。结论 中西医结合非手术疗法治疗儿童股骨干骨折的非手术治疗。方法 中西医结合。病人：股骨干骨折；非手术疗法；儿童

【Abstract】 Objective Discuss the effectiveness of curing the femoral shaft fracture of children by non - surgical means based on integrating traditional Chinese and Western medicine. Methods Applied traditional Chinese medicine in combination with fixed splint traction in treating 108 patients, while observing the short - run and long - run effectiveness. Results The outcome was 100% cure rate and 0.9% deformity rate. Conclusions We therefore come to conclude that to cure the femoral shaft fracture of children by non - surgical means and integrating traditional Chinese and Western medicine leads to satisfactory effectiveness.

논문 원문
https://www.ixueshu.com/document/4ee21527dbf81
b5503e6ea15b89cd24f318947a18e7f9386.html

152 例车祸所致股骨干骨折的中西医结合治疗

陈小刚 王大伟 韦我廉 李楠文 黄有荣 李海斌
广西中医学院第二附院外科 南宁市南卫路 39 号 530011

股骨干骨折多由较大暴力所致。随着交通 发展，此类伤害的发生率愈趋增，而且常常合并多发性创伤软组织严重关节损伤；对骨折出现正确的诊断与治疗至关重要。本文收集我院 1984.12～1994.12 收治的 152 例股骨干骨折的股骨干骨折进行分析，探讨中西医结合处理骨折及其合并症的体会。

1 临床资料

152 例共154个肢（2例为双侧骨折）均为住院病人，年龄：~9 岁 16 例，10～19 岁 23 例，20～29 岁 47 例，30～39 岁 38 例，40～49 岁 14 例，50～59 岁 12 例，60～69 岁 3 岁。职业：工人 29 例，农民 46 例，干部 24 例，个体 21 例，学生 15 例，无职业 17 例。伤因：交通事故 89 例，扑伤（从高处堕下 33 例）打击性骨折 13 例，粉碎性伤 4 例，螺旋性 2 例，陈旧性骨折 4 例。分折部位：

处理：气胸（1 例）行闭式引流；腹部脏器损伤（肠系膜血管破裂 1 例）行剖腹探查等处理。对骨折肢体先行临床固定，待病情相对稳定后，再对骨折进行治疗。应注意防止再损伤和诊治。

2.2 骨折的处理

2.2.1 牵引复位外固定：3 岁以下小儿（2 例）采用双下肢悬垂皮牵引（Bryant 氏牵引），4～15 岁儿童（12 例）做甲老体骨牵引，以皮肤加小夹板固定，骨折重迭、成角移位严重肌肉丰厚者（52 例）则使用胫骨加小夹板，共 69 例，骨牵重量 2～4kg，骨牵重量力患者自身体重的 1/10～1/6，根据骨折不同部位，分别选用股骨牵引法（41 例）或胫骨牵引（11 例）牵引，除 Bryant 氏牵引外，1989 年都采用布朗氏架牵引，经后均有以膝下垫枕头来调整角度，矫正牵引后 1 周的床边拍片（股骨正侧位片）复查，怀前复位调整后每隔 4 周拍片一次，每日测量患肢长度，以防过短，至下肢长度接近

「中西医结合非手术疗法治疗儿童股骨干骨折 108 例观察」(한의학과 양의학을 융합한 비수술적 요법으로 골절 치료에 성공한 소아청소년 shaft of femur(대퇴골간(大腿骨幹)) 골절 총 108건 임상 사례에 대한 관찰 연구)와 「152 例车祸所致股骨干骨折的中西医结合治疗」 (각종 교통사고로 인한 shaft of femur(대퇴골간) 골절 총 152건 임상 케이스에 대해서 한의학과 양의학의 융합 치료를 통해서 통계적으로 유의미한 좋은 호전 효과를 보인 임상 사례 연구)를 비롯하여, 헤아릴 수 없을 만큼 굉장히 많은 남녀노소 골절 환자 케이스(각종 교통사고·낙상·스포츠(운동) 상해(부상)로 인한 골절 포함)에 대한 한의약적인 치료 성공 사례가 현대과학적인 연구를 통해 이미 잘 입증되어 있다는, 통계적 사실을 확인하게 될 것입니다.

특히, 1995년 10월 광서(廣西)중의약지 제 18권에 등재된 논문인 「152 例车祸所致股骨干骨折的中西医结合治疗」(각종 교통사고로 인한 shaft of femur(대퇴골간) 골절 총 152건 임상 케이스에 대해서 한의학과 양의학의 융합 치료를 통해서 통계적으로 유의미한 좋은 호전 효과를 보인 임상 사례 연구))을 살펴보면,

① 골절의 초기(골절 치유 1단계=염증기)에는, 활혈거어(活血祛瘀)와 소종지통(消腫止痛)의 목적으로 도홍사물탕(桃紅四物湯)을 처방했고,

② 골절의 중기(골절 치유 2단계=복원기)에는, 조화기혈(調和氣血)과 접골속근(接骨續筋)의 목적으로 속골활혈탕(續骨活血湯)을 처방했으며,

③ 골절의 후기(골절 치유 3단계=재형성기)에는, 보간신(補肝腎)과 강근골(強筋骨)의 목적으로 육미지황탕(六味地黃湯)을 처방했습니다.

현재(2022년) 대한민국 모든 한의원에서 시행되고 있는 탕약 치료와 침·뜸·부항·약침·추나 치료 등에 대해 자동차보험이 100% 적용되고 있습니다. 자동차보험 접수 및 진행 절차도 전혀 복잡하지 않기 때문에, 자동차보험 회사 담당자의 연락처와 사건 접수번호만 치료받고자 하는 한의원의 직원에게 얘기해주면 이후의 모든 행정적 절차가 해당 자동차보험 회사와 해당 한의원의 협의 아래에 바로 진행이 되고 있습니다.

성인이나 어르신 뿐만이 아니라 소아청소년 교통사고 환자들도 예외가 아닙니다. 그런데 대부분의 교통사고 골절 환자나 보호자들은 '한약(탕약)은 원래 비싸니까 당연히 자동차보험 적용이 되지 않을 것"이라고 오해하고 있는 것이 현실입니다.

자동차보험이 적용되는 기간이 물론 한정되긴 하지만, 자동차보험 급여가 이루어지는 해당 기간에는 탕약(한약) 역시 100% 자동차보험이 적용됩니다. 교통사고로 인해 골절 부상이 아닌 경미한 경우(단순 염좌 및 타박상 등)에는 총 21일, 교통사고로 인해 골절 부상을 당한 심각한 경우에는 총 28일 동안 탕약(한약) 처방이 환자의 본인부담금 0원으로 진행되고 있습니다. 양방 병·의원에 먼저 입원했다가 퇴원 이후에야 한의원을 찾는 경우가 흔한데, 양방 병·의원에 입원하고 있는 도중에도, 한의원 치료를 양방과 동시에 함께 받을 수 있습니다.

자동차사고로 인한 치료는 '사고 직후'가 '골든타임'이므로, 양방 병·의원에 입원 중이라 하더라도, 어느 정도 거동이 가능하다면 한의학적인 치료를 병행해서 치료 효과의 시너지를 얻는 것이 훨씬 유리합니다. 2015년 한방재활의학회지에 실린 교통사고 환자 103명에 대한 한방치료 만족도 조사 결과 자동차사고 후 한의학 치료의 만족도는 무려 93%에 달했습니다.

골절 치유의 과정은 조직학적으로 보았을 때, "염증기/복원기/재형성기"라는 총 3단계로 분류하고 있습니다.

　① 염증기는, 골절 직후부터 시작해서 비교적 짧은 기간(수일에서 수주) 동안 지속되는 과정으로서, 골절 당시 생긴 출혈이 모여서 혈종을 형성하고, 여러 세포들이 모여 염증 반응을 보이는 상태이고,

　② 복원기는, 염증기에 생겼던 혈종이 몸에 흡수되며 그 자리에 '가골'이라 불리는 미성숙한 뼈가 자리잡게 되는 과정으로서, 복원기가 끝날 무렵에는 임상적으로 또 방사선검사상으로 골절 부위의 유합이 이루어집니다.

③ 마지막으로 재형성기는, 골절 유합 반응 이후 시작해서 모든 뼈의 상태가 정상 으로 되돌아갈 때까지의 기간으로서, 대략 수 개월에서 수 년에 걸치는, 상당히 길고 느린 과정입니다.

특별한 교통사고 합병증 없이 순조롭게 치유가 이루어지는 경우에도, 교통사고 골절 치유 기간은 환자의 연령, 골절 부위의 특성, 뼈의 종류, 골절 형태, 골절 전위 정도 등에 따라 차이가 나는 것으로 알려져 있습니다.

골절 관련 한의학적 문헌으로는『외대비요(外臺秘要)』에 '救急療救骨折, 接令如故'라 하여 골절의 치료방법으로 고정(固定)의 중요성을 제시하고 있습니다.

치료법으로는『태평혜민화제국방(太平惠民和劑局方)』에 '接骨續筋止痛活血法'라 하여 활혈법(活血法)의 원칙을 소개했습니다. 또 '接骨各有方劑存言, 當按症施治'라 하여 골절에 대한 한약치료 원칙을 정리해 놓았습니다.

골절에 대한 한의약적 치료법으로 초기에는 화어활혈(化瘀活血), 중기에는 접골속근 (接骨續筋), 후기에는 보기양혈(補氣養血)과 건장근골(健壯筋骨)의 처방을 활용하고 있습니다.

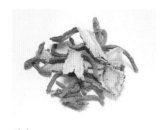
당귀

사실 당귀(當歸)만 하더라도, 뼈세포 증식 효능이 최근 생화 학적 연구를 통해 과학적으로 잘 입증된 바도 있습니다. 당귀(當歸)는 직접적으로 뼈세포 증식(proliferation), 염기성 인산 분해 효소(alkaline phosphatase, ALP) 활성, 단백질 분 비(protein secretion)를 자극합니다. 성장기 어린이나 성인 교통사고 골절에서 ALP 수치가 높을수록 각각 성장과 교통 사고 골절 치유에서 좋은 지표라고 할 수 있습니다. 또 용량비례적으로 골전구세포에 의한 1형 콜라겐 합성(type I collagen synthesis of OPC (osteoprecursor cells)-1)을 촉진해 뼈세포 증식에 기여한다고 보고된 바도 있습니다.

혹시라도 만에 하나 피로 골절(stress fracture)을 포함해서 교통사고나 낙상, 스포츠 손상 등으로 인해 뼈가 부러졌을 경우(골절 부상), 임상적으로 오랫동안 확인되었고 과학적으로도 이미 검증된 신속한 뼈 재생에 도움이 되는 근거를 갖춘 특정한 한약 처방이 존재하고 있음을 떠올린다면, 보다 빠른 신속한 골절 회복에 있어 많은 도움이 될 것입니다.

2

주요 근골격계 질환에 대한 과학적 근거를 갖춘 현대 한의학적 치료 이야기

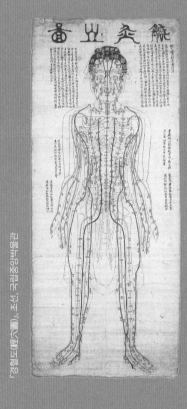

「경혈도(經穴圖)」, 조선, 국립중앙박물관

1

고관절 골절의 현대 한의학적 치료

(1) 고관절 골절의 정의

일명 엉덩이 관절 또는 엉덩 관절이라고도 불리는 고관절은, 골반과 대퇴골을 연결하는 관절을 말합니다. 좀 더 쉽게 설명하자면 엉덩이와 넓적다리를 연결해주는 관절이 고관절입니다.

고관절은 걷기, 뛰기, 앉기, 일어서기 등의 다리 운동을 가능하게 만드는 기본적인 역할을 수행하고, 서 있거나, 걷거나, 뛰는 동작을 할 때 굉장히 많은 힘과 물리저 압력을 받게 되는 기관입니다. 우리 몸에서 이와 같이 매우 중요한 역할을 하는데, 과사용이나 잘못된 자세, 외부 충격 등으로 부상을 쉽게 당할 수 있는 관절이기도 합니다. 고관절은 근육으로 둘러싸여 있고 깊은 곳에 위치해 있어서, 고관절의 손상을 쉽게 인지하지 못하는 경우가 많이 있고, 초기에 적절한 치료를 받지 못하면 고관절 부위 괴사가 일어날 수도 있습니다.

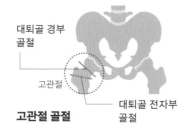

대퇴골 경부
골절

고관절

고관절 골절

대퇴골 전자부
골절

고관절 골절(Hip Fracture)은, 비단 우리나라 뿐만이 아니라, 전 세계적으로, 특히 노인들의 발병률이 매우 높은, 아주 중요한 공중 사회보건 문제입니다. 따라서 a. 의료비 증가 b. 가족에 대한 환자들의 의존성 대폭 증가 c. 사망률 증가와 높은 관련성이 있습니다.

고관절 골절은 크게 2가지 형태로 나눌 수 있습니다.

① 고관절(대퇴골) 경부 골절 : 대퇴골두에 혈액을 공급하는 미세혈관이 손상되어 결국 괴사하기 때문에 보통 인공 관절 수술이 이루어집니다.

② 고관절(대퇴골) 전자부 골절 : 골절 부위가 뼈끝 아래 위치해서 혈관이 손상되지

않으므로 지지대를 이용해서 대퇴부를 고정합니다. 고관절 전자부 골절은, 인공 관절 수술이 별로 필요하지 않습니다.

겨울이 되면 남녀노소 할 것 없이 빙판길에 넘어지는 일이 빈번하게 발생합니다. 특히 60세 이상 어르신들은 젊은 사람들에 비해서 균형 감각이 떨어져 있는데다가, 근력도 약하고, 반사 신경도 둔해져 있기 때문에, 더더욱 고관절 골절의 위험성이 높아집니다. 그래서, 대부분은 빙판길에서 낙상 사고가 있다고 하더라도, 가벼운 염좌나 일시적 붓기 정도로 쉽게 지나가지만, 60대 이상 어르신분들, 특히 평소 골다공증이나 골감소증이 있었던 경우에는, 고관절 골절이 더 쉽게 일어나서 건강이 급격히 악화될 수 있기 때문에, 각별한 주의가 필요합니다. 특히 50세 이상 여성분들은, 대부분 골다공증이 있기 때문에, 아주 가벼운 엉덩방아에도, 고관절 골절이 매우 쉽게 발생할 수 있습니다.

노인들의 고관절 골절은 골절 자체도 큰 문제이지만, 고관절 골절의 합병증으로 인해서 생명이 위험할 수도 있기 때문에 더 큰 문제가 됩니다. 고관절이 골절되면 운동 불가로 누워만 있어야 하는데, 누워만 있다보면 욕창이 생길 수도 있고, 심한 경우 심장과 폐에 문제가 생기는 등 고관절 골절의 합병증으로 인해서, 결국 사망까지 이를 수 있습니다.

고관절 골절을 조기에 제대로 치료하지 않고 그냥 방치할 경우, 사망률이 거의 90%에 달하고, 6개월 내 사망할 확률도 20~30%나 된다는 보고가 있을 정도로, 고관절 골절은 60세 이상 어르신 분들에게 있어 대단히 치명적일 수 있습니다.

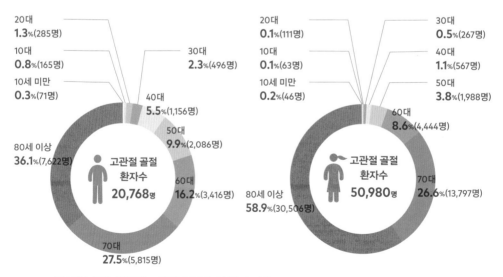

2020년 성별, 연령별 고관절 골절 누적 환자 비율

(질병코드: S72.0+S72.1 / 출처: 건강보험심사평가원 보건의료빅데이터개방시스템)

2018년 국민건강보험공단이 대한골대사학회와 공동으로 연구한 「빅데이터를 활용한 건보공단·대한골대사학회 공동연구 결과 발표」[1]를 보도했는데, 2008년부터 2016년까지 9년 동안의 건강보험 빅데이터를 활용하여 50세 이상 한국인의 골다공증 골절 현황 및 재골절 발생 현황에 대한 분석을 진행했습니다.

특징으로는 여성의 고관절 골절이 매해 남성에 비해 2.1~2.3배 정도 많이 발생하였고, 2016년의 경우 인구 1만 명당 연령에 따른 발생 건수를 비교하면, 50대가 2.1건, 60대 6.2건, 70대 30.5건, 80대 108.0건, 90대 187.1건으로 고령으로 갈수록 급격하게 증가하는 것으로 나타나 고령화 사회에 접어든 상황에서 사회적 차원의 적극적인 대책이 꼭 필요함을 보여주고 있습니다.

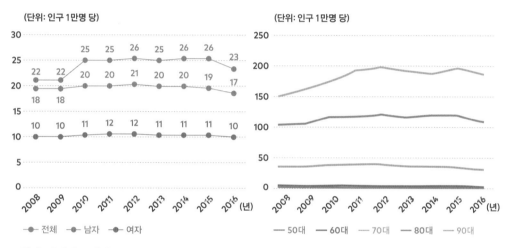

성별·연령별 고관절 골절의 발생률
(출처: 「빅데이터를 활용한 건보공단·대한골대사학회 공동연구 결과 발표 – 한국인의 골다공증 골절 및 재골절 분석」 보도자료 / 국민건강보험공단, 2018.11.22)

(2) 고관절 골절의 원인과 위험요소

노인들에게서 낙상에 의한 고관절 골절이 잘 발생되는 원인으로는, a. 균형 감각의 저하 b. 시력 저하 c. 어지러움증 증가 d. 불안정한 혈압 e. 척추와 관절의 퇴행 f. 근력 감소 g. 반사 신경의 둔화 등이 있습니다.

---

1) 국민건강보험공단 홈페이지 보도자료(2018.11.22)
https://www.nhis.or.kr/nhis/together/wbhaea01600m01.do?mode=view&articleNo=127769&article.offset=0&articleLimit=10&srSearchVal=골다공증

젊은 성인은 교통사고나 추락과 같은 고에너지 손상에 의해 발생합니다. 반면 골다공증으로 뼈가 약해져 있는 노인은 약 90%가 넘어지거나 주저 앉으면서 고관절 부위의 외측을 직접 부딪치는 단순 낙상에 의해 발생하기 때문에 늘 주의가 필요합니다.

낙상 시에는 충격이 고관절에 직접 가해지기 쉬운데요. 보호 반응이 너무 느리고, 고관절에 충격이 가해졌을 때 충격을 흡수할 수 있는 지방이나 근육이 적고, 골다공증으로 인한 뼈의 강도 약화로 작은 충격에도 쉽게 골절이 발생하게 됩니다. 즉, 어르신분들의 경우, 대부분 뼈 자체의 강도가 약해지는 질환인 골다공증이나 골감소증이 동반되어 있기 때문에 가벼운 낙상에서도 고관절 골절이 쉽게 발생할 수 있는 것입니다.

골다공증이나 골감소증은 남성들보다는 여성들에게서 더욱 흔하게 관찰되는데, 이것은 젊었을 때 여성분들이 남성들보다 최고 골밀도(peak BMD(bone mineral density: 뼈에 함유된 칼슘 등의 밀도를 말하며, 뼈 강도의 지표가 됨))가 낮으며, 활동량이 적은 편이고, 에스트로겐 호르몬 감소의 영향을 강하게 많이 받기 때문입니다.

고관절 골절의 계절에 따른 발생 빈도는 상관 관계가 특별히 없다라는 일부 보고도 있었으나, 최근에는 겨울철에 고관절 골절 발생이 통계적으로 유의미하게 증가한다라고 알려져 있습니다. 그 이유는, 어르신분들의 겨울철 야외 활동 빈도가 줄어들면서, 햇빛(자외선) 노출이 적어져서 비타민 D 생성이 줄어들게 되고, 이에 비해서 부갑상선 호르몬 분비는 증가해서 골 흡수가 많이 일어나면서 뼈가 약해지고, 그러한 경향성에 따라서 겨울철 낙상 빈도가 증가하기 때문이라고 알려져 있습니다.

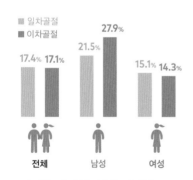

고관절 골절 발생 1년 후 사망률

(출처: 「빅데이터를 활용한 건보공단·대한골대사학회 공동연구 결과 발표 – 한국인의 골다공증 골절 및 재골절 분석」 보도자료 / 국민건강보험공단, 2018.11.22)

우리나라 통계에 따르면 1991년에 비해 11년 후인 2002년에는 고관절 골절 빈도가 3.8배 증가했으며, 고관절 골절 환자의 평균 연령은 77.1세로 나타났습니다. 앞에서 살펴본 국민건강보험공단의 「한국인의 골다공증 골절 및 재골절 분석」(2018)에 의하면, 2012년 고관절 골절이 발생하였던 총 16,915명을 조사한 결과, 고관절 골절 최초 발생자 중 17.4%가 1년 이내 사망한 것으로 나타났습니다. 특히 남성보다 여성에서 고관절 재골절 누적 발생이 높았으며, 고관절 골절 경험 후 1년 이내 사망률이 남성의 경우 21.5%로 여성 15.1%보다 1.4배 높았고, 재골절된 경우에는 1년 이내 사망률이 남성이 27.9%로 여성 14.3%보다 약 2배 가량 높은 것으로 분석되었습니다. 같이 조사된 척추 골절보다는 발생빈도가 적지만, 고관절 골절의 1년 이내 사망률이 척추 골절(5.7%)보다 훨씬 더 높은 것으로 나타나 고관절 골절이 얼마나 위험한 질환인지 알 수 있습니다.

또한 아래의 그래프에서 알 수 있듯이, 지난 10년 동안(2011~2020년)에도 고관절 골절 환자는 꾸준하게 늘어나고 있습니다. 최근 우리나라에서 고령 인구가 폭발적으로 늘어남에 따라서, 고관절 골절 환자의 발생은 앞으로 매우 급격히 증가할 것으로 예상되고 있습니다.

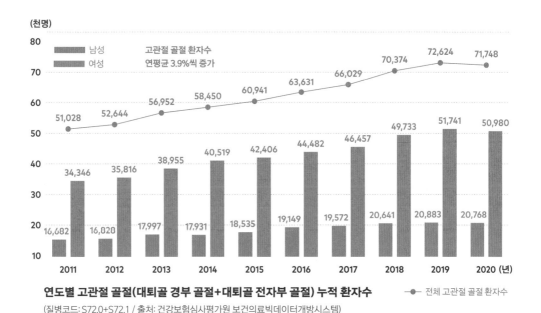

연도별 고관절 골절(대퇴골 경부 골절+대퇴골 전자부 골절) 누적 환자수 ——●—— 전체 고관절 골절 환자수
(질병코드: S72.0+S72.1 / 출처: 건강보험심사평가원 보건의료빅데이터개방시스템)

(3) 고관절 골절 합병증

고관절 골절은 빙판길 등에서 넘어져 발생하기도 하지만, 앉거나 누워 있다가 일어나면서, 혹은 걸으려고 하다가 옆으로 비스듬히 넘어지면서 겪을 수도 있습니다. 한 번 골절이 발생하면 자세를 바꾸는 것조차 매우 힘든 부위가 바로 이 고관절 골절입니다. 대부분의 환자는 꼼짝 않고 누워있어서 '도무지 움직일 수가 없다'고 표현합니다.

이러한 특성 때문에 a. 욕창 b. 폐렴 c. 요로 감염 d. 심혈관계 합병증(색전증) e. 관절 구축 및 강직 등과 같은 합병증이 발생해서 급격한 노쇠에 빠질 수 있습니다. 미션, 시네마

천국과 같은 영화의 주제 음악을 작곡한, 세계적인 음악가 이탈리아의 엔니오 모리꼬네 (Ennio Morricone) 역시, 고관절 골절 합병증으로 얼마 전(2020년)에 사망했었는데요, 바로 위와 같은 합병증으로 인한 사망이었습니다.

고관절 골절은 최대한 빨리 환자를 이전 상태로 돌려놓는 것이 중요한 치료 원칙입니다. 의료사고에 가장 엄격하고 민감한 미국에서도 24~48시간 내에 수술을 해야 하는 것으로 보고됩니다. 또 수술 대기시간이 짧을수록 합병증과 사망률도 낮아집니다. 수술과 관련된 합병증으로는 a. 골절 불유합 b. 골절 불완전유합 c. 대퇴부 무혈성 괴사 d. 수술 부위 감염 및 인공 관절 탈구 등이 생길 수도 있습니다.

사망과 관련된 대표적인 질환인 암과 비교해보면 암은 조기에 진단해서 치료하면 완치가 가능하고 치료 후에 큰 합병증 없이 정상적인 생활을 하는 경우가 많지만, 고관절 골절은 그렇지 않습니다. 낙상 자체에 의한 사망 위험도도 높고, 골절이 발생한 경우 높게는 60%에서 정상적인 보행이 불가능하게 됩니다. 특히 여성은 남성에 비해 근육양에 있어서 차이가 있어 더 위험합니다. 고관절 골절로 약 50%에서 거동 능력과 독립성 회복이 불가능하게 됩니다.

(4) 고관절 골절 환자들에 대한 과학적 근거를 갖춘 한의약적 치료법

고관절 골절 환자들의 회복에 의미있게 도움이 될 수 있는, 과학적 근거를 갖춘 한약 처방은 분명히 존재합니다.

저명한 국제학술지 『프론티어스 약리학(Frontiers in pharmacology)』(2019년 6월)에서 출간된(대만(Taiwan) 코호트(총 1,112명) 스터디) 논문인, 「고관절 골절(Hip Fracture) 환자들의 전체 사망률, 재입원율, 재수술율 위험도를 낮추는 한의약적 치료법의 임상적 효과 분석」(Effects of Chinese Herbal Medicines on the Risk of Overall Mortality, Readmission, and Reoperation in Hip Fracture Patients)에 따르면, 다음과 같은 명백한 과학적 결론을 확인하실 수 있습니다.

적절한 한의약적 치료법을, 고관절 골절 회복과 치료에 (특히 고관절 골절 응급 수술 이후에) 적극적으로 활용하는 것은, a. 전체 사망률 감소 b. 재입원율 감소 c. 재수술율 감소와 통계적으로 모두 유의미한 뚜렷한 상관성이 있었습니다.

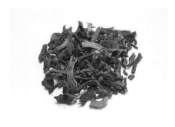
골쇄보

또한 고관절 골절 환자들에게 가장 많이 활용된 한약 처방 패턴은, 두충(杜沖), 골쇄보(骨碎補), 속단(續斷) 등이 포함된 독활기생탕(獨活寄生湯)이나 소경활혈탕(疎經活血湯)이었는데, 그 중에서도 속단(續斷)이, 고관절 골절 회복과 치료에 있어 가장 핵심적인 한약임을 밝혀냈습니다.

'두 배 빠른 골절 회복'을 과학적으로 입증한 특허 한약 '접골탕(接骨湯)'(대한민국 특허번호 제10-0731160호)의 핵심적인 한약재 중 하나인 당귀(當歸)의 경우, 뼈세포 증식 효능이 최근 생화학적 연구를 통해 과학적으로 확실히 입증된 바 있기 때문에, 고관절 골절 환자의 수술 후 회복에도, 역시 많은 임상적 활용이 가능합니다.

결국 이번 연구 결과를 통해서, 고관절 골절 환자들에게 유의미한 치료적 혜택을 제공하는, 고관절 골절 수술 이후의 대안적 치료법으로의 한의약적 치료법의 임상적 가치가 다시 한번 확실하게 과학적으로 증명되었습니다.

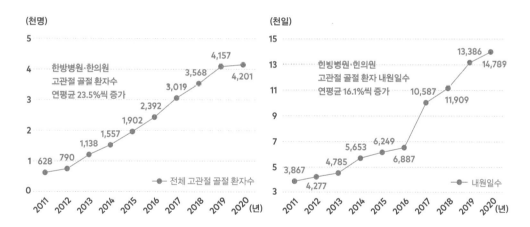

한방병원·한의원 연도별 고관절 골절 누적 환자수, 내원일수 증가추이
(한의학 기준 / 질병코드: S720+S721 / 출처: 건강보험심사평가원 보건의료빅데이터개방시스템)

위의 그래프에서도 확인할 수 있듯이, 한방병원·한의원에서 치료받는 고관절 골절 환자수가 최근 10년 동안 비약적으로 증가하고 있습니다. 초고령화 사회로 진입하면서 고관절 골절 뿐만 아니라 다른 골절 환자들도 꾸준히 늘어나고 있는데, 이는 한의학계에 큰 기회가 될 것으로 생각합니다.

Q/A

76세 저희 친정 어머님께서 얼마 전 낙상으로 인해 우측 고관절 골절이 발생하셨습니다. 골다공증이 심하시기 때문에, 추후 재골절 위험성도 많이 있다고 들었습니다. 고관절 (재)골절 예방법과 섭생법에 대해서 알려 주세요.

1. 눈비 오는 날 외출 삼가기
2. 욕실 등에 미끄럼 방지 시설 설치하기
3. 균형감각 및 근력 강화 위해 평상시에 운동 꾸준히 하기
4. 주기적으로 골밀도 검사하기
5. 고관절 보호대 착용하기
6. 지팡이나 목발 활용하기

집안에서는 낙상이 일어나기 쉬운 욕실 등에 미끄럼 방지 시설을 설치하는 등 주변 환경을 개선하는 것이 아주 큰 예방 효과가 있습니다. 또한 균형 감각과 근력 강화를 위한 운동을 통해 낙상 사고 위험을 크게 줄일 수 있습니다.

조깅이나 자전거 타기와 같은 가벼운 유산소 운동이 골절을 예방하는 데 큰 도움을 줄 수 있습니다. 또한 본인의 상태를 고려하여 무리하지 않는 정도에서 실내운동과 근력운동 및 스트레칭 운동을 시행해주는 것이 고관절 골절 예방에 도움이 됩니다.

낙상에 따른 고관절 골절 위험을 줄이려면 뼈를 튼튼하게 하는 식사 등 영양 관리도 중요합니다.

비타민 D는 뼈 건강에 매우 중요한 물질입니다. 음식과 햇빛을 통해서 피부에서 자동으로 생성됩니다. 연어 · 고등어 · 정어리에는 비타민 D가 매우 풍부합니다. 골다공증 환자가 많은 고령 여성의 약 90%는 비타민 D 결핍으로 진단됩니다. 부족한 비타민 D는 영양제로 보충할 수도 있습니다.

칼슘이 풍부한 우유 · 치즈 · 미역 · 두부 등도 충분히 섭취하는 것이 좋습니다. 반면 신체 칼슘 흡수를 방해하는 짜고 매운 음식과 담배 · 술을 피해야 합니다.

빙판길이나 경사면 근처에는 가지 않거나 돌아가는 길을 선택하면 낙상을 많이 줄일 수 있습니다. 아울러 균형감을 잃지 않기 위해 손을 주머니에 넣지 말고, 장갑을 착용합니다. 빙판길에선 겨울용 지팡이를 이용하는 것도 좋은 방법입니다.

실외뿐만 아니라 실내에서도 낙상 예방을 위해 환경을 살펴야 합니다. 화장실이나 욕조 바닥은 미끄럼 방지 타일이나 패드를 설치합니다. 가전 기구 전선도 걸려서 넘어지는 일이 없도록 정리합니다. 가능하면 문턱도 없애는 것이 필요합니다.

82세 저희 친정 어머님 상담입니다. 지난 겨울(2월) 빙판길에서 보행 중에 크게 미끌어져
넘어지시면서(엉덩방아), 우측 엉덩이뼈(고관절) 골절상을 당하셨습니다. 대학병원에서 바로 응급
수술을 받으셨지만, 평소 골다공증도 있으셨고, 뼈와 근육이 좀 많이 약한 편이시라서, 6개월이 지난
지금도 엉덩이뼈(고관절)가 제대로 잘 붙지 않아서, 너무나 많이 아파하고 힘들어 하십니다. 담당
정형외과 주치의 선생님께서는, 친정 어머님이 평소 당뇨병도 있으셨고, 운동도 잘 안 하셨으며, 위염이
있어서 소화도 잘 안 되실 뿐 아니라, 식욕도 별로 없는 상황이시라, 일반적인 경우보다, 골절 회복
속도가 많이 늦는 편이라고 하십니다. 골진이 많이 나와야 할텐데, 골진도 잘 안 나온다고 하시네요.
그리고, 수술은 그나마 다행히 잘 되었지만, 일반적으로 고관절 골절 환자들은, 골절 사고 발생 후 2년
이내에, 얼마 전에 사망한 엔니오 모리꼬네(Ennio Morricone)처럼, 약 30% 환자가 사망하게 된다라는
얘기를 덤덤하게 말씀하셔서, 자식 입장에서 정말 괴로운 상태입니다. 조금이라도 고관절 골절 회복에
의미있게 도움이 될 수 있는, 과학적 근거를 갖춘 한약 처방이 있을까요?

연로하신 친정 어머님의 고관절 골절 문제로
인해, 정말 마음이 많이 아프실 것 같습니다.
아래에서 제가 설명드리는 내용을 꼭 한번 잘
찬찬히 읽어봐 주시고, 가까운 한의원에 가셔서
보다 심층적인 상담과 처방을 받아보시기를
진심으로 권유드립니다.

고관절 골절(Hip Fracture)은, 비단
우리나라 뿐만이 아니라, 전 세계적으로, 특히
어르신(노인)들의 발병률이 매우 높은, 아주 중요한
공중 사회보건 문제입니다. 고관절 골절은 허벅지
뼈(대퇴골)의 위쪽 끝(골두)이나 목 부분(경부)에서
발생되는 골절로서, 주로 낙상(미끌어짐)이 원인이
되는데, 골다공증이 심한 노인분들의 경우, 이전
상태로의 완전 회복이 매우 더디고 어렵습니다.
고관절 골절은 ① 의료비 증가 ② 가족에 대한
환자들의 의존성 대폭 증가 ③ 사망률 증가와 높은
관련성이 있습니다.

고관절 골절 회복에 의미있게 도움이 될 수
있는, 과학적 근거를 갖춘 한약 처방은 분명히
존재합니다.

적절한 한의약적 치료법을, 고관절 골절 회복과
치료에 (특히 고관절 골절 응급 수술 이후에)
적극적으로 활용하는 것은, ① 전체 사망률 감소
② 재입원율 감소 ③ 재수술율 감소와 통계적으로
모두 유의미한 뚜렷한 상관성이 있었습니다.

고관절 골절 환자들에게 가장 많이 활용된
한약 처방 패턴은, 두충(杜沖), 골쇄보(骨碎補),
속단(續斷) 등이 포함된 독활기생탕(獨活寄生湯)이나
소경활혈탕(疎經活血湯)이었는데, 그 중에서도
속단(續斷)이, 고관절 골절 회복과 치료에 있어
가장 핵심적인 한약임을 밝혀냈습니다.

또한 '두 배 빠른 골절 회복'을 과학적으로 입증한
특허 한약 '접골탕'의 핵심적인 한약재 중 하나인
당귀(當歸)의 경우, 뼈세포 증식 효능이 최근
생화학적 연구를 통해 입증된 바 있기 때문에,
고관절 골절 환자의 수술 후 회복에도, 역시 많은
임상적 활용이 가능합니다. 결국 이번 연구 결과를
통해서, 고관절 골절 환자들에게 유의미한 치료적
혜택을 제공하는, 고관절 골절 수술 이후의 대안적
치료법으로의 한의약적 치료법의 임상적 가치가
다시 한번 확실하게 과학적으로 증명되었습니다.
감사합니다.

'골절 후유증'에 대해서 질문 드립니다. 올해 76세이신 저희 어머님께서, 50대 중반에 골다공증 진단을 받으시고 거의 20년이 넘도록 오랫동안 양약(골흡수억제제(비스포스포네이트 제제))을 복용해 오셨었는데요, 지금부터 약 9개월 전(2020년 1월 중순)에 집에서 넘어지시면서, 척추골절상(요추 4-5번)을 입으셨고, 우측 고관절 쪽에도 미세하게 실금이 생긴 상황이라서, 지금까지도 거동을 제대로 못하십니다. 그러다보니 원래 좀 마른 체형이셨던 분이, 몸 전체적으로 살이 더 많이 빠져서 기력도 너무 없으시고, 입맛도 많이 잃으셨어요. 원래 골다공증이 있으셨던 것도 있고, 치아도 별로 안 좋으셔서 뼈 건강에 좋다고 하는 멸치나 견과류나 콩도 잘 씹어서 못 드셔서 그런지, 골절 후유증이 더 오래가는 것 같습니다. 저희 어머님의 골절 후유증 개선에 도움이 될 수 있는 좋은 방법을, 꼭 좀 알려주세요.

어르신 분들에게 있어서, 낙상(落傷)은 중대한 참사가 될 수 있습니다. 질병관리본부가 2016년 표본감시 응급실 23곳을 찾은 65세 이상 낙상 환자를 분석한 결과 1만6994명 중 5690명은 즉시 입원을 해야 할 정도로 상태가 매우 심각했습니다. 눈과 귀가 어둡고 민첩성이 떨어져 한번 넘어지면 두개골이나 엉덩관절(고관절), 척추관절 같은 중요 부위가 먼저 바닥에 닿고, 골밀도가 현저히 낮은 이유로, 뼈가 부러지는 일이 매우 흔합니다. 사실 어르신 분들에게는, 골절 수술 자체가 매우 큰 부담인 데다가, 설령 수술이 성공한다고 할지라도, 오랫동안 골절 후유증에 시달릴 가능성이 매우 큽니다. 세계골다공증재단(IOF)의 'Fight the Fracture' 캠페인에 따르면, 척추관절이나 고관절의 경우, 골절 발생 만 1년이 지난 후에도 60%의 환자들은 식사나 옷을 입을 때 도움이 필요하며, 80%는 운전이나 쇼핑에 어려움을 겪는 것으로 알려져 있습니다. 심한 경우에는 사망에 이르기도 합니다. 즉 '낙상 → 골절 → 후유증 → 사망' 연결고리가 연속적으로 이어지지 못하도록, 세심하게 관리해야 하는 것입니다.

또한 성장판은 뼈보다 약한 연골로 구성되어 있어서 외력에 약한데, 성장판이 골절 사고 등으로 인해서 손상이 되면, 아이가 성장함에 따라서 다친 팔이나 다리의 길이가 짧아지거나 휘어지는 등의 변형이 나타날 수 있습니다. 어린이 골절 환자의 20%에게서 성장판 손상으로 인해 팔·다리가 짧아지는 골절 후유증이 나타난다는 임상 논문

보고가 있기 때문에, 어른과 어린이 모두, 한번 골절 사고가 있게 된 다음에는, 골절 사고 초기부터 골절 후유증 예방을 위해서 최선을 다해 충분한 집중 치료가 필요합니다.

골흡수억제제(비스포스포네이트 (Bisphosphonate) 제제)는 골다공증 골절 예방에 기여하고 있지만, 드물게는 '턱뼈 괴사'나 '비전형 대퇴골골절' 및 '척추 체내 균열(골다공증성 골절 환자의 뼈가 정상적으로 붙지 못하고 척추 주변 조직의 괴사로 척추 사이 틈이 생긴 것)' 등의 부작용이 생길 수 있기 때문에, 전문가와의 심도깊은 상담 후에, 처방받는 것이 좋습니다. 또한 스테로이드제/항경련제/위산과다 억제제/항정신병제 등의 양약들도, 오랜 기간 복용하면, 골다공증의 중요한 원인이 될 수 있으므로, 환자가 내분비(호르몬) 질환이나 위장관 질환 등 대사성 질환을 겪고 있다거나, 스테로이드제와 같은 약물을 장기간 복용하고 있었다면, 반드시 골다공증과 뼈건강에 대한 정기적인 체크를 해야만 합니다.

뼈는 지속적으로 생성(조골세포)과 파괴(파골세포)의 과정을 반복하는데, 나이가 들면서 골밀도가 점점 약해집니다. 즉, 뼈의 질이 나빠지면, 아주 가벼운 충격에도, 실금이 생길 수 있고, 심하게 골절된 경우, 빠르게 잘 회복하기가 너무 어렵고, 재골절 확률이 유의미하게 높아지며, 재수술/재입원/사망율 증가와도 통계적으로 매우

유의미한 상관성이 있기 때문에(특히 고관절/척추 골절), 한마디로 '골절 후유증'은 '대단히 심각하고 중요한 치료적 대상'이 됩니다.

치아가 안 좋으신 어르신 분들에게 골절 후유증 관리에 도움이 되는 음식으로는, 우선 '자두'를 추천드릴 수 있습니다. 자두에는 뼈 건강에 좋은 비타민 K가 풍부합니다. 비타민 K는 뼈가 만들어지는 대사 과정을 촉진해서, 골밀도를 높여주어서, 골절을 회복하고 골절 후유증을 극복하는데 있어 많은 도움이 됩니다. 또한 자두에는 항산화 물질 중 하나인 폴리페놀도 많이 함유되어 있는데요, 폴리페놀은 뼈를 파괴하는 파골세포의 수를 줄여줍니다. 특히 말린 자두 '푸룬'은 국제 골다공증재단(NOF)에서 '뼈 건강을 위한 음식'으로 선정하기도 했으며, 비타민 K, 구리, 붕소 등의 미네랄과 비타민이 풍부합니다. 또한, 두유도 함께 추천드릴 수 있겠습니다. 두유는, 액체 성분이라서 몸에서 쉽게 잘 흡수되고, 소화도 잘 됩니다. 일반 두유보다는 검은콩으로 만든 검은콩 두유가, 칼슘 함유량이 더 높습니다. 두유를 먹을 때 당분 함량이 높은 음식은 칼슘 배설을 촉진하기 때문에 함께 먹지 않는 게 좋겠습니다.

'2배 빠른 골절 회복'에 대한 과학적 입증을 통해서 이미 특허를 취득한 특허 한약 '접골탕'의 핵심 성분인 당귀의 경우, 이미 기존의 연구(뼈세포 증식 능력에 관한 당귀의 효능 연구)에서, 당귀가 직접적으로 proliferation, alkaline phosphatase (ALP) activity, protein secretion을 자극하고, 용량에 따라서 type I collagen synthesis of OPC(osteoprecursor cells)-1를 촉진하여서 뼈세포 증식에 관여한다고 이미 학계에 보고된 바 있습니다. 당귀차를 하루 1~2잔 드시는 것도 좋고, 가까운 한의원에 방문하셔서, '뼈에 좋은 (과학적·임상적으로 모두 입증된) 골절·골다공증 치료 한약' 처방을 꾸준하게 받으시는 것도, 골절 후유증 관리에 있어, 또한 기력 회복에 있어 모두 상당한 도움이 되실 것입니다.

치즈도 좋습니다. 기본적으로 유제품에는 칼슘과 단백질이 풍부합니다. 그 중에서도 치즈는 소화·흡수율이 다른 식품보다 높아서 어린이나 노인(어르신)이 드시기에 적합합니다. 치즈에 들어간 비타민 B2는 근육 조직을 유지하고, 세포 성장을 돕는 역할도 합니다. 치즈는 포화지방 함량이 높습니다. 비만이나 고지혈증이 있는 사람은 저지방 제품을 선택하는 것이 좋겠습니다.

감사합니다.

2

갈비뼈(늑골, 흉곽) 골절의 현대 한의학적 치료

(1) 갈비뼈(늑골, 흉곽) 골절의 개요

흉추와 흉골을 결합해서, 흉곽을 이루는 활 모양의 뼈가 바로 갈비뼈(늑골)입니다. 좌우 대칭으로 총 12쌍이 있으며, 폐/심장/ 우리 몸에서 가장 큰 대혈관 등과 같은 가슴 부위에 있는 중요한 내장 기관들을 보호하고 있습니다. 갈비뼈는 1번부터 7번까지는 점차 길이가 길어지며, 이후 12번까지는 점차 짧아집니다. 3번 갈비뼈부터 9번까지는 전형적인 갈비뼈(typical rib)라고 불리며, 외견상 여러 공통점을 갖습니다. 11번과 12번 늑골을 제외하

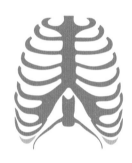

고는 모두 앞가슴 정중앙에 위치한 흉골에 붙게 되는데, 대략 젖꼭지 안쪽 위치부터는 연골로 변해서 1-6번까지는 흉골에 각각 연결되고, 7-10번까지는 연골 부위가 모아져서 1개의 연골로 되어 흉골에 연결되어 있습니다.

흉부외과 전문의들과 로컬 한의사들이 임상에서 가장 흔하게 접하게 되는 외상 환자는, 흉부 타박상과 갈비뼈(늑골) 골절(rib fracture) 환자입니다. 흉부 외상 환자의 약 40% 정도에서 갈비뼈(늑골) 골절을 발견할 수 있다고 알려져 있습니다.

갈비뼈 골절은 일반적으로 낙상, 자동차 사고, 또는 야구 방망이에 맞는 것과 같은, 강하고 둔탁한 외부의 물리적 힘이 가해져서 발생합니다. 그러나 골다공증이 있는 고령자의 경우에는 약간의 힘(경미한 넘어짐 등)만 가해져도 골절이 발생할 수 있습니다.

심한 기침 혹은 오랫동안 지속된 만성 기침 후, 세탁기에서 세탁물을 꺼낼 때처럼 가슴의 특정한 부위가 자주 심하게 눌린 후, 몸을 비틀거나 평소 안 하던 상체 운동이나 골프 스윙 이후에 발생한 심한 흉통 혹은 특정한 가슴 부위를 누를 때 아픈 압통이 있다면, 갈비뼈 골절을 반드시 의심해야 하고, 방사선학적 검사를 통해서, 갈비뼈 골절 여부를 꼭 확인해봐야 합니다. 목욕 중에 미끄러져 넘어지거나, 버스 안에서 급출발·

급정지 시 중심을 잃고 넘어지거나 부딪혀서 갈비뼈(늑골) 골절이 오는 경우도 매우 흔합니다.

만일 너무 잦은 갈비뼈 골절이 반복되거나 경미한 충격 이후에도 갈비뼈 골절이 왔다면, 골다공증 검사도 반드시 시행해보아야 합니다. 대부분의 늑골 골절은 늑골 사이에 있는 근육, 건, 인대의 염좌나 파열을 수반하기 때문에 함께 치료해 주어야 합니다. 횡격막 아래의 늑골(11번, 12번)이 골절되었을 경우에는 복부 통증도 올 수 있습니다. 호흡곤란이나 기침 또는 재채기가 동반될 수 있습니다.

갈비뼈 골절의 통증은 심호흡이나 기침을 할 때, 몸을 틀거나, 눕고 일어날 때조차, 참을 수 없을 만큼 심하게 아프며, 누르면 압통이 너무 심해서, 환자가 전문가의 촉진을 완전히 거부할 정도입니다.

단순히 갈비뼈 골절만 있는 경우는, 다른 합병증이 없는 경우가 대부분이지만, 늑골이 잘못 어긋나게 되면, 갈비뼈 아래에 붙어서 주행하는 늑간동맥·늑간정맥 손상이 동반될 수도 있고, 간혹, 부러진 갈비뼈가 폐에 구조적 손상을 주어서, 갈비뼈 안쪽인 흉강 안에 피가 고이는 '혈흉'이나 폐가 찢어져 공기가 새고 샌 공기가 다시 폐를 누르는 '기흉'이 발생할 수도 있습니다.

한꺼번에 3개 이상의 갈비뼈가 골절되면서 어긋남이 크고 통증이 심한 다발성 늑골 골절, 또는 다발성 늑골 골절 중 한 늑골에서 두 군데 이상 골절되어서 부러진 가운데, 뼈조각이 들숨시 흉곽 안쪽으로 빨려 들어가는 '동요흉(flail chest)'이 생기면 정상

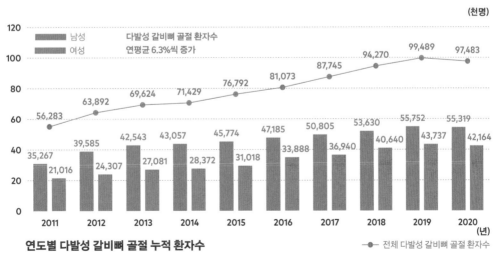

연도별 다발성 갈비뼈 골절 누적 환자수

(질병코드: S224 / 출처: 건강보험심사평가원 보건의료빅데이터개방시스템)

호흡에 크게 지장이 오거나, 이로 인해서 가래 배출도 힘들어지고, 더 나아가 기도가 막혀서 폐가 허탈되는 '무기폐' 혹은 '폐렴'으로의 합병증 진행이 의심될 때에는, 늑골을 고정해주는 수술이 필요한 경우도 있습니다.

상부 1, 2, 3번 갈비뼈 골절은 흔하지는 않지만, 만일 발생하였다면, 그 물리적 외상성 충격이 매우 강하였음을 추측할 수 있으며, 팔로 가게 되는 신경과 쇄골하동·정맥과 대동맥의 손상을 동반할 수 있어서 매우 주의를 해서 관찰하여야 합니다. 11, 12번 갈비뼈 골절이 의심된다면, 복부내 장기 손상 여부도 꼭 확인해 보아야 합니다. 우측인 경우에는 간, 좌측인 경우에는 비장 손상이 동반될 수도 있습니다.

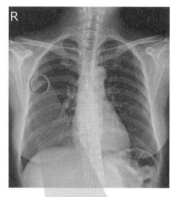

오른쪽 6번째 갈비뼈에 골절이 있는 x-ray 사진(Chest x-ray Fracture right posterior 6th rib)

실제로 갈비뼈 골절이 발생되어 있어도, 처음부터 엑스레이를 통해서 확실하게 갈비뼈 골절이 확인될 수 있는 확률은 약 30%를 넘지 못합니다. 이것은, 갈비뼈의 끝선의 어긋남으로 판단할 수 밖에 없는 원천적인 한계 때문이고, 또한 앞쪽 중심부 늑골일 경우 연골로 이루어져 있어서 방사선 투과로 인해 영상이 잘 맺히지 않기 때문입니다. 그래서 갈비뼈 골절 여부가 확실하지 않을 경우에는, 흉부 CT를 실시하면 좀 더 확실한 평가가 가능합니다. 요즘은 3D 조합 영상으로 흉곽을 돌려가며 확인할 수 있기 때문에, 누구나 직관적으로 이해하기 쉽게 해 주고 있으며, 혹시 있을지 모르는 흉강내 손상 여부까지 확인할 수 있기 때문에, 자주 시행하고 있습니다. 하지만 이것 또한 연골 부위 골절이나 미세한 골절의 확진에는 한계가 있습니다.

초기에는 정상이라고 확인되었다가도, 시간이 점점 지나면서 호흡 및 움직임으로 인해 점차 어긋남이 심해져서 나중에 다시 검사를 받았을 때 갈비뼈 골절로 진단되어지는 경우도 아주 흔합니다. 초음파 갈비뼈 검사는 단순 엑스레이 촬영에 비해서 2~3배 정도 골절 여부 확진율이 높다고 알려져 있지만, 부위에 따라 어려움이 있을 수 있고, 특히 비만이나 거대 유방 환자의 경우에는 오히려 진단율이 떨어지며, 검사한 전문가의 개인 소견 차이가 있을 수 있기때문에 이것 또한 완전한 검사라고 하기 힘듭니다.

확진된 진단서의 필요성이 커지고 있기 때문에, 흉통이 1주일 이상 지속되거나, 흉통이 점점 더 악화되는 경우, 수상 후 1주 후부터는 동위 원소를 주사해서 촬영하는 골 주사

(Bone Scan) 검사를 시행하면, 미세 골절 경우까지도 발견될 가능성이 높고, 1년이 넘은 과거 골절과의 구별도 가능합니다. 그러나 이것 또한 늑골의 염증성 병변이나 암 등에 의한 경우와 구분이 안 되는 단점이 있습니다. 또한 늑골 초음파나 골주사 검사는, 내부 장기 손상 여부는 확인할 수 없다는 단점도 있습니다.

갈비뼈가 골절되면 다른 뼈의 골절 치료와는 달리 붕대로 고정한다거나 깁스를 할 수 없습니다. 다만 골절 1주일 후부터 주변 조직이 뼈를 받쳐주기 시작하고, 3주째에는 통증이 누그러들며, 약하게 부러졌을 경우에는, 보통 4~8주 정도가 지나면서 뼈가 저절로 붙게 됩니다. 인체의 뼈 중에서 골절이 되었을 때 상대적으로 빨리 잘 아무는 편에 속하는 뼈가 바로 갈비뼈입니다.

팔다리 골절 같이 유합을 위해 고정하여 움직이지 못하게 하면 호흡할 수가 없기 때문에 기껏해야 복대 같은 것을 겹쳐서 조이거나 부드러운 쿠션으로 압박을 가하여 고정하는게 전부라서 초기의 가슴 통증을 완화시켜 줄 진통제 투여가 보통입니다.

가슴 통증으로 기침을 잘 못하여서 만일 객담 배출이 안 되면, 무기폐, 폐렴 같은 합병증으로 입원하는 경우가 생길 수 있으며, 특히 폐의 염증성 기저 질환(폐렴, 결핵, 늑막염 등)을 앓고 있던 분이나, 만성 호흡기 질환으로 평소에도 숨이 찬 사람에게 늑골 골절이 생기면, 치명적인 결과를 초래할 수도 있기 때문에 매우 주의해야 합니다.

갈비뼈가 골절되면 절대 안정을 취해야 한다고 오해하는 분들이 굉장히 많지만, 가만히 있는 것보다는 최대한 많이 걷는 것이 좋습니다. 왜냐하면, 갈비뼈가 골절되었다고 해서 그저 누워만 있으면 노년층은 폐렴, 젊은 층은 폐포에 물이나 이물질이 들어가 폐가 쪼그라드는 '무기폐'에 걸리기 쉽기 때문입니다. 걸어서 폐를 움직여야 폐렴과 무기폐 위험이 낮아집니다. 이때 상체 움직임은 당연히 최소화해야 합니다.

보통 통증이 유발되지 않는 자세는 별 문제가 없으며, 같은 맥락으로 객담 배출이 용이하고 심폐기능 회복과 혈액 순환을 위한 가벼운 산책 같은 통증이 없는 하체 운동은 권장되고 있습니다.

별다른 처치 없이 진통제에 안정 가료만 하면서 세월이 해결해 주기를 바라는 다발성 늑골 골절이 있는가 하면, 한 개의 골절로도 생명에 위협이 되는 상황을 만들 수 있는 경우까지 전문가의 시점에서 보면 쉽고도 어려운 것이 바로 늑골 골절입니다. 실제 임상에서 보면, 특히 골프의 재미에 빠진 골프 초심자의 경우, 다발성 늑골 골절로 고생하면서도 쉬지 않고 골프 연습에 매진하는 우직한 분들도 많이 봅니다. 통증은 매우 주관적인 것임을 깨닫는 순간이기도 합니다.

임상적으로 보았을 때, 늑골 골절은 50세 전후의 중년 남성들의 경우에 매우 흔하게 일어나는데 이것은 a. 준비되지 않은 상태에서 갑자기 심한 운동을 시작하거나 b. 몸통의 한 쪽에 치우쳐 무리한 힘이 가해졌거나 c. 몸통의 뒤틀림이 과도하였거나 d. 운동 전후에 골다공증을 비롯한 기존의 질병을 갖고 있던 경우입니다.

젊은 시절부터 조금씩이라도 꾸준하게 운동을 해오지 않았던 50세 이후의 중년 남성이 갑자기 골프 클럽을 들고 휘두르다 보면, 운동 시작 6개월 전후에 늑골 골절을 당하는 경우가 많습니다. 골프를 시작하고 6개월 전후가 기본 스윙이 숙달되고 비거리에 욕심을 내서 다운 스윙시에 힘을 가하기 시작하는 시기이기 때문입니다. 사람의 욕심은 끝이 없어서 1미터의 거리라도 더 멀리 볼을 보내고 싶은 욕심은 비기너이든, 로우 핸디의 선수든 마찬가지인데, 주말 골퍼일수록 무리한 힘을 쓰게 마련입니다.

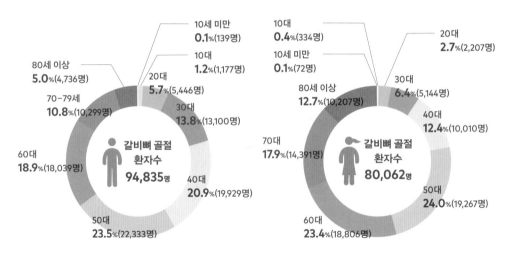

2020년 성별, 연령별 갈비뼈 골절 누적 환자 비율

(질병코드: S223 / 출처: 건강보험심사평가원 보건의료빅데이터개방시스템)

(2) 갈비뼈(늑골 or 흉곽) 골절에 대한 과학적 근거를 갖춘 한의약적 치료법

늑골(갈비뼈) 골절(Rib Fracture) 치료시, 한약(=치타박일방(治打撲一方))이 양약 (Loxoprofen, diclofenac 등의 NSAIDs)보다 우수한 효과를 입증한, 2012년도 일본 논문 「Comparison of the Effects on Rib Fracture between the Traditional Japanese Medicine

Jidabokuippo and Nonsteroidal Anti-Inflammatory Drugs: A Randomized Controlled Trial」을 꼭 소개시켜 드리고 싶습니다.

갈비뼈(늑골 or 흉곽) 골절(rib fracture)이 발생했을 경우, 통증 및 염증의 조절을 위하여 '비스테로이드성 항염증 제제(Nonsteroidal Anti-Inflammatory Drugs, NSAIDs)'가 일반적으로 많이 처방되고 있습니다. 본 연구에서는 외상성의 부종이나 통증에 대한 치료 목적으로 일본에서 특히 다용되어온 한약 처방인 〈치타박일방(治打撲一方)〉을, NSAID 대신 사용하여서, NSAID 적용군과의 치료 효과를 비교·연구하였습니다.

본 연구는 2009년 1월부터 2011년 5월까지 약 2년 5개월간 3개의 병원을 통하여 모집된 늑골(갈비뼈) 골절 환자 170명을 대상으로 시행되었습니다. 무작위로 85명씩 나누어 한 군은 Loxoprofen, diclofenac 등의 NSAID 약물을, 다른 한 군은 치타박일방(治打撲一方)을 처방하였습니다.

치료 기간이 치타박일방(治打撲一方)을 복용한 군에서 통계적으로 유의미하게 감소하였고, 치료 비용도 역시 NSAID 군보다 통계적으로 유의미하게 낮았습니다.

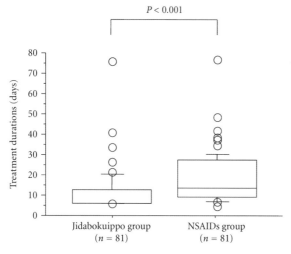

Comparison of treatment durations between the jidabokuippo and the NSAIDs groups. Median treatment duration was significantly lower in the jidabokuippo group than in the NSAIDs group (P < 0.001).

각 군에서 최종적으로 연구를 종료한 인원을 대상으로 분석한 결과, 양쪽 군에서 연령이나 성별, 중증도 등에서 차이가 없었음에도 불구하고, 치료 기간이 〈치타박일방(治打撲一方)〉을 복용한 군에서 (통계적으로) 유의미하게 감소하였고, 치료 비용도 역시 NSAID 군보다 (통계적으로) 유의미하게 낮았습니다.

결국, 치타박일방(治打撲一方)은, 늑골(갈비뼈) 골절(Rib Fracture)에 대하여 기존의 관례처럼 사용되었던 NSAID 제제보다, 치료 기간을 통계적으로 유의미하게 단축시키는 새로운 한의학적 대체 약물로 사용될 수 있을 것으로 보입니다.

또한 2006년도 'BK 21' 및 '과학기술부/한국과학재단' 우수 연구센터 육성 사업 지원으로 경희대학교 침구경락과학 연구센터에서 수행된 논문인 「접골탕(接骨湯)이 백서(白鼠)의 골절 치유에 미치는 영향」을 자세히 살펴본다면, 보다 적극적이고도 명쾌한, '골절 회복을 위한 한의학적인 방법'이 존재한다는 것을, 다시 한번 새삼 더 잘 확인하실 수 있게 될 것입니다.

이 연구에서는 접골탕(接骨湯)의 실제적 치료 효과를 과학적으로 확인하기 위해서, 흰쥐(白鼠)의 척골(尺骨, ulna)을 의도적으로 부러뜨리고, 접골탕(接骨湯)을 해당 실험동물에 투여한 후, 시간 경과에 따른 골절 부위의 회복 과정을, 방사선(X-ray) 촬영을 통하여 확인하였습니다. 골절을 유발시킨 그 다음날부터 60일간 하루에 한 번씩 접골탕 10ml/kg(체중)를 주사기를 이용하여 흰쥐(白鼠)의 위(胃)에 직접 투여하였습니다.

60일간 접골탕(接骨湯)을 투여하면서, X-ray 촬영을 통하여 뼈가 접골되는 길이를 살펴본 결과, 접골탕(接骨湯)을 복용시킨 JGT 군에서는 3주째부터 골성장 길이가 $0.43 \pm 0.27mm$으로 성장하였고, 8주째에는 $0.93 \pm 0.40mm$로 성장하여 현저한 골절 회복 속도를 보였습니다.

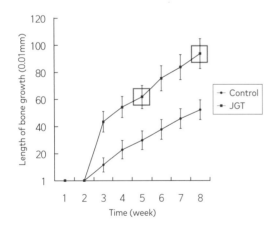

Comparison of bone length growth between two groups. JGT graph represents the bone length growth of the group which received medicine treatment. And control graph represents the group without any treatment.

골절 후 아무런 처치도 하지 않은 대조군에서는, 3주째부터 골성장 길이가 $0.11 \pm 0.19mm$으로 성장하였고, 8주째에는 $0.52 \pm 0.27mm$로 성장하여 일반적인 골절 회복 속도를 보였습니다.

X-ray 측정을 통하여 골절된 뼈의 성장과 회복 속도를 살펴보았을 때, 접골탕(接骨湯)을 복용한 흰쥐에서, 약 2배 정도 빠르게 골절 상태가 회복되는, 통계적으로 유의미한 효과를 보였습니다. 두 그룹의 시기별로 골(뼈) 성장 길이를 터키 비교(Tukey's comparison)를 이용해서 산출한 결과, 통계적으로 유의미하게 약 2배 정도 더 빠른 속도의 골(뼈) 성장을 보인 것입니다.

물론, 위 논문의 명백한 한계점도 있었습니다. 일단, 동물 표본 숫자가 적었고, 골절 부위 회복에 대해서, X-ray 이외에 가골의 골화 과정을 측정하는 골밀도 측정과 형태학적 관찰이 이루어지지 않아, 접골탕(接骨湯)의 골절 회복 기전(메커니즘)에 대해서 뚜렷하게 밝히지 못한 것은 아쉬운 대목이었습니다. 하지만, X-ray 검사상, 대조군에 비해서, 현저하게(약 2배) 빠른 속도로 골절 상태가 회복된 점은, 골절 치료에 있어, 매우 긍정적인 효과가 있었던 것으로 사료됩니다.

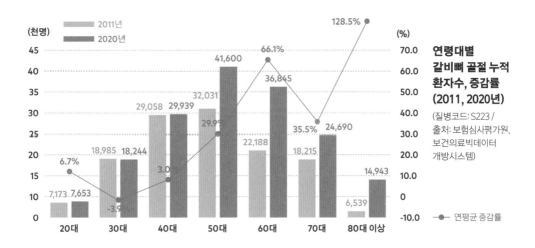

위의 그래프는 2011년과 2020년 우리나라 갈비뼈 골절 환자수를 비교하여 증감률로 표시한 것입니다. 50세 이상부터 환자의 수가 많이 늘어나는데, 특히 60세 이상 노인 환자수가 폭발적으로 증가하고 있음을 알 수 있습니다.

나이가 들면서 소화력이 떨어지고, 항생제를 포함한 양약 복용에 대해 큰 부담을 가지고 있는 다제 약물 복용자(약 200만 명 이상)가 많기 때문에, 안전한 천연 식물성 한약 처방이 60세 이상 노인 갈비뼈 골절 환자분들에게 더욱 강하게 추천될 수 있겠습니다.

3
골다공증의 현대 한의학적 치료

(1) 골다공증의 정의

골다공증(osteoporosis)은 뼈의 강도(強度, solidity)가 약해
져서 쉽게 '골절'되는 골격계 질환입니다. 뼈의 강도는 뼈의
양(量)과 뼈의 질(質)에 의해서 결정됩니다. 뼈의 질에
영향을 주는 요소로는 뼈의 구조, 교체율, 무기질화, 미세

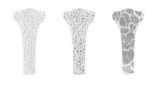

손상 등이 있습니다. 현재까지는 뼈의 질을 전체적으로 평가할 만한 만족스런 지표가
없기 때문에 뼈의 양을 측정하는 골밀도를 이용하여 골다공증 진단에 사용합니다.

세계보건기구는 건강한 젊은 성인 평균 골밀도 수치와의 차이를 기준으로 하는 T점수
로 골다공증 진단 기준을 제시하고 있습니다.

뼈는 성장이 멈춰있는 조직이 아니라 일생 동안 지속적으로 생성과 성장, 흡수의 과정을
반복하며 변하는 장기입니다. 1년마다 10%의 뼈가 교체되고 10년이 지나면 우리 몸의
뼈는 모두 새로운 뼈로 교체됩니다. 20대에서 30대까지 골밀도가 가장 높고 그 이후
로는 조금씩 감소하다가 여성의 경우 폐경 첫 5년간 급속도로 골밀도가 약해집니다.

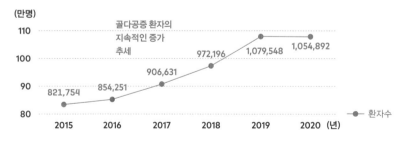

연도별 골다공증 환자수
(질병코드 M80~M82,
출처: 건강보험심사평가원 보건의료빅데이터 개방시스템)

(2) 골다공증의 분류

골다공증은 노화에 의하여 자연적으로 발생하는 일차성 골다공증과 여러 질환 및 약물 등으로 인해 발생하는 이차성 골다공증으로 크게 분류할 수 있습니다.

1) 일차성 골다공증

일반적으로 자연적인 노화와 연관되어 폐경 여성에서 발생되는 a. 폐경 후 골다공증과 b. 노인성 골다공증이 일차성 골다공증에 속합니다. 최대 골량을 형성하는 가장 중요한 요소는 유전적 성향입니다. 그 외에도 청소년기 동안의 신체 활동과 칼슘 섭취도 최대 골량 형성에 기여하게 됩니다. 또한 성장 호르몬, 갑상선 호르몬, 성 호르몬과 같은 호르몬의 영향도 받습니다.

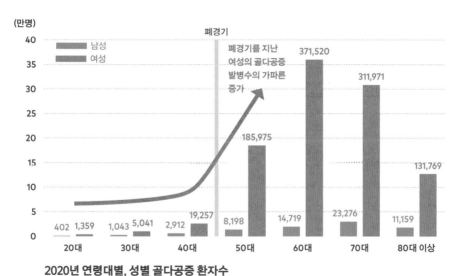

2020년 연령대별, 성별 골다공증 환자수

(질병코드: M80~M82 / 출처: 건강보험심사평가원 보건의료빅데이터개방시스템)

최대 골량에 이른 후에는 연령이 증가됨에 따라 뼈의 양은 점차 줄어들게 됩니다. 여성의 경우에 폐경에 의한 여성 호르몬 감소는 급격한 뼈의 감소를 초래하게 됩니다. 따라서 폐경이 되면 5-10년 내에 급격하게 뼈가 약해지게 됩니다. 남성은 여성과 달리 명백한 폐경이 없기 때문에 골다공증의 발생이 훨씬 적습니다. 남성의 경우는 나이가 증가함에 따라 장에서 칼슘의 흡수가 적어지고 뼈 생성도 감소하기 때문에 골다공증이 발생됩니다.

2) 이차성 골다공증

이차성 골다공증은 질병이나 약물에 의하여 골다공증이 발생되는 경우를 말합니다.

- 약물 : 스테로이드 계통의 약물, 항경련제, 과량의 갑상선호르몬, 항암제
- 내분비 질환 : 당뇨병, 부갑상선기능항진증, 쿠싱증후군, 갑상선기능항진증, 성호르몬 결핍
- 소화기 질환 : 위절제술, 염증성 장질환, 흡수 장애
- 류마티스 질환 : 류마티스 관절염
- 만성 신부전
- 호흡기 질환 : 만성 폐쇄성 폐질환
- 악성 종양
- 장기 이식
- 유전 질환
- 기타 : 장기간 활동저하, 과도한 음주, 흡연

(3) 골다공증의 임상적 증상

골다공증은 그 자체만으로는 거의 증상을 일으키지 않고 뼈가 부러져서 골다공증을 발견하게 되는 경우가 많습니다. 따라서 골다공증의 주 증상은 골절이라고 할 수 있습니다. 척추, 손목, 고관절(대퇴골) 골절이 골다공증에서 흔히 발생되는 골절입니다.

앞에서 설명한 국민건강보험공단의 「한국인의 골다공증 골절 및 재골절 분석」(2018)에

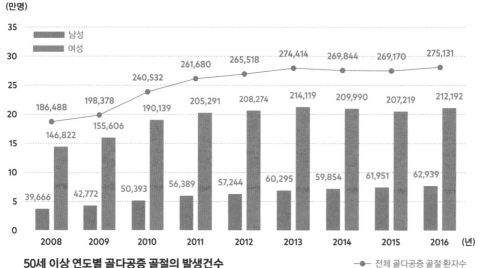

50세 이상 연도별 골다공증 골절의 발생건수

(출처: 「빅데이터를 활용한 건보공단·대한골대사학회 공동연구 결과 발표 – 한국인의 골다공증 골절 및 재골절 분석」 보도자료 / 국민건강보험공단, 2018.11.22)

의하면, 50세 이상의 골다공증 골절 발생 건수는 2008년 이후 점차 늘어나는 추세를 보입니다. 골절 부위별로 살펴보면, 50세 이상에서 인구 1만 명당 척추(88.4명), 손목(40.5명), 고관절(17.3명), 상완(7.2명) 순이었습니다.

연령대별로는 50대에는 손목 골절이 주로 발생하였고, 60대 이상 고연령으로 갈수록 고관절 및 척추 골절의 발생률이 증가하는 것으로 파악되었습니다.

척추 골절이 발견된 대부분의 환자는 증상 없이 지내다가 검사 중에 우연히 발견하게 됩니다. 골다공증의 위험요인을 가진 사람이 갑자기 등 쪽에 통증을 호소하거나 키가 줄어든다면 척추 골절의 가능성을 고려해야 합니다.

대퇴골 골절은 대부분 수술을 필요로 하며, 수술 전후에 발생하는 합병증으로 인해 사망률이 증가됩니다. 이외에도 대퇴골 골절 환자들은 수술 전의 활동을 유지하기도 어렵고 장기간 도움을 필요로 하는 경우가 많습니다.

손목 골절은 넘어질 때 몸을 보호하기 위하여 대부분의 사람들이 손으로 땅을 짚기 때문에 발생되는 것입니다. 따라서 손목 골절은 척추와 대퇴골 골절에 비하여 50대의 상대적으로 젊은 층에서 발생됩니다.

(4) '골다공증 골절'의 위험성

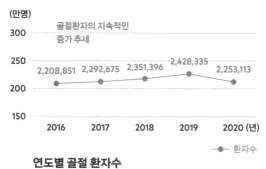

연도별 골절 환자수

(출처:「추워지는 날씨, 골절과 낙상으로 인한 부상에 주의하세요! - 골절과 낙상 50대 이상 주의, 여성 환자수가 남성보다 많아…」 보도자료 / 건강보험심사평가원, 2021.11.22)

건강보험심사평가원은 건강보험 진료 데이터를 활용해서, 2016년부터 2020년까지 최근 만 5년 동안 골절 환자들의 건강보험 진료 현황을 「추워지는 날씨, 골절과 낙상으로 인한 부상에 주의하세요! - 골절과 낙상 50대 이상 주의, 여성 환자수가 남성보다 많아…」 라는 제목의 보도자료[1]로 2021년 11월 22일에 발표했습니다.

---

1) 건강보험심사평가원 홈페이지 보도자료(2021.11.22)
　https://www.hira.or.kr/bbsDummy.do?pgmid=HIRAA020041000100&brdScnBltNo=4&brdBltNo=10478

최근 만 5년 동안 건강보험 가입자 중에서 골절 질환으로 진료 받았던 인원은, 2016년에 총 221만 명에서 2019년에는 총 243만 명으로, 무려 22만 명(10%)이나 늘었습니다. 다만 2020년에는 전년 대비 7.4% 정도 감소했는데, 이는 코로나바이러스감염증-19(COVID-19)에 의한 사회적 거리두기의 영향으로 사회 전반에 걸친 활동성이 줄어들었기 때문으로 보입니다. 코로나19의 영향은 2020년의 환자수가 2016년에 비해 2.0% 늘었는데, 내원일수로는 7.4일로 2016년(7.9일)보다 오히려 6.2% 줄어든 것에서도 확인할 수 있습니다.

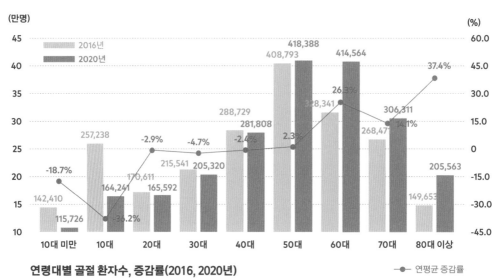

연령대별 골절 환자수, 증감률(2016, 2020년)

(출처:「추워지는 날씨, 골절과 낙상으로 인한 부상에 주의하세요! – 골절과 낙상 50대 이상 주의, 여성 환자수가 남성보다 많아…」 보도자료 / 건강보험심사평가원, 2021.11.22)

전체적으로 남성에 비해서, 여성 골절 진료 인원의 증가 추세가 확연하게 높았습니다. 특히, 2018년부터 여성 골절 진료 인원이 남성보다 더 많아진 것으로 나타났습니다. 2020년에 여성 골절 환자는 115만 6,604명으로 남성의 109만 6,509명보다 1.1배 더

	2016년	2017년	2018년	2019년	2020년	연평균 증감률
50대	408,793	425,053	435,386	440,684	418,388	**0.6%**
60대	328,341	356,947	383,944	409,696	414,564	**6.0%**
70대	268,471	287,388	305,605	318,643	306,311	**3.4%**
80대 이상	149,653	167,415	185,553	204,181	205,563	**8.3%**

50대 이상의 골절 환자수, 증감률(2016-2020년)

(출처:「추워지는 날씨, 골절과 낙상으로 인한 부상에 주의하세요! – 골절과 낙상 50대 이상 주의, 여성 환자수가 남성보다 많아…」 보도자료 / 건강보험심사평가원, 2021.11.22)

많았고, 40대까지는 남성이 여성보다 많지만, 50대 이상부터는 여성이 남성보다 많은 것으로 파악되었습니다.

위의 '연령대별 골절 환자수, 증감률' 그래프를 살펴보면 흥미로운 사실을 알 수 있습니다. 2020년의 코로나19 팬데믹 상황으로 인해 전체 골절로 진료받은 환자수는 2016년에 비해 2.0% 늘어나는 데 그쳤지만, 50대 이상, 특히 60대 이상의 환자수는 큰 폭으로 증가했습니다. 2016년 이후 50대 이상의 골절 환자수는 꾸준히 증가하고 있습니다.

이는 노인 인구의 가파른 증가와 함께 다양한 노인성 질환의 환자수가 늘어나는 데에서 그 원인을 찾을 수 있을 것입니다. 특히 시력 저하, 평형 감각 이상, 고혈압, 악성 종양(암), 당뇨병, 몸 상태에 맞지 않는 무리한 운동, 운동 부족, 비타민 D와 칼슘이 부족한 식사 패턴, 만성 식욕저하 및 체중 감소, 면역력 감퇴, 노인성 불면증, 우울증, 다약제 복용(장기간에 걸친 과도한 양약 복용), 골감소증, 골다공증 등과 같은 요인들이 50대 이상 골절 환자수 증가의 핵심적 요인들이라고 할 수 있습니다.

그 중에서도 골다공증에 의한 골절이 발생하면 이후 '재골절'의 위험이 크게 증가합니다. 국민건강보험공단의 「한국인의 골다공증 골절 및 재골절 분석」(2018)에서도

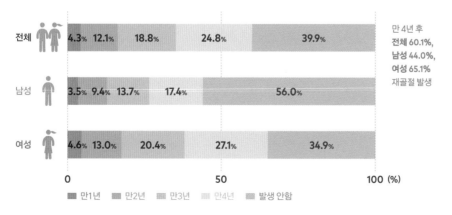

구분	2012년 신규골절	재골절 발생건수			
		만1년	만2년	만3년	만4년
전체	135,273	5,838	16,412	25,431	33,560
남성	32,159	1,119	3,038	4,409	5,593
여성	103,114	4,719	13,374	21,022	27,967

재골절의 발생 건수, 발생률(50세 이상)
(출처: 「빅데이터를 활용한 건보공단·대한골대사학회 공동연구 결과 발표 – 한국인의 골다공증 골절 및 재골절 분석」 보도자료 / 국민건강보험공단, 2018.11.22)

전체   4.3% 12.1% 18.8% 24.8% 39.9%

남성   3.5% 9.4% 13.7% 17.4% 56.0%

여성   4.6% 13.0% 20.4% 27.1% 34.9%

0   50   100 (%)

■ 만1년 ■ 만2년 ■ 만3년 ■ 만4년 ■ 발생 안함

만 4년 후 전체 60.1%, 남성 44.0%, 여성 65.1% 재골절 발생

2012년도를 기준으로 하여 '이전 5년 동안 골절 과거력이 없는 50세 이상 인구에서 신규 골다공증 골절 환자 135,273명을 4년간 추적 분석한 결과'를 제시했습니다.

위의 표와 그래프에서 알 수 있듯이 전체적으로 재골절율이 시간에 따라 꾸준히 증가하고 있는데, 특히 남성에 비해 여성의 재골절율이 현저히 높은 것으로 조사되었습니다. 결국 골다공증을 동반한 골절은 향후 치료와 재활에 있어서도 많은 고통과 어려움을 줄 수 있음을 객관적 수치로 확인할 수 있습니다.

척추 골절이 발생되면 5명 중에 1명은 1년 이내에 또 다른 척추 골절이 발생할 수 있습니다. 골다공증으로 골절이 발생하면 지속적인 후유증도 문제이지만 골절과 연관된 사망률 증가가 더 심각한 문제입니다. 골절이 없는 사람에 비하여 척추 혹은 대퇴골 골절 환자의 5년 생존율은 약 80% 정도로 낮아집니다. 대퇴골 골절에 의한 사망률은 남자에서 여자보다 높게 관찰됩니다.

대퇴골 골절에 의한 사망은 첫 1년 이내에 가장 높게 관찰되는데, 일반적으로 대퇴골 골절 후 첫 1년 내에 사망할 확률은 15-20%에 이르는 것으로 알려지고 있습니다. 사망률은 연령과 비례하는데, 이는 만성 질환의 동반과 연관되기 때문인 것으로 추정됩니다. 대퇴골 골절뿐만 아니라 척추 골절도 사망률을 증가시킵니다. 손목 골절도 골절 후 5년까지는 사망률이 증가되는 결과가 관찰되어 주요한 골다공증 골절은 모두 사망률의 증가와 관련 있는 것으로 판단됩니다.

골다공증 골절은 골절 자체에 대한 치료만으로는 부족합니다. 골다공증 골절은 재골절의 위험이 증가되기 때문에 골다공증에 대한 적극적인 치료와 함께 낙상을 예방하기 위한 지속적인 노력이 동반되어야 합니다.

(5) '골다공증 골절'의 위험 인자

세계보건기구(WHO)에서 골절 위험도를 추정하는 분석표에 사용된 임상적인 골다공증 골절의 위험 인자는 다음과 같습니다.

- 연령(고령일수록 골절 위험 증가)
- 성별(여성에서 증가)
- 적은 체질량지수(kg/m^2)

- 과거 골다공증 골절 병력
- 부모의 대퇴골 골절 병력
- 류마티스 관절염
- 이차성 골다공증
- 현재 흡연
- 과음(1일 3단위 이상 마시는 경우, 1단위는 알콜 8mg으로 각 술잔의 1잔 정도)
- 스테로이드계열 약물(프레드니솔론 5mg에 해당되는 양을 3개월 이상 복용)
- 대퇴골 골밀도(낮을수록 골절 증가)

이와 같은 위험인자를 많이 갖고 있을수록 골절의 위험은 통계적으로 크게 증가됩니다.

(6) 세계보건기구(WHO)가 제시한 골다공증 진단 기준

골밀도를 판정할 때는 측정된 절대값을 사용하기보다는 T-값과 Z-값을 주로 사용합니다. T-값은 동일한 성별에서 젊은 성인 집단의 평균 골밀도와 비교하여 표준편차로 나타낸 값으로, 건강한 젊은 성인과의 차이를 의미하게 됩니다. 이에 반해 Z-값은 같은 연령대의 성인들과의 골밀도 평균치와의 차이를 의미하는 것입니다.

폐경 이후의 여성과 50세 이상의 남성에서는 T-값에 따라 골다공증을 진단하고 소아, 청소년, 폐경 전 여성과 50세 이전 남성에서는 T-값을 사용하지 않고 Z-값을 사용합니다. T-값이 -2.5이하이면 골다공증, -1.0에서 -2.5 사이이면 골감소증으로 판정합니다. Z-값이 -2.0 이하이면 '연령 기대치 이하(below the expected range for age)'라고 정의하며 이차성 골다공증의 가능성을 생각해야 합니다.

(7) 생화학적 골-표지자

뼈에는 뼈를 생성하는 조골세포(osteoblast)와 뼈를 파괴시키는 파골세포(osteoclast)가 존재합니다. 뼈의 양이 증가되고 감소되는 것은 뼈에 존재하는 두 세포의 기능에 의하여 좌우됩니다. 뼈를 파괴하는 세포의 기능이 뼈를 생성하는 세포의 기능보다 과도한 경우에는 뼈의 양이 감소하게 됩니다. 또는 뼈를 만드는 세포의 기능이 떨어져서 뼈 파괴를 충분히 보충할 수 없을 때에도 뼈의 양이 감소합니다. 두 가지 세포의 기능은 대개 연계되어 있어 한쪽 세포의 기능이 활성화되면 반대의 기능을 갖고 있는

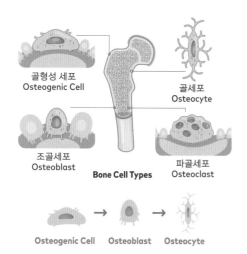

골형성 세포
Osteogenic Cell

골세포
Osteocyte

조골세포
Osteoblast

Bone Cell Types

파골세포
Osteoclast

Osteogenic Cell → Osteoblast → Osteocyte

세포의 기능도 활성화됩니다. 이런 과정을 통해서 오래되고 구조적으로 결함이 있는 뼈를 건강한 새 뼈로 교체하게 됩니다.

뼈에서 배출되는 칼슘은 혈액에서 칼슘농도를 일정한 수준을 유지할 수 있게 하기 때문에 뼈는 칼슘의 주요 보관 장소라고 할 수 있습니다. 생화학적 골 표지자는 위와 같은 뼈 형성 세포의 기능과 뼈를 파괴하는 세포의 기능을 혈액과 소변에서 측정하는 것입니다.

뼈를 형성하는 세포의 기능을 측정하는 것을 '골형성-표지자'라고 하며, 뼈를 파괴시키는 세포의 기능을 측정하는 것을 '골흡수-표지자'라고 칭합니다. 생화학적 골-표지자는 뼈의 질을 일부 반영하기 때문에 골밀도만으로 알 수 없는 뼈의 건강 상태를 대변하여 골절 위험을 예측하거나, 치료 약제를 사용한 후에 치료제에 대한 효과를 판정하는 데 이용되고 있습니다.

(8) 골다공증 치료 및 골절 예방에 도움이 되는 과학적 근거를 갖춘 한약

골다공증에 일반적으로 많이 처방되고 있는 양방 골다공증 치료제(Bisphosphonate)의 널리 알려진 부작용들로는, 상부 위장관 부작용(구역, 구토, 복통, 속쓰림 등), 저칼슘혈증, 식도암, 안과적 합병증(비특이적 결막염, 포도막염, 공막염 등), 턱뼈 괴사, 심방 세동, 대퇴골 부전 골절, 신독성 등이 있기 때문에, 골다공증 치료와 골절 예방에 모두 도움이 되는 과학적 근거를 갖춘 적절한 한약 처방을 가까운 한의원에서 받으시기를 꼭 권유드리고 있습니다.

우선 한국한의학연구원(2013)에서는, 전통 한약재인 황련(黃連), 황백(黃柏), 치자(梔子), 황금(黃芩)이 들어간 '황련해독탕(黃連解毒湯)'을 유산균으로 발효시켜서, 골다공증 치료에 효과가 있는 천연물신약 후보물질을 개발하는 데 성공했다고 밝혔습니다.

한국한의학연구원 연구팀은 불면증이나 신경과민 증상에 주로 사용되던 한약인 '황련해독탕'을 유산균으로 발효시켜서 실험을 진행하였는데, 이 '황련해독탕 기원 물질'을

'골다공증이 있는 쥐'에게 먹였더니

    a. 골밀도 감소 현상을 약 52%,
    b. 골량 감소 현상을 약 31%

개선하는 것으로 나타났습니다. 이것은 뼈 성분을 파괴하는 '파골세포의 활성화를 억제'하기 때문인 것으로 분석되었습니다. 이 논문은, SCI(E) 저널인 『BMC Complementary and Alternative Medicine』(IF 2.082)에 게재되었습니다.

또한, 『Evidence-Based Complementary and Alternative Medicine』(2013년 SCI 국제 학술지)에 실렸던, 「골다공증(Osteoporosis)에 대한 한의약 연구 : 무작위 대조군 연구들(RCTs)에 대한 체계적 문헌 고찰(Chinese Herbal Medicine for Osteoporosis : A Systematic Review(SR) of Randomized Controlled Trials(RCTs))」을 살펴보면, 총 1,816 명의 골다공증 환자가 참여한 총 12개의 RCT가 포함되어서, 골다공증 치료에 있어

    a. 한의약(Chinese Herbal Medicine)과
    b. 위약(placebo, 僞藥) 그리고
    c. 표준적인 항골다공증 양방 요법을

객관적 기준을 통해 성과(효과)/부작용 측면에서 상대적으로 비교했습니다.

이번 연구 결과를 통해서, 한의약(Chinese Herbal Medicine) 치료가, 위약(placebo, 僞藥) 또는 표준적인 항골다공증 양방 요법(양약) 제제와 비교했을 때, BMD(bone mineral density, 골밀도)를 통계적으로 유의미하게 더 많이 증가시킬 수 있음을 객관적으로 입증했습니다.

마지막으로 2018년 국가기관인 국립 한국한의약진흥원(한약진흥재단)에 제출된 「접골탕의 골다공증 개선 효능 검증 및 세포 기전연구」[2]를 통해 접골탕 투약이 흰쥐 대퇴골의 골 밀도 감소를 억제함을 확인할 수 있습니다.

---

2) 연구자 : 정혁상(경희대학교), 정보제공자 : 황만기(서초아이누리한의원), 최영진(경희다복한의원)
  한국한의약진흥원 국가한의임상정보포털(NCKM) – 임상증례
  https://nikom.or.kr/nckm/module/primaryCase/view.do?idx=13&menu_idx=64

이 연구는 접골탕의 골다공증 억제 효능을 골밀도 변화 및 파골세포의 분화 억제능을 분석하여, 이를 과학적으로 증명하는데 목적을 두었고, 크게 2가지(폐경기 골다공증 동물모델, 파골세포 분화 세포모델)로 나누어 진행되었습니다.

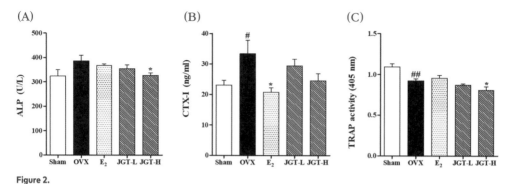

Figure 2.

(A) The effects of JGT on level of ALP (B) Ctx (C) TRAP activity in serum. Columns and error bars represent the mean ± S.E of eight independent experiments. #p < 0.05, ##p < 0.01 compared with the sham and *p < 0.05 compared with OVX.

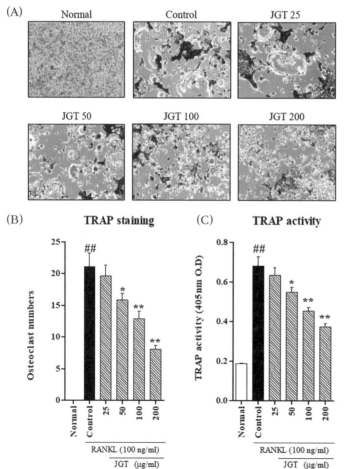

Figure 3.

The effect of JGT on RANKL-induced osteoclast formation in RAW 264.7 cells. (A) TRAP-positive cells were stained with TRAP staining kit, and captured using inverted microscope (x100). (B) TRAP-positive cells containing more than three nucleus were counted as osteoclasts. (C) TRAP activity were analyzed with ELISA reader (optical density, 405 nm). Data represent the mean ± SEM of three independent experiments. ##p < 0.01 compared with the sham and *p < 0.05, **p < 0.01 compared with OVX.

우선, 동물모델을 통해 난소적출 골다공증 동물 모델을 이용한 접골탕의 항골다공증 효과를 검증하였는데, 이를 위해 혈청 내 골 대사 지표에 접골탕이 미치는 영향을 확인해 보았습니다. 그 결과, 접골탕은 골대사 마커인 ALP의 발현 억제 및 파골세포 특이 마커인 Ctx와 TRAP의 발현을 억제하였습니다. 이는 접골탕이 난소 적출 골다공증으로 인한 혈청 내 골지표 변화를 유의미하게 보완해줌을 나타냅니다.(Figure 2)

다음으로 세포모델을 통해 파골세포 분화에서 접골탕의 효과를 검증하기 위해 접골탕의 세포 독성 평가 및 파골세포 분화억제 효과를 실험으로 확인했는데, 접골탕은 세포 독성을 보이지 않으며, 골흡수에 관여하는 파골세포 분화를 유의미하게 억제하였습니다. 또한 파골세포 활성 지표인 TRAP의 발현을 억제하였습니다.(Figure 3)

파골세포 분화에 관여하는 단백질 및 유전자 발현에 대한 접골탕의 효능에 대한 실험에서는 접골탕이 파골세포 분화 핵심 지표인 NFATc1과 c-Fos의 단백질 및 유전자 발현을 농도 의존적으로 억제했습니다. 또한 접골탕은 파골세포의 골흡수와 관련한 유전자인 CA2, MMP-9, CTK의 발현을 억제하였으며, 파골세포 분화와 융합과 관련한 유전자인 OSCAR와 ATP6v0d2의 발현을 억제했습니다.(Figure 4)

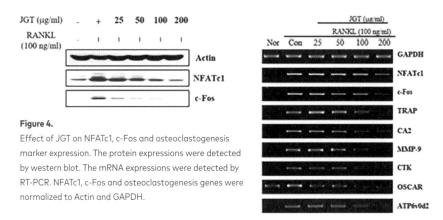

Figure 4.
Effect of JGT on NFATc1, c-Fos and osteoclastogenesis marker expression. The protein expressions were detected by western blot. The mRNA expressions were detected by RT-PCR. NFATc1, c-Fos and osteoclastogenesis genes were normalized to Actin and GAPDH.

끝으로, 조골세포 분화 촉진에 대한 접골탕의 효능 확인하기 위한 실험에서 접골탕은 조골세포 분화를 촉진하지 못하며, 고농도로 갈수록 감소시킴을 확인하였습니다.(Figure 5)

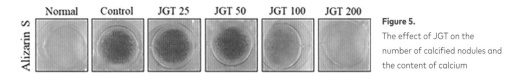

Figure 5.
The effect of JGT on the number of calcified nodules and the content of calcium

이 연구를 통해 접골탕은 파골세포의 분화 및 활성에 관여하는 유전자 및 단백질의 발현을 억제하여, 골다공증으로 인한 골밀도의 감소를 억제하였음을 알 수 있습니다. 이는 특허한약 접골탕이 폐경기성 골다공증 치료에 매우 효과적인 처방이 될 수 있음을 과학적으로 의미합니다.

Q/A

골다공증 예방을 위한 일반적 생활 섭생법

1. 칼슘

칼슘과 비타민 D는 뼈의 건강에 가장 중요한 영양소입니다. 일생 동안 적절한 양의 칼슘 섭취는 최대 골량의 취득과 건강한 뼈를 유지하는 데 필요합니다. 칼슘은 뼈의 무기질 침착에 필요한 재료일 뿐만 아니라 뼈의 파괴를 억제하는 효과를 갖고 있기 때문에 골다공증의 예방에 꼭 필요합니다. 50세 미만의 성인에서는 하루 1,000mg, 50세 이상 성인에서는 하루 1,200mg의 칼슘 섭취를 권장합니다.

2. 비타민 D

비타민 D는 식이를 통한 섭취와 자외선에 의한 피부 합성을 통해 체내로 공급되며 간과 신장을 거치면서 활성형 비타민 D가 되어 장에서 칼슘의 흡수를 증가시키고 뼈의 무기질 침착에 중요한 역할을 합니다. 비타민 D가 결핍되면 뼈가 약해지는 골연화증이 발생됩니다. 경미한 비타민 D 부족은 골밀도의 감소를 초래할 뿐만 아니라 낙상에도 기여하는 것으로 알려져 있습니다. 비타민 D가 풍부한 음식이 많지 않기 때문에 햇볕을 잘 쬐지 않는 사람이나 노인은 비타민 D 부족의 위험이 높습니다. 50세 이상의 성인에서는 골다공증의 예방을 위하여 비타민 D를 하루에 800-1,000IU 복용하도록 권유합니다.

3. 운동

젊은 사람에게서 운동은 유전적으로 결정된 최대 골량을 확보할 수 있는 가능성을 증가시킵니다. 최대 골량이 획득된 후 성인에서의 운동은 골량을 더 이상 증가시키지는 않지만, 뼈의 감소를 막을 수 있습니다. 골다공증에는 체중 부하 운동이 좋습니다. 운동은 근육 기능에도 좋은 효과를 주며 조정 기능, 균형감을 증가시켜 낙상의 위험을 감소시킵니다. 걷지 못하는 사람에서는 뼈에 대한 효과는 크지 않고 극히 미미하지만, 근육에 대한 효과 때문에 수영과 수중 운동이 도움이 될 수 있습니다. 하루에 30-60분 이상, 1주일에 3-5일 실시하는 것이 좋습니다.

4

연골 손상의 현대 한의학적 치료

(1) 연골(軟骨, cartilage)의 정의

연골은, 흔히 '물렁뼈'나 (딱딱한 뼈가 아닌) '부드러운 뼈'라고도 하는
데요, 조직학적으로는 '연골 세포'와 '연골 기질'로 구성됩니다. '연골
기질'의 50~60%는 콜라겐(collagen)이지만, 골(骨) 조직 콜라겐의 주
성분이 Ⅰ형인데 반해서, 연골(軟骨) 조직에서는 콜라겐 Ⅱ형입니다.
이 외에도 '연골 기질'에는 당(糖)이 많이 결합하고 있는 글리코스아미노글리칸, 프로
테오글리칸, 당단백질 등이 포함되어 있기 때문에 점조도(viscosity)가 높습니다. 끈적
끈적한 느낌이 난다는 뜻입니다.

흔히 교원질(膠原質)이라고도 불리는 콜라겐은, 대부분의 동물, 특히 포유동물에서
많이 발견되는 섬유 단백질로서, 피부와 연골 등 체내의 모든 결합조직의 대부분을
차지합니다. 콜라겐은 폴리펩타이드 세 분자가 서로 '삼중나선'으로 '꼬인 밧줄'과 같은
형태를 이루고 있습니다. 이러한 특이한 구조 덕분에 콜라겐은 매우 강해서 장력에
잘 견디고 장기간 분해되지 않지만, 섭씨 약 37도 이상의 다소 높은 온도에서는 폴리
펩타이드 간 연결이 약해지는 경향을 보이기도 합니다.

(2) 연골이 닳아서(or 손상되어서) 아픈 병 = 퇴행성 관절염

퇴행성 관절염(degenerative arthritis)은, 한마디로, '연골이 닳아서(or 심한 교통
사고/반복적인 스포츠활동 등으로 인해 손상되어서) 아픈 질병'입니다. 골관절염
(osteoarthritis)이라고도 부릅니다. 관절을 보호하고 있는 연골의 점진적인 손상이나
퇴행성 변화 등으로 인해서, 관절을 이루는 뼈와 인대 등에 손상이 함께 일어나서
염증과 통증이 생기는 질환이지요.

일차성(특발성) 퇴행성 관절염의 확실한 원인은 밝혀져 있지 않지만 나이, 성별, 유전적 요소, 비만, 특정 관절 부위 등이 영향을 주는 것으로 생각되고 있습니다. 이차성(속발성) 퇴행성 관절염은, 관절 연골에 손상을 줄 수 있는 외상(부상/사고), 질병 및 기형이 원인이 되는 것으로서, 세균성 관절염이나 결핵성 관절염 후 관절 연골이 파괴된 경우, 심한 충격이나 반복적인 가벼운 외상 후에 발생되는 경우 등이 대표적입니다.

'어, 정말이야?' 하고 이상하게 들리실 수도 있겠지만, 관절염에는 나이 제한이 없습니다. 면역력이 약한 10세 이하 어린이들도 관절염에 걸릴 수 있습니다. 감기나 폐렴을 앓은 후에 바이러스나 세균 등에 감염될 때가 바로 그런 경우입니다. 골반 관절에 통증과 함께 발생하는 경우가 많습니다. 보통 만 5~6세 아이들에게서 주로 이런 양상이 나타나게 됩니다.

아래의 통계를 살펴보면, 최근 5년간 골관절염으로 진료받은 전체 환자 수는 지속적으로 증가하고 있습니다. 퇴행성 관절염의 경우도 앞에서 설명한 다양한 이유로 인해 여성 환자의 비율이 남성보다 두배 이상 높은 상황입니다. 눈에 띄는 점은, 전체 환자 수가 2019년 404만 명으로 2016년 368만 명 대비 9.8% 증가한 반면에, 20대 젊은 연령층의 경우 2019년에 7만3,600여 명으로 2016년의 6만5,400여 명보다 12.6% 늘어나 전체 증감률보다 더 크다는 사실입니다. 이는 80세 이상과 60대의 증감률에 이어 세 번째로 높은 수치입니다.

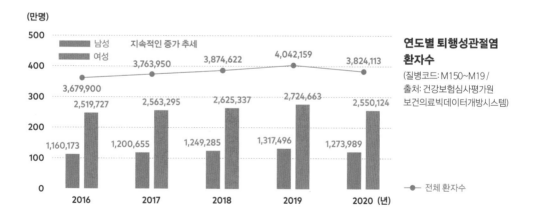

연도별 퇴행성관절염 환자수
(질병코드: M150~M19 / 출처: 건강보험심사평가원 보건의료빅데이터개방시스템)

7~8cm 이상 높은 굽의 하이힐을 오랫동안 신은 20~30대 여성들도 언제든 관절염 환자가 될 수 있습니다. 하이힐의 작고 높은 뒷굽이 체중을 앞쪽으로 쏠리게 해서 관절에 무리를 주기 때문입니다. 이때 연골이 얇아지면서 통증이 유발되지요. 중고 등학교 청소년들이나 대학생들의 경우에도, 갑작스럽고 무리한 다이어트와 운동 부족

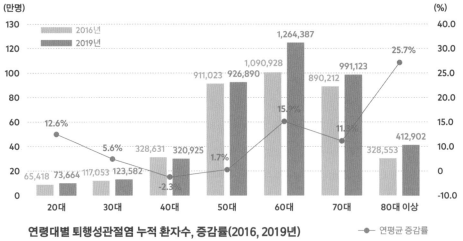

연령대별 퇴행성관절염 누적 환자수, 증감률(2016, 2019년)

(질병코드: M150~M19 / 출처: 건강보험심사평가원 보건의료빅데이터개방시스템)

등으로 뼈와 관절 자체가 약해질 때에도 관절염이 발생할 수 있습니다. 그리고 평소 다리를 꼬고 앉는 등 좋지 않은 자세 습관으로 관절이 뒤틀려서 관절염으로 발전하기도 합니다. 젊은 연령층이 선호하는 잘못된 습관이나 트렌드가 계속 지속된다면 이러한 추세는 앞으로도 지속될 것으로 판단됩니다.

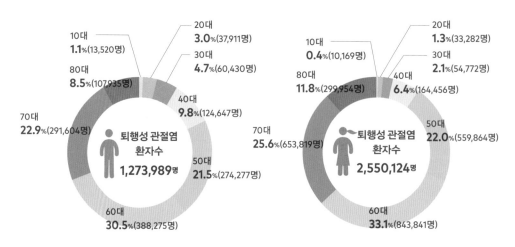

2020년 연령대별 퇴행성관절염 누적 환자수 비율

(질병코드: M150~M19 / 출처: 건강보험심사평가원 보건의료빅데이터개방시스템)

골관절염은 특히 무릎에서 임상적으로 굉장히 흔하게 나타납니다. 이것은 무릎 안쪽의 연골이 손상되거나 퇴행성 변화가 생겨서 발생되는 질환입니다.

무릎에 있는 반월상연골은 허벅지와 종아리뼈 사이에 있는 반달 모양의 연골조직으로 무릎 관절의 충격을 줄여주고, 관절 연골에 영양분을 공급해 줍니다. 그리고 무릎 관절의 움직임을 원활하게 해주고, 체중을 받쳐주는 역할도 수행하지요. 반월상연골 손상은 이러한 연골 조직을 무리하게 사용하거나 외부 충격이 가해져서 연골이 파열되는 것을 말합니다. 여러 가지 이유들로, 치료를 미루거나 방치하면, 퇴행성 변화를 촉진해서, 무릎 골관절염으로 이어지기 쉽기 때문에 조기 진단과 조기 치료가 매우 중요합니다.

일반적으로 무릎 관절은 경골(tibia)과 대퇴골(femur)의 접촉으로 이루어지는데요, 그 주위에 근육과 힘줄·인대들이 있어서 관절을 안정적으로 유지시킵니다. 뼈의 끝에는 2~4mm 두께의 연골이 있어서, 뼈를 보호해주고, 반달(menisci)이라는 섬유 연골판이 관절 양쪽에 있어서, 관절면을 더 잘 맞춰주고 충격도 잘 흡수해 줍니다.

골관절염(퇴행성관절염)이 가장 흔하게 오는 부위는 바로 무릎 안쪽입니다. 왜냐하면, 걷거나 서 있을 때 체중의 75~90%가 무릎 안쪽으로 쏠리기 때문입니다.

(3) 무릎 관절염(Knee Arthritis)의 임상 증상들과 진단 기준

무릎 관절염의 내표적인 임상 증상들은 통승, 피로감, 관절 운동 장애, 가벼운 종창, 관절 주위 압통, 운동 시 마찰음, 골극 형성 같은 것입니다. 주로 무릎 관절 부위에 통증을 느끼거나 이상음이 발생하는 것은 초기 증상입니다.

무릎 관절염 증상은 일반적으로 서서히 진행됩니다. 무릎 관절염이 점점 진행되면서 계단 오르내리기, 기립하기 등과 같은 체중 부하를 받는 운동 시 통증이 발생하는데, 이것은 보통 휴식을 취함으로써 사라지게 됩니다. 그러나 더 무릎 관절염이 진행되면 활액막이 비후되고, 관절액이 증가하고, 근경련이 일어난 후 근위축이나 운동 제한, 관절 잠김, 골결손(骨缺損), 인대 불안정성 등을 나타나게 됩니다.

진료실에서 무릎 관절염 환자들이 흔히 호소하게 되는 실제적인 증상들은 다음과 같습니다.

- 계단을 올라가거나 내려갈 때 무릎이 쑤시면서 아픈데, 앉거나 누워서 쉴 때는 좀 괜찮아요.
- 무릎에서 삐걱거리는 느낌이 나면서 뼈와 뼈가 부딪히는 소리가 크게 나요.

- 무릎을 굽히면 통증이 생기면서 굽히는 동작을 하기 어려워요.
- 무릎 주위 근육이 가늘어지고 힘이 없어져요.

무릎 관절염 진단 기준은 '미국 류마티스학회(American College of Rheumatology, ACR)'에 의해 제안되었습니다. 무릎 관절염은 통증과 함께 다음 증상 가운데 5가지 이상을 충족할 경우 진단할 수 있습니다.

- 50세 이상의 환자
- 활동 시 관절 염발음(捻髮音:뼈가 마찰될 때 들리는 소리)
- 골 압통
- 골 비대증
- 촉진으로 느낄 수 없는 윤활막 열감
- 적혈구 침강 속도(ESR) 〈 40mm/h
- 비염증성 윤활액

(4) 무릎 관절염(Knee Arthritis)의 한의학적 분류

한의학에서는 무릎 관절염을 학슬풍(鶴膝風), 비증(痺症), 역절풍(歷節風), 각기(脚氣)의 범주로 분류하고 있습니다.

① 학슬풍(鶴膝風) : '무릎이 은은하게 아프면서 학의 다리처럼 무릎 부분이 불거져 튀어나와요'라고 표현됩니다. 풍한습(風寒濕) 등 외적 이유로 인해서 기혈 운행이 막히고, 내적 원인인 노화에 의해서 간신(肝腎)이 모두 쇠약(衰弱)해져서 조직이 손상된 것입니다.

② 비증(痺症) : '무릎이 시큰거리면서 저리고 묵직한 느낌이 나요'라고 표현됩니다. 풍한습열사(風寒濕熱邪)로 인해서, 기혈 운행이 막힌 것이 원인입니다.

③ 역절풍(歷節風) : '무릎이 붉게 붓고 아프고 밤이 되면 더 심해요'라고 표현됩니다. 외부의 풍한습(風寒濕)이 내부의 기혈과 상박(相博)하고 응체(凝滯)해서 발생됩니다.

④ 각기(脚氣) : '시간이 갈수록 무릎을 움직이기 힘들고 붓고 아파요'라고 표현됩니다. 수습(水濕)이 기본 원인입니다.

(5) 과학적 근거를 갖춘 '연골 보호 한약(cartilage-protection herb)'

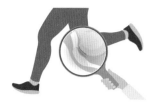

'무릎 관절 건강의 핵심'은 '무릎 연골 조직 보호'에 있습니다. 무릎 관절염 치료의 포인트는 '무릎 연골을 얼마나 잘 사수'하느냐에 달려 있는 것입니다. 연골은 두께가 2~4mm 정도밖에 되지 않습니다. 한번 닳은 연골은 재생이 되지 않기 때문에, 관절염은 예방과 조기발견 및 조기치료가 정말로 중요합니다. '관절 약화'의 '핵심적인 병리적 원인'은 '단백질분해효소'인 'matrix metalloproteinase(MMPs)'의 '과잉활성화'입니다.

골관절염의 발병 원인은 제각기 다를 수 있겠지만, 연골 조직이 파괴되는 기전은 모두 동일합니다. '지나치게 과잉 활성화된 단백질분해효소(MMPs)'가, 연골 세포를 둘러싸고 있는 '세포외 기질'을 직접적으로 분해함으로써, 연골 조직의 점진적 퇴행이 유도되는 것입니다. 약해진 관절을 강화시키기 위한 핵심적인 치료 원칙은 '염증 제거'와 '연조직 재건'입니다.

한의학에서는 무릎 골관절염을 퇴행(Regression)이나 노화(Aging)가 아닌, 약화(Weakness)로 봅니다. 무릎 골관절염 환자가 자신의 관절을 보다 오랫동안, 보다 건강하게 쓸 수 있도록 최대한 돕는 것이 한의학 치료의 목표입니다.

물론, 안타깝게도 이미 연골 파괴가 너무 심하게 진행되어서 뼈의 변형이 있는 환자는 양방에서의 인공관절치환술 등 수술적 치료가 반드시 필요합니다. 다만 수술하기에 연령이 너무 이르거나 수술 자체에 대해서 큰 거부감을 가진 환자, 그리고 연골 파괴는 별로 심하지 않은데 통증을 느끼는 환자들에게는 한의학적인 비수술적(보존적) 접근이 매우 적합합니다.

과학적 근거를 갖춘 대표적인 연골 보호 한약에는 우슬(牛膝), 방풍(防風), 구척(狗脊), 두충(杜沖), 오가피(五加皮), 대두황권(大豆黃卷), 천수근(天授根), 골쇄보(骨碎補), 녹각교(鹿角膠), 와우교(蝸牛膠), 별갑교(鱉甲膠), 구판교(龜版膠), 아교(阿膠) 등이 있습니다.

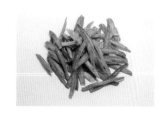

우슬

2012년 SCI급 국제 전문 학술지인 『eCAM』(Evidence-Based Complementary and Alternative Medicine - Impact Factor 2.964)』에 발표된 논문과, 미국 보완·대체의학 분야

학술저널 『차이니즈 메디신』(SCI) 2016년 5월호에 게재된 논문을 각각 살펴보면, 우슬, 방풍, 구척, 두충, 오가피, 대두황권 등의 한약재가, 통계적으로 매우 뚜렷한 연골 보호 효과를 발휘하고 있음을, 과학적으로 잘 확인할 수 있었습니다.

그리고 역시 SCI급 국제학술지인 『파이토테라피 리서치(Phytotherapy Research)』 2010년도 논문과, 영국의 권위 있는 관절 전문 학술지 『Arthritis Research & Therapy』 (SCI)에 실린 2012년도 논문을 살펴보면, 녹각교(鹿角膠), 와우교(蝸牛膠), 별갑교 (鱉甲膠), 구판교(龜版膠), 아교(阿膠) 등의 한약재 역시, 통계적으로 매우 뚜렷한 연골 보호 효과를 발휘하고 있음을, 과학적으로 잘 확인할 수 있었습니다.

Q/A

무릎 관절염 치료에 도움이 되는 생활 관리법을 좀 알려 주세요.

1. 자세 및 생활습관

(퇴행성) 무릎 관절염은 걷거나 서 있을 때 통증이 느껴지는 즉시 충분한 휴식을 취하는 것이 중요합니다. 그리고 쪼그려 앉는 자세에서는 무릎 관절에 무리가 갈 수 있기 때문에, 이러한 자세는 최대한 피해야 하겠습니다. 또한 과체중은 무릎 관절에 당연히 역학적 부담을 줄 수 있기 때문에, 항상 적정 체중을 유지하는 것이 중요합니다. 그리고 가파른 경사의 등산 혹은 농구나 줄넘기 등 무릎에 과도한 충격이 가해지는 운동은 자제해야 합니다.

2. 무릎 관절염 치료에 좋은 운동법

단, 무릎 관절 건강에 좋은 운동이라고 할지라도, 이미 증상이 나타났거나, 치료 중인 상태에서는, 의료진과 충분한 상담을 통해서, 적절한 개인별 맞춤 운동법을 찾는 것이 중요합니다.

(1) 뒷무릎 늘이기

의자에 오른발을 올린다. 무릎을 펴고 발목은 세워 상체를 앞으로 구부립니다.
허벅지에 양손을 올려 지그시 누른다. 발목은 젖히고 상체는 세우며, 고개를 숙이지 않습니다.

(2) 무릎 뒤쪽 늘이기

왼쪽 다리는 양반다리처럼 접고 반대쪽 다리는 쭉 펴서 발목을 세웁니다. 뻗은 다리 양쪽에 손을 짚어 지탱한 후 앞으로 천천히 숙입니다. 허리를 굽히지 않습니다

(3) 앞무릎 늘이기

벽이나 책상 등을 잡고 균형을 잘 유지한 채 한쪽 무릎을 뒤로 구부려 손으로 천천히 당깁니다. 손으로 다리가 충분히 꺾이게 잡아줍니다.
고관절을 펴줍니다. 단, 아플 때는 과도하게 하지 않습니다.

5

근감소증의 현대 한의학적 치료

(1) 근감소증의 정의

팔이나 다리 등을 구성하는 골격근이 크게(급속한 속도로) 줄어드는 현상을 근감소증(Sarcopenia)이라고 합니다. (근감소증을 흔히 '제 2의 골다공증'이라고도 부르는 사람들도 있을 정도입니다. 그만큼 중요하고 또 심각하다는 의미죠.) 영어로 sarcopenia라고 쓰는데, 근육이란 뜻의 사코(sarco)와 부족이나 감소를 의미하는 페니아(penia)가 합쳐진 용어입니다.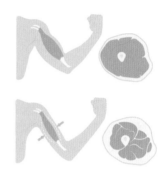

2017년 초 세계보건기구(WHO)는 사코페니아에 질병 분류 코드를 정식으로 부여했습니다. 정상보다 근육량이 적은 것을 정식 질환 명칭으로 인정한 것입니다.

(2) 노화가 진행되면서 나타나는 근감소증

'기력이 없다', '기운이 없다'라는 주변 어르신들 말씀 한 번쯤 안 들어본 사람은 없을 것입니다. 어르신들이 기력이 떨어지고 기운이 없다는 것은 근육량이 감소하기 때문인데, 나이가 들면 노화로 인해 근력이 약화되어 기력이 떨어지는 것은 자연스러운 일입니다. 서서히 근육량이 줄어드는 것이 아니라 급격한 속도로 근육량이 줄어드는 현상을 근감소증이라고 합니다.

60대 이상 연령층에서 힘이 많이 부족해지고, 움직임이 둔해지고, 걸음이 느려지고, 앉았다 일어나기가 힘들어지는 등 운동능력이 평소보다 눈에 띄게 저하되는 증상이 나타난다면 반드시 근감소증을 의심해 보아야 합니다.

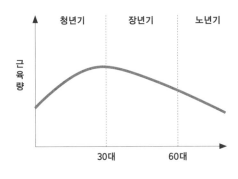

근감소증의 가장 직접적인 원인은 노화입니다. 운동을 하지 않는다면 30대 이후부터 노화가 진행되면서 매년 1%가량의 근육량이 자연스럽게 감소하게 되는데 최근 연구에 따르면 남성은 40세 이후, 여성은 55세 이후부터 현저하게 근육량이 감소한다고 보고하고 있습니다.

60대 이후 노인들에게서 허리디스크, 고관절 질환 등의 척추관절 질환이 많이 발생하는 것은 근육 감소와 관련이 높습니다.

(3) 척추 건강을 위협하는 근감소증

근육의 가장 중요한 기능을 꼽으라고 하면 그것은 운동을 할 수 있게 해 주는 기능입니다. 근육이 있기 때문에 우리는 몸을 자유롭게 움직이는데, 음식을 먹고 소화를 시키고, 쉬지 않고 심장이 뛰는 것도 근육 운동 덕분입니다. 뼈를 보호하는 것도 근육의 중요한 역할 중 하나입니다. 이렇게 뼈를 보호하고 있는 근육이 줄어든다면 자연스럽게 골절 부상을 당할 위험은 높아지게 됩니다. 근감소증은 신체 전반의 기능을 떨어뜨리고 뼈를 약화시키는 것과도 관련이 있습니다.

근감소증이 생겼다면 체내 비타민 D도 부족할 수 있어 뼈 건강도 좋지 않을 확률이 매우 높습니다. 근육량이 적고 뼈가 약하기 때문에 조금만 부주의해도 넘어지고 그 충격으로 허리디스크가 생기거나 고관절 골절을 당할 위험이 매우 높습니다. 특히, 고령층일수록 근감소증에 척추 노화까지 맞물려 허리디스크가 발생할 확률이 매우 높아집니다. 따라서 노년층뿐만 아니라 젊은층에서도 척추 건강을 위해서는 뼈 건강만 생각할 것이 아니라 근력 강화도 함께 신경을 써야 합니다.

(4) 근감소증 예방 방법

1) 규칙적인 운동과 균형 있는 영양소 섭취
근육량을 유지 또는 증가시키기 위해서는 근육운동이 중요합니다. 근육운동은 근육을 미세하게 손상시키고 손상된 부분에 근육이 회복되는 과정을 반복하면서 근육량을 늘어나게 합니다. 일주일에 3회~4회 규칙적으로 운동을 하면 근육을 강화시킬 수 있습니다. 단, 부상 방지를 위해 50대 이상은 무리하게 근육운동만 하기보다는 근육운동의 강도를 낮추고 걷기, 수영 등의 유산소 운동을 병행하여 시간을 두고 서서히 근력을 강화시켜야 합니다.

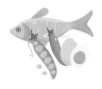

그러나 운동만으로는 근육을 유지하고 강화하기에 부족하기 때문에 지속적인 단백질 섭취가 필수입니다. 콩, 두부, 기름기 없는 고기, 생선, 계란 등 양질의 단백질 섭취가 중요합니다. 단, 단백질 보충제는 간에 부담을 줄 수 있기 때문에 가급적이면 식품을 통해 단백질을 섭취해야 합니다.

근육을 만드는데 중요한 역할을 하는 비타민 D가 결핍되면 근력이 약해지고 피로감을 쉽게 느끼고, 근육통을 유발합니다. 자연스럽게 비타민 D가 체내에 합성되려면 하루 20분 이상 햇볕을 쬐고 치즈, 우유, 마가린, 버터, 연어 등의 비타민 D가 풍부한 음식을 섭취해야 합니다.

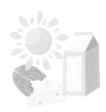

건강은 행복한 노후의 필수조건입니다. 특히 스스로의 힘으로 움직이는 것은 삶의 질을 좌우하는 중요한 요소이죠. 지금부터라도 꾸준히 관리하여 근육량이 줄어드는 것을 예방한다면 활기찬 노후를 맞을 수 있습니다.

근감소증은, 노화 때문에 근육세포가 줄어든 데다 활동이 부족해 생깁니다. 인체는 600여 개의 근육으로 이뤄졌는데, 이 같은 근육은 몸무게의 절반을 차지합니다. 근육은 수만 개의 근섬유(근육세포)가 모여 형성됩니다. 근섬유는 성장하면서 크기가 커지다가 고령이 되면 수가 감소하고 기능도 점차 떨어집니다. 근육은 30대부터 서서히 줄기 시작해 70대에는 절반 수준으로 줄어드는데, 50세부터는 매년 1~2%의 근육이 소실됩니다.

근감소증은 근육량을 보는 골격근지표가 기준치 이하면서 악력이나 보행속도가 떨어지는 등 일상생활에 어려움을 겪을 때 진단합니다. 서울아산병원 가정의학교실 연구팀에 따르면 60세 이상 남성의 근감소증 유병률은 11.6%입니다. 80대가 되면 38.6%로, 60대보다 3배 이상 높습니다.

또한 근감소증은 한 번 발병하면 빠르게 나빠집니다. 근감소증으로 인해 근육 감소가 심해지면 에너지 비축 능력이 떨어져 쉽게 피로감을 느끼게 되고, 기초대사량이 줄어 체중이 자주 변하고 살이 쉽게 찝니다. 혈당 변동 폭이 커지고 당뇨환자는 혈당 조절에 어려움을 겪게 되고, 어지럽고 자주 넘어지며 뼈가 약해집니다. 신체반응이 느려지고 균형을 잡는 데 어려움을 겪기도 하며, 사망위험도 높아집니다.

국내 65세 이상 성인 560명을 6년 동안 추적 관찰했더니 근육량과 근력이 부족한 남성 근감소증 환자는 사망 위험이 4.1배 높았습니다. 보행속도까지 느리면 사망 위험이 5배 높아졌습니다. 암 환자에게 근감소증이 있으면 생존기간이 더 짧고 재발 등 예후가 더 나쁘다는 보고도 많습니다.

2) 예방 위해 근육량과 질 높여야

근감소증은 신체활동 저하, 영양불량, 환경요인, 질환, 염증, 미토콘드리아 이상, 호르몬 변화 등으로 인해 생깁니다. 유전적 차이도 있다고 보고되고 있지만 아직 특효약은 없습니다.

치료법이자 예방법은 적절한 운동을 하고 영양을 공급하는 것입니다. 유산소 운동과 근력 운동을 병행해야 하는데, 빨리 걷기, 조깅, 등산, 자전거 타기, 수영 등 유산소 운동은 매일, 근력 운동은 1주일에 두 번 이상 해야 힙니다. 벽 짚고 팔굽혀 펴기, 의자에 앉아서 다리 폈다 굽히기 운동 등입니다.

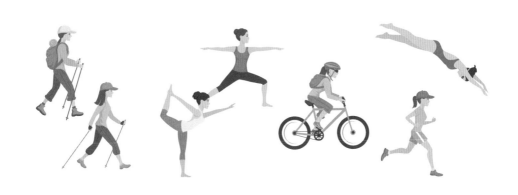

운동 강도는 본인 최대 운동능력의 60% 수준에서 시작하면 됩니다. 건강 상태나 체력 수준이 낮으면 30~40% 수준에서 시작하고 점차 70% 수준까지 올리는 것이 좋지만 힘들다고 느껴지면 운동을 중단해야 합니다.

류신(Leucine)의 화학 구조

단백질 섭취도 중요합니다. 노인은 몸무게를 기준으로 kg당 1일 1~1.2g 정도의 단백질을 섭취해야 합니다. 몸무게가 $60kg$이라면 60~72g의 단백질을 섭취해야 합니다. 근육을 만드는 데 중요한 '류신(Leucine)'은 체내에서 생성이 안 돼 반드시 음식으로 섭취해야 합니다. 계란은 류신이 풍부한 대표 식품입니다. 우유, 바나나, 견과류 등에도 류신이 많습니다. 비타민 D가 많이 든 연어, 참치, 치즈, 표고버섯 등을 섭취하는 것도 도움이 됩니다.

(5) 근감소증을 확인할 수 있는 몇 가지 자가진단법

• 혹시 신호등이 빨간불로 바뀌기 전에 횡단보도를 건너기 힘드신가요?!
• 또, 열 개의 계단에 오르기가 벅차십니까?
• 앉았다 일어날 때 손을 짚어야만 일어 날 수 있으신가요?!

위의 질문에 대다수 항목에 해당 된다면 근감소증을 일단 의심해야 합니다.

근감소증을 확인해보는 가장 확실한 방법은 병원에서 근육량과 악력을 측정하는 것입니다.

집에서 간단하게 해볼 수 있는 방법은 종아리 둘레를 측정하는 것입니다. 65세 이상 남녀 구분 없이 종아리 둘레가 32cm 미만이라면 근감소증을 의심해볼 수 있습니다.

근감소증은 한의학적으로는 전형적인 간신음허(肝腎陰虛) 소견에 해당되기 때문에 기국지황환(杞菊地黃丸) 처방 또는 호잠환(虎潛丸)이나 사육탕(四六湯 : 四物湯合六味地黃湯) 처방이 도움이 됩니다.

근감소증에 대한 추가 참고자료가 필요하시다면 아래의 웹사이트를 꼭 더 참조해 주세요.
1. 매일사코페니아연구소 https://blog.naver.com/maeil_sarcopenia/221262614954
2. 자생한방병원 척추관절상담소 https://audioclip.naver.com/channels/822/clips/19

6

골감소증의 현대 한의학적 치료

(1) 골감소증의 원인

골감소증은 골다공증이 약하게 있다고 생각하시면 됩니다. 골다공증이란 뼈를 구성하는 미네랄(특히 칼슘)과 기질이 감소한 상태이며 결국 골절이 쉽게 일어날 수 있는 상태입니다. 골밀도를 나타내는 T-score를 기준으로 하며, 정상 - 골감소증 - 골다공증으로 심각도를 구분할 수 있습니다. 보통 골다공증은 폐경기 이후의 여성에서 많이 오는 것으로 알려져 있지만 칼슘 섭취가 부족하고 운동 부족인 경우, 과다한 음주나 흡연, 카페인 섭취가 원인인 경우도 있습니다.

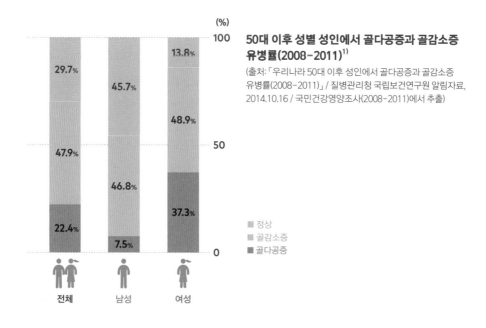

50대 이후 성별 성인에서 골다공증과 골감소증 유병률(2008-2011)[1]
(출처:「우리나라 50대 이후 성인에서 골다공증과 골감소증 유병률(2008-2011)」/ 질병관리청 국립보건연구원 알림자료, 2014.10.16 / 국민건강영양조사(2008-2011)에서 추출)

1) 질병관리청 국립보건연구원 알림자료(2014.10.16)
   https://nih.go.kr/board/board.es?mid=a40303030000&bid=0034&act=view&list_no=29239

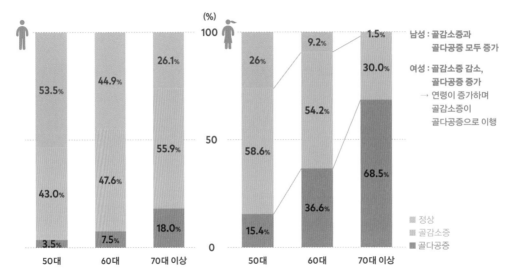

50대 이후 연령별 성인에서 골다공증과 골감소증 유병률(2008-2011)

(출처:「우리나라 50대 이후 성인에서 골다공증과 골감소증 유병률(2008-2011)」/ 질병관리청 국립보건연구원
알림자료, 2014.10.16 / 국민건강영양조사(2008-2011)에서 추출)

(2) 골감소증의 예방 방법

골감소증은, 골다공증으로 진행이 된 후에는 치료가 상대적으로 더 어려운 만큼, 골다공증으로 진행하는 위험성을 줄이기 위해 먼저 식습관을 개선해야 합니다. 금연, 절주, 카페인 제한을 하시고 우유, 뼈째 먹는 생선(멸치, 뱅어포, 생선통조림), 굴, 두부, 호두, 미역, 다시마, 깨 등 칼슘이 많이 함유되어 있는 식품을 섭취 하시기 바랍니다. 조깅, 자전거 타기, 등산 등의 규칙적인 운동은 골 소실 예방에 많은 도움이 됩니다.

[스트레칭의 필요성]
스트레칭은, 하루 종일 책상에 앉아 있거나, 집안일을 하거나, 자동차 운전 등의 일상 생활에서 긴장된 근육을 풀어주기 위해 꼭 필요한 활동입니다.

[주의사항]
보통 준비운동으로 스트레칭을 하는 경우가 많은데, 오히려 스트레칭 전에 준비운동을 실시해야 합니다. 여기서 준비운동이라 함은 땀이 약간 배어나올 정도로 체온이 상승되는 운동을 말합니다. 가벼운 걷기나 제자리 뛰기 등을 통해 체온을 높인 뒤, 스트레칭을 실시해야 운동 효과를 높일 수 있으며, 갑작스러운 근육의 신장에 의한 부상도 예방할 수 있습니다.

[스트레칭 시간]

하루의 시작을 스트레칭과 함께 하는 것은 현명한 선택입니다. 아침에 하는 스트레칭은 혈류를 개선하여 신체의 각 기관에 산소를 원활히 공급하고, 근육의 활성도를 높여 활기찬 하루를 시작하게 합니다. "기지개"와 같이 주로 전신의 근육에 자극을 주는 동작 위주로 스트레칭을 구성합니다. 단, 아침에 일어났을 때는 체온이 낮은 상태이기 때문에 스트레칭을 시작할 때는 천천히 그리고 무리하지 않게 하도록 합니다.

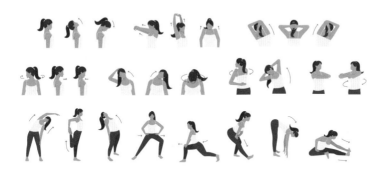

스트레칭은

1. 긴장을 풀고, 정확한 자세로 실시합니다.
2. 천천히 무리하지 않고, 통증이 일어나지 않는 범위에서 하도록 합니다.
3. 반동을 주지 않고 10초 가량 유지합니다.

[어린이 스트레칭]의 효과

① 하루 30~40분 정도의 꾸준한 스트레칭 운동으로 근골격계 성장을 돕고 소아비만도 예방할 수 있습니다. 즉, 족삼리·상거허·하거허·음릉천·양릉천 등과 같은 경혈 성장 점을 자극하여서, 성장 호르몬 분비도 촉진할 수 있으며, 신진대사를 원활하게 힘으로써 지나치게 살이 찌는 것도 예방할 수 있는 것입니다. 또한 성장통 치료에도 도움이 많이 됩니다.

② 특히 야외에서의 적절한 스트레칭 운동은,

　a. 밝은 기분을 유지하게 하고(스트레스 완화)
　b. 밤과 낮을 구분하는 생체 리듬이 뚜렷해져서 숙면을 유도하고(숙면 유도)
　c. 피로를 완화(피로회복)시킵니다.

③ 성장 스트레칭 체조 방법

　"만세 스트레칭" 방법!!! (팔다리 뻗어주기!!!) 천정을 보고 편안하게 누운 후, 두 손을 깍지 껴서 두 팔을 머리 위로 최대한 뻗는 자세 : 발등도 곧게 펴주면 더욱 좋습니다. 8~10초간 유지하고 이를 반복합니다.

④ 스트레스 및 긴장 완화를 통해서, 틱 또는 야뇨증 치료에도 일정 부분 도움이 됩니다.

3

과학적 근거를 갖춘
2배 빠른 골절 회복을 위한
특허 한약 '접골탕' 이야기

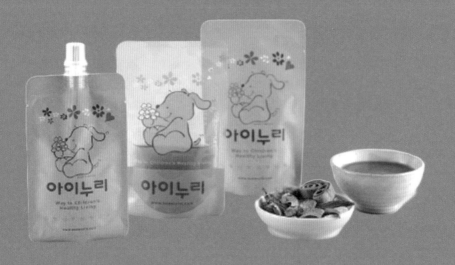

1
자연동(산골)을 이용한 기존 치료법에 대한 비판적 검토[1]

(1) 자연동(自然銅, Pyritum, 산골(山骨))이란 무엇인가?

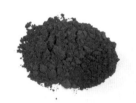

자연동(산골)

자연동은 황화물류 광물인 황철광족(黃鐵鑛族)에 속한 황철석(黃鐵石, Pyrite)으로 황화철(FeS$_2$)을 주로 함유한 광석입니다. 색깔이 황동(黃銅, 놋쇠)과 비슷하여 붙여진 이름으로 일반적으로 '산골'이라고 불리는데, 이명(異名)은 석수연(石髓鉛)입니다.

첫 출전은 『개보본초(開寶本草)』입니다. 『장씨의통(張氏醫通)』 등에는 자연동산(自然銅散)(자연동(自然銅)·유향(乳香)·몰약(沒藥)·골쇄보(骨碎補)·당귀(當歸)·강활(羌活))이라는 처방명도 등장합니다.

(2) 자연동(自然銅, Pyritum, 산골(山骨))의 주요 생산지

대한민국에서는 서울 근교 노고산이 유명하며, 중국은 화남(華南)(광동(廣東)), 화중(華中)(호북(湖北)·호남(湖南)), 화동(華東)(강소(江蘇)·안휘(安徽)), 서남(西南)(사천(四川)·운남(雲南)), 동북(東北)(요녕(遼寧)), 화북(華北)(하북(河北))에서 골고루 산출됩니다. 보통 6~7월 장마철에 비가 많이 와서 흙이 씻겨내린 다음에 노출된 자연동을 채취합니다.

---

1) 74p. (참고문헌)에 기재한, 총 7권의 한의학 전문 서적(본초학 교과서 포함)을 참고하여, 학술적인 관점에서 정리하였음을 밝힙니다.

(3) 자연동(自然銅, Pyritum, 산골(山骨))의 특징

여러 가지 모양으로 대개는 입방체 혹은 6면체이며 지름 0.3~2cm로서 치밀합니다. 표면은 평탄하며 산화철로 풍화되어 회록색, 엷은 흑갈색 또는 황록색을 나타내고 금속성의 광택이 있으며 내부는 황백색을 띱니다. 흑녹색(黑綠色)~적갈색(赤褐色)의 조흔(條痕)이 있고 질(質)은 단단하나 쉽게 깨뜨려지며, 단면은 황백색으로 광택이 있습니다. 경도 6.0~6.5, 비중 4.9~5.2로서 무거우며, 질은 굳고 단단하나 조금 약하여 쉽게 깨뜨려집니다. 약간의 특이한 냄새와 신맛이 있습니다. 바깥면이 유황색이고 광택이 있으며 단면은 금속 광택이 있는 것이 좋습니다.

(4) 자연동(自然銅, Pyritum, 산골(山骨))의 수치(修治) 방법

잡질을 제거하고 씻은 다음 용기에 넣어 무화(武火)로 붉게 될 때까지 단(煅)[2]하여 초쉬(醋淬)[3]하고 다시 같은 방법으로 최소 2~3회 이상 반복(일반적으로는 7~9회 이상)합니다. 점차 흑갈색으로 변하고 표면이 부스러져 쪼개지며 광택이 없어지고 잘 부서질 정도까지 되면 땅속에 묻어 화독(火毒)을 제거한 다음 연(碾-돌절구,맷돌)으로 연쇄(硏碎-갈고 빻고 부수는 것)하고 수비(水飛)하여 건조합니다(자연동(自然銅) 500g당 미초(米醋) 250g).

---

[2] 단(煅) : 단제(煅製)라고도 합니다. 한약 수치(修治) 방법 중의 하나입니다. 광물성 한약재를 300℃ 이상 되는 화로에 넣어서 속까지 벌겋게 되도록 달군 다음에 꺼내서 부스러뜨리는 것을 말합니다. 광물성 한약재에서 결정수를 없애기 위해서도 단(煅)합니다. 단(煅)하면 유기 물질이 타서 없어지고 순수한 무기물만 남게 되므로 치료 효능을 높일 수 있고 또 수렴(收斂) 작용이 강해집니다. 광물성 한약재를 단(煅)하면 가루로 만들기가 쉬워집니다.

[3] 쉬(淬) : 단쉬(煅淬)라고도 부릅니다. 한약 수치(修治) 방법 중 하나입니다. 광물·동물의 오래된 화석·조가비 등과 같이 단단하게 굳은 한약재(이를 보통, 금석류(金石類) 한약재라고 함)들을 불에 직접 또는 간접적으로 벌겋게 달구어서 물·식초·약 달인 물 등에 빨리 담그는 것을 말합니다. 식초에 담그면 초쉬(醋淬), 소금물에 담그면 염쉬(鹽淬)라고 합니다. 쉬(淬)하면 해당 약재의 효능을 높일 수도 있고, 약성(藥性)을 원하는 쪽으로 변화시킬 수도 있고 쉽게 가루낼 수도 있습니다. 예를 들면 자석(磁石)·대자석(代赭石)·자연동(自然銅) 등을 달구어서 식초에 담가서 사용하는 것입니다.

『동의보감(東醫寶鑑)』, 『본초강목(本草綱目)』, 『의종손익(醫宗損益)』, 『방약합편(方藥合編)』, 『의방유취(醫方類聚)』, 『옥추약해(玉楸藥解)』, 『일화자제가본초(日華子諸家本草)』, 『의림촬요(醫林撮要)』, 『성제총록(聖濟總錄)』 등의 문헌에 수치(修治)하는 방법이 상세히 기재되어 있습니다.

[하쉬법(煆淬法)[4]의 시행 목적]

① 단순한 화하(火煆)만으로는 연쇄(碾碎)하기 어려운 광물류, 패각류 등의 약물에 적용하는 방법으로서, 약물을 성기게 하여 쉽게 부서지게 하여 유효성분의 추출이 쉽게 합니다.

② 약즙(藥汁)을 흡수시켜 약물의 이화학 성질을 변화시켜 치료 효과를 높이거나 부작용을 감소시킵니다.

③ 불순물을 제거하는 부수 효과도 있습니다.

[하쉬법(煆淬法)의 시행 방법]

질(質)이 딱딱한 약물에 주로 응용되는데, 빨갛게 달군 다음 식기 전에 일정량의 쉬액(淬液)이나 찬물에 담가 냉각시키기를 반복합니다. 고온을 받아도 성기게 되지 않는 광물류, 패각류 약물에 주로 응용되며, 또한 임상상의 특별한 목적의 경우에도 응용됩니다.

[하쉬법(煆淬法) 시행상 주의사항]

하쉬(煆淬)는 여러 번 반복하여 시행하는데, 이때 액체 보료가 흡수되어 약물이 성기게 되는 정도까지 실시합니다. 사용되는 보료(輔料)의 종류나 용량은 약물의 성질과 치료목적에 따라 다릅니다.

---

4) 하쉬법(煆淬法) : 약물을 명하법(明煆法)으로 하소(煆燒)하여 빨갛게 달군 다음 식기 전에 일정량의 쉬액(淬液)(식초(食醋) 혹은 약물전즙(藥物煎汁)이나 찬물에 담가 냉각시키기를 반복(보통 7~9회 이상)하는 것을 말합니다. 이와 같은 과정 중에 충분히 쉬액(淬液)이 스며들게 하고 질(質)을 성기게 하는 효과를 나타낼 수 있는데 '쉬련(淬煉)'이라고 불리기도 합니다. 자석(磁石), 대자석(代赭石), 자연동(自然銅)은 초쉬(醋淬)하며, 노감석(爐甘石)은 약즙(藥汁)에 쉬(淬)하는 경우가 이에 속합니다.

(5) 자연동(自然銅, Pyritum, 산골(山骨))의 효능(效能)

산어지통(散瘀止痛) 접골속근(接骨續筋)

(6) 자연동(自然銅, Pyritum, 산골(山骨))의 주치(主治)

치질타손상(治跌打損傷) 근단골절(筋斷骨折) 혈어동통(血瘀疼痛) 적취(積聚) 영류(癭瘤) 창역(瘡瘍)

시험관 내에서는, 백선균 등 여러 가지 진균에 대한 항균 작용을 한다고 발표된 바 있습니다.

(7) 자연동(自然銅, Pyritum, 산골(山骨)) 사용시 주의 사항

(자연동(自然銅, Pyritum) 복용을 절대 하지 말아야 되는 자연동 금기 상황 및 용량상 주의 사항)

① 자연동은 그 성(性-성질)이 매우 강강(剛强)하므로, 구복(久服-오래 복용하는 것)은 옳지 않습니다. 또한 평상시 위장이 약한 편(특히, 소아청소년 (어린이), 여성(임산부), 노인(어르신) 등)이거나 때때로 소화기 장애가 있는 경우에도 자연동 복용을 가급적 삼가하는 것이 좋겠고, 한꺼번에 많이(다량) 복용하는 것은 절대 금물입니다.

② 행혈산어(行血散瘀) 작용이 강하게 있으므로, 골절어종자(骨折瘀腫者-뼈가 부러져서 어혈이 생기고 아직 부종이 남아 있는, 골절의 매우 초기 단계인 1단계 염증기 상태)가 아닌 경우에는 자연동을 절대 사용하지 말아야 합니다.

③ 혈허무어(血虛無瘀-어혈 징후가 없는 상태) 또는 음허화왕(陰虛火旺-진액이 부족하여 위로 열이 치솟는 경우) 등의 경우에는 자연동 복용을 절대로 하지 말아야 합니다.

④ 자연동(自然銅, Pyritum)은 대부분 환산제(丸散劑)의 형태로 임상에서 활용되는데, 이 때 사용량(1회당)은 초극미량(0.03~0.3g)만을, 그것도 매우 조심스럽게 (꼭 필요하다고 전문가인 한의사 주치의 선생님이 확실하게 판단한 경우에만) 아주 제한적으로만(매우 단기간 동안만) 소량 사용해야 합니다.

다시 한번 강조하지만, 자연동(산골)은, 한의약의 최고 전문가인 한의사 주치의 선생님의 정확한 판단 아래에서만, 아주아주 조심스럽게 사용되어야 합니다.

시중(특히 인터넷 광고)에서 흔히 민간요법 형태로 유통되고 있는, 산골 가루나 산골 캡슐 역시, 반드시!!! 엄청난 주의가 필요합니다.

(한의약의 최고 전문가인 한의사 주치의 선생님의 정확한 판단 없이) 민간요법으로 마구잡이로 인터넷 등에서 판매되고 있는 자연동(산골)은, 아무리 산골 가루나 산골 캡슐 형태로 유통되고 있더라도, 절대로 사용하지 않아야 합니다.

2019년 9월에 있었던, 가짜 자연동(산골) 사기 사건을 꼭 기억합시다. 정확한 방법으로 제대로 수치(修治)되지 않은 자연동(산골)을 잘못 복용하게 되면, 단순히 돈만 잃는 것이 아니라, 건강을 크게 해칠 수도 있습니다. 조심 또 조심해야 합니다.

---

http://www.medisobizanews.com/news/articleView.html?idxno=62345

(메디소비자뉴스/2019년 9월 9일 기사)

[중금속 범벅 '자연동' 7억원대 유통시킨 '가짜 한의사' 덜미 – 식약처, 무허가로 제조해 인터넷 등서 판매한 혐의로 구속]

식품의약품안전처(처장 이의경)는 한약제제 '자연동(일명 산골, 주로 이황화철을 함유한 황철석)'을 무허가로 제조·판매한 '가짜 한의사' A씨를 '보건범죄 단속에 관한 특별조치법' 및 '약사법' 위반 혐의로 4일 검찰에 구속 송치했다고 9일 밝혔다. 또한, 압수 수색 당시 A씨의 거주지와 차량에서 발견된 '자연동' 완제품, 원료, 빈캡슐 등과 판매 관련 기록물 등을 전량 압수했다.
수사 결과, A씨는 2010년부터 '자연동' 제품을

무허가로 제조하여, 올해 4월까지 시가 7억 9000만원 상당을 판매한 것으로 드러났다.
A씨는 한의사를 사칭하면서 '골절 및 관절에 효과가 좋다'고 인터넷 사이트 등에 광고한 혐의다. 또한 무허가 제조한 '자연동' 완제품에 대해 중금속 검사 결과 납, 비소 등 중금속이 기준치(30ppm 이하)의 최대 약 130배 (3,885ppm) 검출됐다.
중금속에 지속 노출될 경우 빈혈·행동장애· 기억력 상실·신부전 및 당뇨병·피부암·폐암· 방광암 등 심각한 부작용이 발생할 수 있고, 특히 노인과 어린이에게 위험할 수 있습니다.
식약처는 "앞으로도 안전한 의약품이 유통될 수 있도록 무허가 의약품에 대한 단속·수사와 온라인 모니터링을 더욱 강화하겠다"고 밝혔다.

(8) 자연동(自然銅, Pyritum, 산골(山骨)) 관련 참고 사항

① 광물의약품의 특성과 새로운 의약광물로서의 현대적 시도로서, 1990년 중국 북경에서 "의약품으로서의 광물"을 주제로 국제광물학회(IMA)가 개최된 바 있습니다.

② 자연동(自然銅, Pyritum)인 황철석(黃鐵石, Pyrite)의 이상적인 화학 조성식은 황화철(FeS_2)로서 철(Fe) 자리를 니켈(Ni), 코발트(Co), 그리고 황(S) 자리를 비소(As), 안티몬(Sb) 등의 미량원소가 치환할 수 있습니다.

③ 자연동(自然銅, Pyritum)의 화학 성분은 주로 황화철(FeS_2)이고, 구리(Cu), 니켈(Ni), 비소(As), 안티몬(Sb), 규소(Si), 바륨(Ba), 납(Pb) 등이 매우 소량(미량) 함유되어 있습니다. 일반인들은, 이름(자연'동'(自然'銅')) 때문에, 자연동의 핵심 주성분이 구리(銅,Cu)라고 착각하는 경우가 너무 많습니다. 주의해야 합니다. 일반적으로 철(Fe)이 46% 유황(S)이 53%를 차지합니다.

④ 전통적인 수치(修治) 방법인 초쉬법(醋淬法)을 이용한 황철석의 광물 및 화학 성분의 변화(대전대학교 지구시스템공학과 & 대전대학교 한의학과 공동연구)

  a. 수치(修治) 횟수보다는 수치(修治) 온도와 밀접한 상관관계가 입증되었습니다.
  b. 담금질 식초에서의 철(Fe), 비소(As)의 용출량이 높습니다.
  c. 각종 중금속의 음용수 수질 기준 이하로의 감소를 위해서는 450℃보다 높은 온도(보통 500℃ 이상)에서의 수치(修治)가 꼭 필요합니다.

(참고문헌)
1. 『본초학(本草學)』 전국한의과대학 본초학공동교재 편찬위원회(영림사)
2. 『증보 운곡본초학』 주영승 편저(도서출판 우석)
3. 『운곡 본초도감』 주영승(도서출판 우석)
4. 『한약재의 화학 성분(제2판)』 우석대학교 한의과대학 본초학교실(도서출판 우석)
5. 『한약 포제학』 안덕균·김호철(일중사)
6. 『동약법제』 동의학연구소 편저(여강출판사)
7. 『동의외과학』 동의학연구소 편저(여강출판사)

2

과학적 근거를 갖춘 골절·골다공증 환자에 대한 한의약적 치료법

– '한방 골절 치료 및 골절 예방 클리닉' 활성화를 위한 제언(提言)

이 글(75p.~99p.)은 한의학 전문 계간지『온보드(On Board)』2021년 여름호부터 겨울호까지 총 3회에 걸쳐 연재된 내용이기 때문에 현직 한의사 선생님들을 독자로 상정하고 작성되었음을 잘 감안하고 읽어주시기 바랍니다. 따라서 이 책의 다른 부분들과 일부 중복되는 내용이 있음을 미리 밝힙니다.

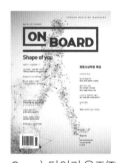

본론과 핵심으로 바로 들어가기에 앞서, 제가 문제를 하나 먼저 내보도록 하겠습니다.

손흥민, 추신수, 스테판 커리(Stephen Curry), 타이거 우즈(Tiger Woods), 에드 시런(Ed Sheeran), 톰 크루즈(Tom Cruise), 백제 무왕(武王), 조 바이든(Joe Biden), 생텍쥐페리(Saint-Exupéry), 그리고 프리다 칼로(Frida Kahlo)

위 10명의 공통점은 무엇일까요?

살았던 시대와 주요 활동 공간이 전혀 다른 위 10명 유명 인사들을 유일하게 묶어주는 공통점은 바로, 골절을 1회 이상 앓았었던(또는 지금도 앓고 있는), 골절 환자들이라는 점입니다.

최근(2021년 2월) 골프 황제 '타이거 우즈'가 심각한 자동차 전복 사고로 인해, 발목뼈가

부러져 산산조각이 났고 다리뼈(경골·비골)에는 복합 골절상을 입어서, 인근에 있는 외상 전문 치료 병원(하버–UCLA 의료센터)으로 옮겨져 응급 수술을 받았다는 외신 보도가 있었습니다.

수술받은 병원에서 퇴원한 '타이거 우즈'가 만일 여러분이 근무하고 있는 한의원으로 연락을 취하거나 직접 방문해서, 하루라도 빨리 골프 선수로서의 활동을 재개하고 싶으니까, 골절 부상 신속 회복을 위한 한방 재활 프로그램(소위 '뼈 잘 붙는 한약' 처방)을 좀 진행해 줄 수 있는지에 대해서 문의한다면, 과연 어떻게 대답하는 것이 좋을까요?

또한 여러분이 이번(2021년) 동경 하계올림픽 현장에 의료진의 일원으로서 명예롭게 참가할 예정인, 대한민국 대표선수단의 건강을 총괄적으로 책임지는 한방주치의(한방전문위원)라고 상상하고서, 다음과 같은 다소 아찔한 뉴스 기사를 한번 떠올려 봅시다.

'2021년 7월 23일부터 일본(동경)에서 개최될 예정인 제 32회 하계 올림픽에 출전 예정인 대한민국 축구 국가대표 주장이자 핵심 전력 선수인 S군은, 2일 전 훈련 도중 왼쪽 발등에 갑작스럽게 심한 통증을 느끼게 되어 급히 정형외과 병원으로 옮겨졌습니다. 정밀 진단 결과 '좌측 제 3 중족골 피로 골절'이라는 진단명이 나오게 되었고, 수술적 조치까지는 굳이 필요하지 않지만 '반기브스(석고 부목)'를 시행한 상태로 최소 4~5주 동안의 전면적 휴식이 필요하다는 적극적 권고를 받아서, 사실상 이번 올림픽 출전 자체가 불투명해지자 대한민국 축구 대표팀 전체가 발칵 뒤집어졌습니다. 메달권 진입 여부와 함께 축구 한·일전도 앞두고 있어서, 온 국민이 S군의 치료 경과에 대해 크게 주목하고 있습니다.'

오랜 시간 동안 정말 피땀을 흘려가며 여기까지 왔는데, 올림픽 출전조차 갑작스러운 부상으로 어려울 수도 있는 이 안타까움을 타개할 수 있는, 과학적으로 확실히 빠른 골절 회복 효과가 입증된 좋은 한의약적 치료 방법은 과연 없는 것일까요? S군과 같은 골절 부상 선수가 만일 여러분의 한방의료기관 또는 선수촌 한의진료실에 치료차 방문했을 경우, 과연 어떤 한의학적 상담과 치료를 해주면 좋을까요?

그리고 지난 2021년 3월 1일, 문재인 대통령은 제 102주년 3.1절 기념사에서 독립 유공자 분들의 자택으로 직접 한의사들이 찾아뵙는 '한방 주치의 제도'를 2021년 3월달부터 전격적으로 시행하겠노라고 공표를 했는데, 대부분 연세가 90세가 넘는 분들이시기 때문에, 아무래도 골감소증이나 골다공증을 기저질환으로 가지고 계실 확률이 매우 높은 상황입니다. 뜻깊은 일에 동참하게 되었다라고 가정했을 때, 과연 여러분은 뼈가 약해서 언제든지 골절 부상의

위험성이 높은 생존 애국지사 분들의 뼈건강을 위해서, 과연 어떤 의미있는 한의약적 조치를 취해드리면 좋을까요?

더 나아가서, 만일 여러분이 몇 십년 후에 대한민국 대통령 한방주치의가 되었다고 상상해 봅시다.

2020년 12월 당시, 미국 대통령 당선인 조 바이든(Joe Biden)이 개와 줄다리기를 하며 놀다가 미끄러지면서(낙상) 오른발 골절이 되어서 결국 몇 주 동안 워킹(보행용) 부츠를 신게 되었듯이, 세계적으로 이목이 집중되고 있는 한반도 평화통일을 위해 너무나도 중요한 남북정상회담을 몇 주 앞두고 갑자기 평소 골다공증이 심하게 있었던 대한민국 대통령이 집무실에서 넘어지면서 하필이면 (기대 수명과도 강한 상관성이 있는) 고관절 골절을 당했다면, 그래서 긴급하게 응급 수술을 받은 상태 이후라면, 대통령의 보다 빠른 골절 회복을 위해서 대한민국 대통령 한방주치의로서 어떤 한약 처방을 자신감 있게 진행하고 또 언론인들에게는 어떻게 브리핑(설명) 해주면 좋을까요?

사실 이렇게 이름만 들어도 세상 사람들이 다 아는 유명한 인물들 말고도, 소리 없이 골절 부상에 시달리고 있는 엄청난 수의 골절 환자들이, 바로 여러분의 한약 처방을 기다리고 있습니다.

국민건강보험공단은 건강보험 진료데이터를 활용해서 2015년부터 2019년까지 최근 만 5년 동안 골절 환자들의 건강보험 진료 현황을 2021년 2월 4일에 발표했는데, 최근 만 5년 동안 건강보험 가입자 중에서 골절 질환으로 진료 받았던 인원은, 2015년에 총 217만 명에서 2019년에는 총 243만 명으로, 무려 26만 명

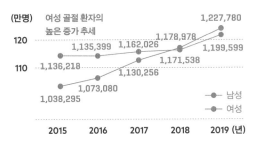

2015~2019년 골절 성별 진료인원 현황

(2015~2019년 건강보험가입자 대상 조사 / 출처 : 국민건강보험공단, 2021.02.04)

(11.6%)이나 늘었습니다. 연평균 증가율은 약 2.8% 였습니다. 남성에 비해서, 여성 골절 진료 인원의 증가 추세가 확연하게 높았습니다. 특히, 2018년부터 여성 골절 진료 인원이 남성보다 더 많아진 것으로 나타났습니다. 여성 환자의 연평균 증가율이 4.3%로서, 남성(1.4%)에 비해 월등히 높았습니다.

2019년 기준으로 골절 질환으로 진료받았던 인원을 연령대 별로 살펴보면, 전체 진료 인원(243만명) 중에서 50대가 17.6%(42만 8000명)로 가장 많았었고, 60대가 17.0%(41만 3000명), 70대가 13.0%(31만 6000명)의 순서로 나타났습니다. 남성의 경우 50대 17.0%, 10대 15.1%, 60대 및 40대가 각각 14.7%, 13.9%를 차지했고, 여성의 경우는 60대가 차지하는 비율이 19.3%로 가장 높았고, 50대 및 70대가 각각 18.2%, 16.7%를 차지했습니다.

이러한 시대적 건강 흐름 속에서 그리고 그야말로 100세 시대를 맞이해서 뼈가 약한 노인(특히 여성 어르신) 분들의 인구수가 폭발적으로 증가하고 있는 이 때, 우리 한의사들은, 국민 건강 증진과 한의계 전체의 미래를 위해서, 과연 어떤 호소력 있는 대국민 메시지를 함께 발화(發話)시켜 나가면 좋을까요?

(1) 과학적 근거를 갖춘, 골절 환자에 대한 한의약적 치료법

골절(骨折, fracture)이란, 강한 외력이 작용하여 뼈가 부분적으로 또는 완전히 엇나가 뼈의 연속성이 소실된 상태를 말합니다. 흔히 일반인들이 "뼈가 부러졌다"라고 말하는 것이 바로 골절이지요.

골절은 사실 한의원이나 정형외과에서 가장 흔히 관찰되는 실병 중 하나이며, 제대로 발견하고 제대로 적절한 시기에 치료하였을 경우에는 환자에게 큰 불편함을 주지 않겠지만, 제대로 적절한 시기에 치료가 되지 않았거나, 골절의 종류가 좋지 않은 경우에는, 환자에게 심각한 후유증을 남길 수도 있기 때문에, 또한 초고령화 사회로 이행되는 현재의 대한민국 인구 분포 상황 속에서(노령 인구의 폭발적 증가) 더더욱 중요성을 가지게 될 질병이라고 할 수 있겠습니다.

일반적으로 골절의 종류는, 완전 골절·불완전 골절·단순(또는 선상) 골절·분쇄(粉碎, comminuted) 골절·분절(分節, segmental) 골절·병적 골절·피로 골절(stress fracture) 등으로 분류되고 있습니다.

특히 피로 골절(스트레스 골절)은, 고된 훈련을 많이 하는 스포츠 선수나 행군을 많이 하는 군인처럼 반복적으로 걷거나 뛰는 특정한 직업을 가진 사람들에게 다수 발생하지만, 최근 들어서는 생활 체육을 즐기는 일반인들이 폭발적으로 늘면서, 보통 사람들의 무제로 확산되는 추세에 있습니다.

골절 관련 한의학적 문헌으로는 『외대비요(外臺秘要)』에 救急療救骨折,

接令如故'라 하여 골절의 치료방법으로 '고정(固定)'의 중요성을 제시하고 있습니다. 치료법으로는 『태평혜민화제국방(太平惠民和劑局方)』에 '接骨續筋止痛活血法'라 하여 활혈법(活血法)의 원칙을 소개했습니다. 또 '接骨各有方劑存言, 當按症施治'라 하여, 골절 치료 과정에 있어서도 한약 치료의 원칙(隨證施治)을 강조했습니다.

골절 환자들에 대한 한의약적인 단계별 치료법으로는, 골절 초기에는 화어활혈법(化瘀活血法), 골절 중기에는 접골속근법(接骨續筋法), 골절 후기에는 보기양혈법(補氣養血法)과 건장근골법(健壯筋骨法)에 따른 한약 처방을 많이 활용하게 됩니다.

일반적으로 골절의 치유 과정은 조직학적으로 보았을 때, 염증기·복원기·재형성기라는 총 3단계로 분류하고 있습니다. (물론 이들 단계는 임상적으로 아주 엄격하게 구분되는 것은 아니고, 서로 어느 정도는 중복되어서 진행될 수 있다라는 점을 유의해 주세요.)

① 1단계인 염증기(inflammation phase)는 골절 직후부터 시작해서 비교적 짧은 기간(수일에서 수주) 동안 지속되는 과정으로서, 골절 당시 생긴 출혈이 모여서 혈종(血腫, hematoma)을 형성하고, 여러 세포들이 모여서 염증 반응을 보이는 상태입니다. 염증기는 대체적으로 화어활혈(化瘀活血) 위주의 처방이 필요한 시기입니다.

② 2단계인 복원기(reparative phase)는 염증기에 생겼던 혈종이 몸에 흡수되며 그 자리에 '가골(假骨, callus)'이라 불리는 미성숙한 뼈가 자리잡게 되는 과정으로서, 복원기가 끝날 무렵에는 임상적으로 또 방사선학적 검사상으로 골절 부위의 유합이 이루어집니다. 복원기는 일반적으로 접골속근(接骨續筋) 위주의 처방이 필요한 시기입니다.

③ 마지막으로 3단계인 재형성기(remodeling phase)는, 골절 유합 반응 이후 시작해서 모든 뼈의 상태가 정상으로 되돌아갈 때까지의 기간으로서, 대략 수 개월에서 수 년에 걸치는, 상당히 길고 느린 과정입니다. 재형성기는 보통 보기양혈(補氣養血)과 건장근골(健壯筋骨) 위주의 처방이 필요한 시기입니다.

특별한 골절 합병증 없이 순조롭게 치료가 잘 이루어지는 경우에도, 골절 치료 기간은 환자의 연령, 골다공증이나 골감소증 등 기저질환 유무, 골절 부위의 특성, 골절된 뼈의 종류, 골절 형태, 골절 전위 정도 등에 따라 임상적으로 상당한 차이가 나는 것으로 알려져 있습니다.

a. 우선 고관절 골절(Hip Fracture)은, 비단 우리나라 뿐만이 아니라, 전 세계적으로, 특히 어르신(노인)들의 발병률이 매우 높은, 아주 중요한 공중 사회보건 문제입니다.

고관절 골절은 허벅지 뼈(대퇴골)의 위쪽 끝(골두)이나 목 부분(경부)에서 발생되는 골절로서, 주로 낙상(미끄러짐)이 원인이 되는데, 골다공증이 심한 노인분들의 경우, 이전 상태로의 완전 회복이 매우 더디고 어렵습니다.

고관절 골절은 ·의료비 증가 ·가족에 대한 환자들의 의존성 대폭 증가 ·사망률 증가와 모두 높은 상관성이 있습니다.

고관절 골절 회복에 의미있게 도움이 될 수 있는, 과학적 근거를 갖춘 한약 처방은 분명히 존재합니다.

저명한 국제학술지『프론티어스 약리학(Frontiers in pharmacology)』(2019년 6월)에서 출간된 (대만(Taiwan) 코호트(총 1,112명) 스터디) 논문 CHM(한의약적 치료법)을 고관절 골절 치료에 활용한 환자 총 556명 VS CHM(한의약적 치료법)을 고관절 골질 치료에 활용하지 않은 환자 총 556명)인, 「고관절 골절(Hip Fracture) 환자들의 전체 사망률·재입원율·재수술율 위험도를 낮추는 한의약적 치료법의 임상적 효과 분석(Effects of Chinese Herbal Medicines on the Risk of Overall Mortality, Readmission, and Reoperation in Hip Fracture Patients)」에 따르면, 다음과 같은 명백한 과학적 결론을 확인하실 수 있습니다.

논문 원문
https://www.ncbi.nlm.nih.gov/pmc/articles/PMC6581068/

적절한 한의약적 치료법을, 고관절 골절 회복과 치료에 (특히 고관절 골절 응급 수술 이후에) 적극적으로 활용하는 것은, ·전체 사망률 감소 ·재입원율 감소 ·재수술율 감소와 통계적으로 모두 유의미한 뚜렷한 상관성이 있었습니다.

또한 고관절 골절 환자들에게 가장 많이 활용된 한약 처방 패턴은, 두충(杜沖)·골쇄보(骨碎補)·속단(續斷) 등이 포함된 독활기생탕(獨活寄生湯)이나 소경활혈탕(疎經活血湯)이었는데, 그 중에서도 '속단(續斷)'이, 고관절 골절 회복과 치료에 있어 가장 핵심적인 한약임을 밝혀냈습니다.

실제적인 임상 현장에서 보았을 때 한의약적 치료법은, 일반적으로 비용 효과적이며, 특히 부작용이 거의 없기 때문에, 어르신(노인) 분들의 고관절 골절과 같이 상기석인 치료와 관리가 꼭 필요한 환자들에게 있어서, 적합도와 만족도가 모두 상당히 높습니다.

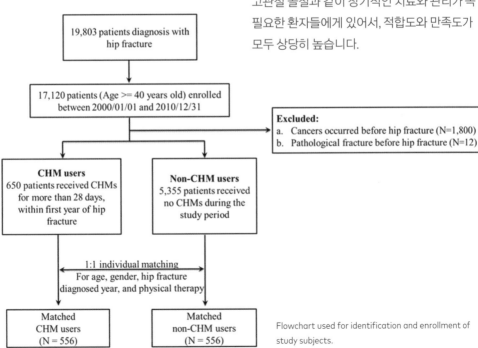

Flowchart used for identification and enrollment of study subjects.

b. 이번에는 2018년도
대한한방소아과학회지(2018)에 게재된
논문(〈소아청소년 골절(pediatric fracture)의
한약 치료〉에 대한 〈최신 중의학 임상 연구
동향〉–대조군 연구 논문을 중심으로(Review
of Clinical Research on Effect of Traditional
Chinese Herb Medicine for Pediatric
Fracture))을 살펴보면, 〈CNKI(China National
Knowledge Infrastructure)〉에서, 2013년
1월부터 2017년 12월까지의 〈소아(청소년)
골절에 대한 한의약(TCM) 치료에 대한 〈무작위
대조 임상시험(RCT : Randomized Controlled
Trials)〉을 검토(문헌 검색 및 한의약적 골절
치료 방법 및 그 임상적 결과에 대한 세부
분석)했습니다.

논문 원문

http://koreascience.or.kr/article/
JAKO201810237888646.page

거의 대부분의 연구(임상시험)에서, 한의약을
활용한 골절 치료 그룹의 유효성(골절 치료에
있어서의 임상통계적 유의미성) 비율이,

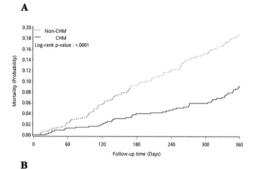

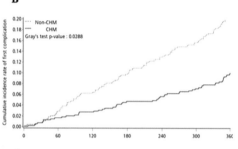

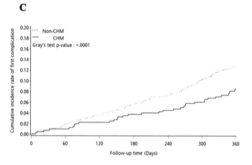

Comparison of the cumulative incidence between Chinese
herbal medicine (CHM) and non-CHM users in hip fracture
patients. (A) Cumulative incidence of the overall mortality.
(B) Cumulative incidence of readmission. (C) Cumulative
incidence of reoperation.

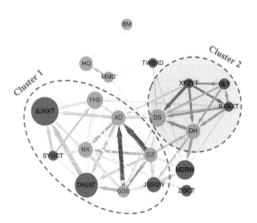

대조군(한의약을 활용하지 않은 골절 치료
그룹)보다 현저하게 높았습니다.
한의약을 활용한 골절 치료 그룹의 뼈(골절) 치료
기간은, 대조군(한의약을 활용하지 않은 골절
치료 그룹)보다 현저히 낮았습니다.

The CHM network for hip fracture patients. The red circle represents herbal formulas; the green circle represents single herbs.
The size of the circle represents the frequency of prescription for each CHM. A larger circle represents a higher frequency of
prescription. The lines connecting the CHMs represent the confidence value for the different CHM combinations. The thicker
line means a higher value of confidence. The blue line color represents the life value for the different CHM combinations.
The darker blue color means a higher value of lift

가장 일반적으로 소아청소년 골절(pediatric fracture) 치료에 활용되고 있는 한약재는 다음과 같았습니다.

- Angelicae Gigantis Radix 당귀(當歸)
- Carthami Flos 홍화(紅花)
- Drynaria Fortunei 골쇄보(骨碎補)
- Paeonia Lactiflora Pallas 작약(芍藥)
- Persicae Semen 도인(桃仁)
- Lycopodii Herba 신근초(伸筋草)
- Ligusticum Chuanxiong Hort 천궁(川芎)
- Olibanum 유향(乳香)
- Salviae Miltiorrhizae Radix 단삼(丹蔘)
- Panax Noto Ginseng 삼칠(三七)

결론적으로 소아(청소년) 골절(pediatric fracture) 상황에서 과학적으로 검증된 위와 같은 한약재를 한의학적 처방 구성 원리(君臣佐使)에 따라서 적절히 잘 활용하게

된다면, 서양의학적인 골절 치료보다, 골절 회복 기간을 상당히 단축시킬 수 있었고, 여러 가지 임상적인 골절 합병증도 더욱 빠르고 효과적으로 회복시킬 수 있음이 과학적으로 밝혀지게 되었습니다.

c. 이번에는 (여러 가지 면에서 치료가 다소 곤혹스러운) 늑골(갈비뼈) 골절에 대한 한의약적 치료의 우수성에 대해서 정리해서 말씀드려 보도록 하겠습니다.

늑골(갈비뼈) 골절(Rib Fracture) 치료시, 한약(=치타박일방(治打撲一方))이 양약(Loxoprofen, diclofenac 등의 NSAIDs)보다 우수한 효과를 입증한, 2012년도 일본 논문「Comparison of the Effects on Rib Fracture between the Traditional Japanese Medicine Jidabokuippo and Nonsteroidal Anti-Inflammatory Drugs: A Randomized Controlled Trial」입니다.

Study flow diagram.

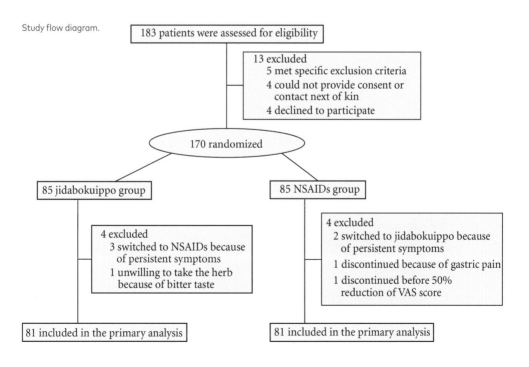

논문 원문

https://pubmed.ncbi.nlm.nih.gov/22888367/

늑골(갈비뼈) 골절(Rib Fracture)이 발생했을 경우, 통증 및 염증의 조절을 위하여 '비스테로이드성 항염증 제제(Nonsteroidal Anti-Inflammatory Drugs, NSAIDs)'가 일반적으로 많이 처방되고 있습니다. 본 논문에서는 외상성의 부종이나 통증에 대한 치료 목적으로 일본에서 특히 다용되어온 한약 처방인 치타박일방(治打撲一方)을, NSAID 대신 사용하여서, NSAID 적용군과의 치료 효과를 비교·연구하였습니다.

본 연구는 2009년 1월부터 2011년 5월까지 약 2년 5개월간 3개의 병원을 통하여 모집된 늑골(갈비뼈) 골절 환자 170명을 대상으로 시행되었습니다.

무작위로 85명씩 나누어 한 군은 Loxoprofen, diclofenac 등의 NSAID 약물을, 다른 한 군은 치타박일방(治打撲一方)을 처방하였습니다.

치료 기간이 치타박일방(治打撲一方)을 복용한 군에서 통계적으로 유의미하게 감소하였고,

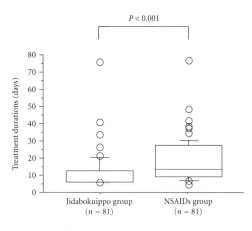

P < 0.001

Comparison of treatment durations between the jidabokuippo and the NSAIDs groups. Median treatment duration was significantly lower in the jidabokuippo group than in the NSAIDs group (P < 0.001).

치료 비용도 역시 NSAID 군보다 통계적으로 유의미하게 낮았습니다.

치타박일방(治打撲一方, 일본명 Jidabokuippo)은 천궁(川芎) 박속(상수리나무 가지) 천골(川骨, 가시연꽃의 뿌리) 계지(桂枝) 정향(丁香) 대황(大黃) 감초(甘草) 등으로 구성된 처방입니다.

늑골(갈비뼈) 골절(Rib Fracture)에 대하여 기존의 관례처럼 사용되었던 NSAID 제제보다 치료 기간을 단축시키는 새로운 약물로 사용될 수 있을 것으로 생각됩니다.

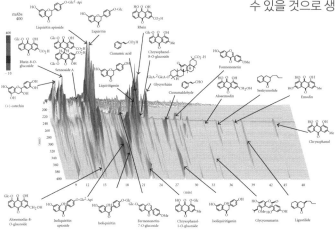

Three-dimensional high-performance liquid chromatography (HPLC) profile of jidabokuippo.

(2) 골다공증(osteoporosis) 치료 및 골절(fracture) 예방에 도움이 되는 과학적 근거를 갖춘 한약

골다공증(osteoporosis)은 뼈의 '강도(強度, solidity)'가 약해져서 '쉽게 골절'되는 골격계 질환입니다. 뼈의 '강도'는 '뼈의 양(量)'과 '뼈의 질(質)'에 의해서 결정됩니다.

뼈의 질에 영향을 주는 요소로는 뼈의 구조, 교체율, 무기질화, 미세 손상 등이 있습니다. 현재까지는 뼈의 질을 전체적으로 평가할 만한 만족스런 지표가 없기 때문에 뼈의 양을 측정하는 골밀도를 이용하여 골다공증 진단에 사용합니다. 세계보건기구는 건강한 젊은 성인 평균 골밀도 수치와의 차이를 기준으로 하는 T 점수로 골다공증 진단 기준을 제시하고 있습니다.

뼈는 성장이 멈춰있는 조직이 아니라 일생 동안 지속적으로 생성과 성장, 흡수의 과정을 반복하며 변하는 장기입니다. 1년마다 10%의 뼈가 교체되고 10년이 지나면 우리 몸의 뼈는 모두 새로운 뼈로 교체됩니다. 20대에서 30대까지 골밀도가 가장 높고 그 이후로는 조금씩 감소하다가 여성의 경우 폐경 이후 첫 5년간 급속도로 골밀도가 떨어집니다.

골다공증은, 노화에 의해서 자연스럽게 발생되는 일차성 골다공증과, 여러 가지 기저질환 및 약물(양약) 등으로 인해서 발생되는 이차성 골다공증으로 크게 분류할 수 있습니다.

1) 일차성 골다공증

일반적으로 자연적인 노화와 연관되어서 폐경기 여성들에게서 흔히 발생하는 '폐경 후 골다공증'과 '노인성 골다공증'이 대표적인 일차성 골다공증에 해당됩니다.

최대 골량을 형성하는 가장 중요한 요소는 유전적 성향입니다. 그 외에도 청소년기 동안의 신체 활동과 칼슘 섭취도, 최대 골량 형성에 기여하게 됩니다. 또한 성장 호르몬, 갑상선 호르몬, 성 호르몬과 같은 호르몬의 영향도 받습니다.

최대 골량에 이른 후에는 연령이 증가됨에 따라 뼈의 양은 점차 줄어들게 됩니다. 여성의 경우, 폐경에 의한 여성 호르몬(에스트로겐) 감소는 급격한 뼈의 감소를 초래하게 됩니다. 따라서 폐경이 되면 5-10년 내에 급격하게 뼈가 약해지게 됩니다. 남성은 여성과 달리 명백한 폐경이 없기 때문에 골다공증의 발생이 (상대적으로) 훨씬 적습니다. 남성의 경우는 나이가 증가함에 따라 장에서 칼슘 섭취가 적어지고 뼈 생성도 감소하기 때문에 골다공증이 발생됩니다.

2) 이차성 골다공증

이차성 골다공증은 특정한 질병이나 약물(양약)에 의해서 골다공증이 발생되는 경우를 말합니다.

- 약물(양약) : 스테로이드 계통의 약물, 항경련제, 과량의 갑상선 호르몬, 항암제
- 내분비 질환 : 당뇨병, 부갑상선기능항진증, 쿠싱 증후군, 갑상선기능항진증, 성호르몬 결핍
- 소화기 질환 : 위 절제술, 염증성 장질환, 흡수 장애
- 류마티스 질환 : 류마티스 관절염
- 만성 신부전
- 호흡기 질환 : 만성 폐쇄성 폐질환
- 악성 종양
- 장기 이식
- 유전 질환
- 기타 : 장기간의 활동 저하, 과도한 음주, 흡연

골다공증은 그 자체만으로는 거의 증상을 일으키지 않기 때문에, 주로 뼈가 부러져서(골절) 골다공증을 뒤늦게 발견하게 되는 경우가 굉장히 많습니다. 따라서 골다공증의 주 증상은 골절이라고 할 수 있겠습니다. 손목, 척추, 대퇴골 골절이 골다공증에서 흔히 발생되는 골절입니다.

척추 골절이 발견된 대부분의 환자는 증상 없이 지내다가 검사 중에 우연히 발견하게 됩니다. 골다공증의 위험 요인을 가진 사람이 갑자기 등 쪽에 통증을 호소하거나 키가 줄어든다면 척추 골절의 가능성을 고려해야 합니다.

대퇴골 골절은 거의 대부분 수술을 필요로 하며, 수술 전후에 발생되는 합병증으로 인해서 사망률이 크게 증가합니다. 이외에도 대퇴골 골절 환자들은 수술 전의 활동을 유지하기가 어렵고 장기간의 도움을 필요로 하는 경우가 많습니다.

손목 골절은 넘어질 때 몸을 보호하기 위하여 대부분의 사람들이 손으로 땅을 짚기 때문에 발생되는 것입니다. 따라서 손목 골절은 척추와 대퇴골 골절에 비해서, 50대의 상대적으로 젊은 층에서 발생됩니다.

3) '골다공증 골절'의 위험성
골다공증에 의한 골절이 일단 발생하게 되면 이후에 '재골절' 위험도가 무려 2-10배 정도 증가합니다. 척추 골절이 발생되면 5명 중에 1명은 1년 이내에 또 다른 척추 골절이 발생할 수 있습니다. 골다공증으로 골절이 발생하면 지속적인 후유증도 문제이지만 골절과 연관된 사망률 증가가 더 심각한 문제입니다. 골절이 없는 사람에 비하여 척추 혹은 대퇴골 골절 환자의 5년 생존율은 약 80% 정도로 낮아집니다. 대퇴골 골절에 의한 사망률은 남자에서 여자보다 높게 관찰됩니다. 대퇴골 골절에 의한 사망은 첫 1년 이내에 가장 높게 관찰되는데, 일반적으로 대퇴골 골절 후 첫 1년 내에 사망할 확률은 15-20%에 이르는 것으로 알려지고 있습니다. 사망률은 연령과 비례하는데, 이는 만성 질환의 동반과 연관되기 때문인 것으로 추정됩니다.

대퇴골 골절 뿐만이 아니라 척추 골절도 사망률을 크게 증가시킵니다. 손목 골절도 골절 후 5년까지는 사망률이 증가되는 결과가 관찰되어서, 주요한 골다공증 골절은 모두 사망률 증가와 관련이 높은 것으로 판단됩니다.

4) '골다공증 골절'의 위험 인자
세계보건기구(WHO)에서 골절 위험도를 추정하는 분석표에 사용된 임상적인 골다공증 골절의 위험 인자는 다음과 같습니다.

- 연령(고령일수록 위험도가 증가)
- 성별(여성에게서 위험도가 증가)
- 적은 체질량지수(kg/m2)
- 과거 골다공증 골절 병력
- 부모의 대퇴골 골절 병력
- 류마티스 관절염
- 이차성 골다공증
- 현재 흡연
- 과음(1일 3단위 이상 술을 마시는 경우, 1단위는 알콜 8mg으로 각 술잔의 1잔 정도임)
- 스테로이드 계열 약물(프레드니솔론 5mg에 해당되는 양을 3개월 이상 복용)
- 대퇴골 골밀도(낮을수록 위험도가 증가)

이상과 같은 위험 인자를 많이 갖고 있을수록, '골다공증 골절'의 위험이 증가합니다.

5) 세계보건기구(WHO)가 제시한 골다공증 진단 기준

골밀도를 판정할 때는 측정된 절대값을 사용하기보다는 T-값과 Z-값을 주로 사용합니다. T-값은 동일한 성별에서 젊은 성인 집단의 평균 골밀도와 비교하여 표준편차로 나타낸 값으로, 건강한 젊은 성인과의 차이를 의미하게 됩니다. 이에 반해 Z-값은 같은 연령대의 성인들과의 골밀도 평균치와의 차이를 의미하는 것입니다.

폐경 이후의 여성과 50세 이상의 남성에서는 T-값에 따라 골다공증을 진단하고 소아, 청소년, 폐경 전 여성과 50세 이전 남성에서는 T-값을 사용하지 않고 Z-값을 사용합니다.

T-값이 -2.5 이하이면 골다공증, -1.0에서 -2.5 사이이면 골감소증으로 판정합니다.

Z-값이 -2.0 이하이면 '연령 기대치 이하(below the expected range for age)'라고 정의하며 이차성 골다공증의 가능성을 생각해야 합니다.

6) 생화학적 골 표지자(Bone Turnover Markers)

뼈에는, 뼈를 생성하는 조골세포(osteoblast)와 뼈를 파괴시키는 파골세포(osteoclast)가 존재합니다. 뼈의 양이 증가되고 감소되는 것은 뼈에 존재하는 두 세포의 기능에 의해 좌우됩니다.

뼈를 파괴하는 세포 기능이 뼈를 생성하는 세포 기능보다 과도한 경우에는 뼈의 양이 감소하게 됩니다. 또는 뼈를 만드는 세포의 기능이 떨어져서 뼈 파괴를 충분히 보충할 수 없을 때에도 뼈의 양이 감소합니다.

두 가지 세포의 기능은 대개 연계되어 있어서,

한쪽 세포의 기능이 활성화되면 반대의 기능을 갖고 있는 세포의 기능도 활성화됩니다. 이런 과정을 통해서 오래되고 구조적으로 결함이 있는 뼈를 건강한 새 뼈로 교체하게 됩니다.

뼈에서 배출되는 칼슘은 혈액에서 칼슘 농도를 일정한 수준을 유지할 수 있게 하기 때문에 뼈는 칼슘의 중요한 보관 장소라고 할 수 있습니다. 생화학적 골 표지자(Bone Turnover Markers)는 위와 같은 뼈 형성 세포의 기능과 뼈를 파괴하는 세포의 기능을 혈액과 소변에서 측정하는 것입니다.

뼈를 형성하는 세포의 기능을 측정하는 것을 '골형성-표지자'라고 하며, 뼈를 파괴시키는 세포의 기능을 측정하는 것을 '골흡수-표지자'라고 칭합니다.

생화학적 골 표지자(Bone Turnover Markers)는 뼈의 질을 일부 반영하기 때문에 골밀도(Bone Mineral Density)만으로는 알 수 없는 뼈의 건강 상태를 대변하여 골절 위험을 예측하거나, 치료 약제를 사용한 후에 치료 약제에 대한 임상적 효과를 판별하는 데 활용되고 있습니다.

7) 골다공증 예방을 위한 일반적 권고 사항
• 칼슘

칼슘은 뼈 건강에 있어 가장 중요한 영양소입니다. 일생 동안 적절한 양의 칼슘 섭취는, 최대 골량의 취득과 건강한 뼈를 꾸준히 유지하는 데 있어 매우 중요합니다. 칼슘은 뼈의 무기질 침착에 필요한 재료일 뿐 아니라 뼈의 파괴를 억제하는 효과를 가지고 있기 때문에, 골다공증의 예방에 꼭 필요합니다. 50세 미만 성인에서는 하루 1,000mg, 50세 이상 성인에서는 하루 1,200mg의 칼슘 섭취를 권장합니다.

• 비타민 D

비타민 D는 식이를 통한 섭취와 자외선에 의한 피부 합성을 통해 체내로 공급되며 간과 신장을 거치면서 활성형 비타민 D가 되어 장에서 칼슘의 흡수를 증가시키고 뼈의 무기질 침착에 중요한 역할을 합니다. 비타민 D가 결핍되면 뼈가 약해지는 골연화증이 발생됩니다. 경미한 비타민 D 부족은 골밀도의 감소를 초래할 뿐만 아니라 낙상에도 기여하는 것으로 알려져 있습니다. 비타민 D가 풍부한 음식이 많지 않기 때문에 햇볕을 잘 쬐지 않는 사람이나 노인은 비타민 D 부족의 위험성이 대단히 높습니다. 50세 이상의 성인에서는 골다공증의 예방을 위해서, 비타민 D를 하루 800~1,000IU 복용하도록 권장하고 있습니다.

• 운동

젊은 사람에게서 운동은 유전적으로 결정된 최대 골량을 확보할 수 있는 가능성을 증가시킵니다. 최대 골량이 획득된 후 성인에서의 운동은 골량을 더 이상 증가시키지는 않지만, 뼈의 감소를 막을 수는 있습니다. 골다공증 예방을 위해서는 체중 부하 운동이 좋습니다.

운동은 근육 기능에도 좋은 효과를 주며 조정 기능과 균형감을 증가시켜서, 낙상 위험을 크게 감소시킵니다. 걷지 못하는 사람에서는 뼈에 대한 효과는 크지 않고 극히 미미하지만, 근육에 대한 효과 때문에 수영과 수중 운동이 도움이 될 수 있습니다. 운동은 가급적 하루에 30~60분 이상, 1주일에 3-5일 이상 시행하시는 것이 좋습니다.

사실, '골다공증 골절'은 골절 자체에 대한 치료만으로는 부족합니다. '골다공증 골절'은 재골절의 위험성이 크게 증가되기 때문에 골다공증에 대한 적극적인 치료와 함께, 낙상을 예방하기 위한 지속적인 노력이 동반되어야 합니다.

이 대목에서 여러분들께 제가 질문을 한번 드려보겠습니다.

일반적으로 뼈가 약한 골다공증 환자들이 뼈가 잘 부러진다고 알려져 있는데, 골다공증 환자들이 골절 예방을 위해서, 평소에 특정한 한약 처방을 복용한다면, 골절에 대한 실질적인 예방 효과가 생길까요?

정답은, 예스(YES)입니다.

다음의 논문을 살펴보시면, 예스(YES)의 과학적 근거를 확인하실 수 있습니다.

바로 「골다공증 환자들에게, 한약 치료(ex. 두충/단삼/속단/우슬/현호색/계혈등/골쇄보/독활기생탕/향사육군자탕/소경활혈탕 등)를 통한 골절 발생률(골절 발생 빈도)의 감소에 관한 연구 : 대만 인구 기반 코호트 스터디(Decreased fracture incidence with traditional Chinese medicine therapy in patients with osteoporosis : a nationwide population-based cohort study)」라는 논문(SCI(E) 저널인 『BMC Complementary and Alternative Medicine』에 실린, 2019년 2월 출간 논문)입니다.

논문 원문

https://www.ncbi.nlm.nih.gov/pmc/articles/PMC6360787/

이 논문은, 대만 NHIRD(National Health Insurance Research Database)

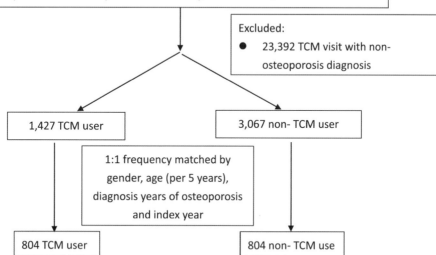

A cohort of 1,000,000 randomly sampled people enrolled in the National Health Insurance Research Database (NHIRD).

54,075 patients were newly diagnosed to have osteoporosis at least 2 outpatient claims or inpatient claim.

37,960 patients were newly diagnosed to have osteoporosis at least 2 outpatient claims or inpatient claim during 2000 to 2010 years

Excluded:
- 113 patients who aged less than 18 year-old.
- 9961 patients who had withdrawn form NIH program within a year of follow-up or diagnosis fracture before new diagnosis of osteoporosis

27,886 patients were newly diagnosed to have osteoporosis at least 2 outpatient claims or inpatient claim during 2000 to 2010 years.

Excluded:
- 23,392 TCM visit with non-osteoporosis diagnosis

1,427 TCM user

3,067 non- TCM user

1:1 frequency matched by gender, age (per 5 years), diagnosis years of osteoporosis and index year

804 TCM user

804 non- TCM use

The recruitment flowchart of subjects from the one million samples randomly selected from the National Health Insurance Research Database (NHIRD) in Taiwan. There were a total of 54,075 osteoporosis patients registered in the NHIRD, with 37,960 patients diagnosed between 2000 and 2010. After ruling out patients with missing information and aged > 18 years, as well as matching 1:1 by sex, age, diagnosis year of osteoporosis, and index year, both groups contained 804 patients

자료(2000~2010년)를 통계적으로 분석하였는데, 2000~2010년 사이에 새롭게 골다공증 진단을 받은 만 18세 이상 환자를 대상으로 하였고, 한약 치료를 받은 골다공증 환자의 골절 발생률 감소를 과학적으로 확인한 내용입니다.

ㄱ. Cox's hazard model estimated hazard ratios(HR)

TCM used (days per year)	N	No. of Event	Hazard Ratio (95% CI)		Hazard Ratio (95% CI)	
			Crude	Adjusted[†]	Crude	Adjusted[†]
Non-TCM users or Chinese herb users < 30 days per year	1245	269	1(reference)	1(reference)	–	–
Chinese herb users (≥ 30 days per year) [‡]						
30–180 days per year	270	43	0.63 (0.46–0.87)**	0.60 (0.43–0.84)**	1(reference)	1(reference)
180 days per year	93	11	0.42 (0.23–0.78)**	0.37 (0.20–0.68)**	0.65 (0.33–1.25)	0.63 (0.32–1.24)

Crude HR[*] represented relative hazard ratio; Adjusted HR[†] represented adjusted hazard ratio: mutually adjusted for age, gender, baseline comorbidity, and urbanization level in Cox proportional hazard regression
*$p < 0.05$, **$p < 0.01$, ***$p < 0.001$

Hazard Ratios and 95% confidence intervals of fracture risk associated with cumulative use day of traditional Chinese herb medicine among osteoporosis patients

특정한 한약(ex. 두충/단삼/속단/우슬/현호색/계혈등/골쇄보/독활기생탕/향사육군자탕/소경활혈탕 등)을 최소 1달 이상 꾸준하게 열심히 처방받아서 복용했던 골다공증 환자 그룹은, 한약 비사용군(또는 1년에 1달 미만으로 즉 너무 적게 처방받아서 잠시만 복용했던) 골다공증 환자 그룹보다, 통계적으로 유의미하게, 낮은 골절 위험도를 보였습니다.

ㄴ. Kaplan-Meier 곡선

특정한 한약(ex. 두충/단삼/속단/우슬/현호색/계혈등/골쇄보/독활기생탕/향사육군자탕/소경활혈탕 등)을 최소 1달 이상 꾸준하게 열심히 처방받아서 복용했던 골다공증 환자 그룹은, 골절 발생율 빈도가, 한약 비사용군(또는 1년에 1달 미만으로 즉 너무 적게 처방받아서 잠시만 복용했던) 골다공증 환자 그룹보다, 통계적으로 유의미하게 낮다는 것을, 아래의

그래프가 명확하게 잘 보여주고 있습니다. 결론적으로, 골절 위험도를 실질적으로 그리고 (경제적 측면에서도 가성비 높게) 감소시키기 위해서는, 적어도 1달~6달 정도의 꾸준한 한약 복용(ex. 두충/단삼/속단/우슬/현호색/계혈등/골쇄보/독활기생탕/향사육군자탕/소경활혈탕 등)이 과학적으로 추천할 만하다라는, 연구 분석 결과입니다.

즉, 적절한 기간(최소 1달 이상) 동안 뼈 건강에 유의미한 효과가 있는 한약 집중 치료는, 골다공증으로 인한 골절 예방에 통계적으로 유의미한 임상적 효과가 있다는 것이, 과학적으로 충분히 입증되었습니다.

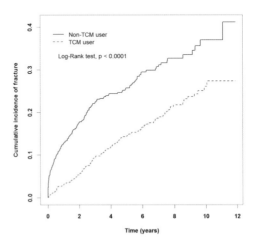

Kaplan–Meier curve of the difference between the TCM user and non-TCM user groups in the development of fracture

또한 2013년 국립 한국한의학연구원에서는, 전통 한약재인 황련(黃連), 황백(黃柏), 치자(梔子), 황금(黃芩)이 들어간 황련해독탕(黃連解毒湯)을 유산균으로 발효시켜서, 골다공증 치료에 효과가 있는 천연물신약 후보 물질을 개발하는 데 성공했다고 밝혔습니다.

국립 한국한의학연구원 연구팀은, 수천년 동안 불면증이나 신경과민 증상 등에 폭넓게 사용되었던 한약 처방인 황련해독탕(黃連解毒湯)을 유산균으로 발효시켜서 동물 실험을 진행하였는데, 이 황련해독탕 기원 물질을 골다공증이 있는 쥐에게 먹였더니

a. 골밀도 감소 현상을 약 52%,
b. 골량 감소 현상을 약 31%

개선하는 것으로 나타났습니다.

이와 같은 결과는, 뼈 성분을 파괴시키는 파골세포의 과잉활성화를 통계적으로 유의미하게 억제하기 때문인 것으로 분석되었습니다. 이번 논문은, SCI(E) 저널인 『BMC Complementary and Alternative Medicine』(IF 2.082)에 게재되었습니다.

그리고 특허 한약(대한민국 특허청 특허번호 제 10-0731160호)인 '접골탕(接骨湯)'의 핵심적인 구성 한약재인 '당귀(當歸)'의 경우 이미 기존의 연구(뼈세포 증식 능력에 관한 당귀의 효능 연구)에서, 당귀가 직접적으로 proliferation, alkaline phosphatase (ALP) activity, protein secretion을 자극하고, 용량에 따라서 type I collagen synthesis of OPC(osteoprecursor cells)-1를 촉진하여서 뼈세포 증식에 관여한다고 학계에 보고된 바 있습니다.

특허 한약(대한민국 특허청 특허번호 제 10-0731160호)인 '접골탕(接骨湯)'은, 보혈(補血) 작용을 하는 당귀(當歸), 천궁(川芎) 등이 핵심적인 한약재가 되어서, 보기(補氣) 작용을 하는 인삼(人蔘) 등과 더불어, 골절 치료에 뚜렷한 임상적 효과가 있는 몇 가지 다른 한약재(황기(黃芪), 구기자(枸杞子), 만삼(蔓蔘), 토사자(菟絲子), 속단(續斷), 석곡(石斛), 보골지(補骨脂) 등)를 특정한 구성 비율로 엄밀히 조합해서, '골절의 2배 빠른 회복' 및 '골절의 지연 유합(Delayed Union) 치료'와 '재골절 예방' 그리고 '골다공증 치료' 등에 모두 임상적으로 큰 효과를 보이는 처방입니다.

이 대목에서 잠깐! 제가 여러분께 임상적인 질문을 하나 드려 보겠습니다.

가족이나 환자 또는 가까운 지인 분께서, 각종 사고(ex. 자동차 사고·스포츠 손상·낙상 등)로 인해서 혹시 뼈가 부러졌을 때(ex. 미세 골절·복합 골절·분쇄 골절·압박 골절·스트레스(피로) 골절 등), 우리 원장님들께서는 과연 어떠한 한의학적인 치료를 전개하고 계신지요?

혹시 정형외과적 수술과 같은 응급 조치 이후에는, 흔히 말하는 '기브스' 등을 하고서, 뼈가 그저 다 붙을 때까지 조용히 지내도록 하는, 즉 시간에만 치료를 맡기는 소극적 상황만을 떠올리고 있지는 않으신지요?

2006년도 'BK 21' 및 '과학기술부/한국과학재단' 우수 연구센터 육성 사업 지원으로 경희대학교 침구경락과학 연구센터에서 수행된 논문인 「접골탕(接骨湯)이 백서(白鼠)의 골절 치유에 미치는 영향」을 자세히 살펴본다면, 보다 적극적이고도 명쾌한, '골절 회복을 위한

한의학적인 방법'이 존재한다는 것을, 다시 한번 새삼 더 잘 확인하실 수 있게 될 것입니다.

이 연구에서는 접골탕(接骨湯)의 실제적 치료 효과를 과학적으로 확인하기 위해서, 흰쥐(白鼠)의 척골(尺骨, ulna)을 의도적으로 부러뜨리고, 접골탕(接骨湯)을 해당 실험 동물에 투여한 후, 시간 경과에 따른 골절 부위의 회복 과정을, 방사선(X-ray) 촬영을 통하여 확인하였습니다.

골절을 유발시킨 그 다음날부터 60일간 하루에 한 번씩 접골탕 10ml/kg(체중)를 주사기를 이용하여 흰쥐(白鼠)의 위(胃)에 직접 투여하였습니다.

60일간 접골탕(接骨湯)을 투여하면서, X-ray 촬영을 통하여 뼈가 접골되는 길이를 살펴본 결과, 접골탕(接骨湯)을 복용시킨 JGT 군에서는 3주째부터 골성장 길이가 0.43±0.27㎜으로 성장하였고, 8주째에는 0.93±0.40㎜로 성장하여 현저한 골절 회복 속도를 보였습니다.

골절 후 아무런 처치도 하지 않은 대조군에서는, 3주째부터 골성장 길이가 0.11±0.19㎜으로 성장하였고, 8주째에는 0.52±0.27㎜로 성장하여 일반적인 골절 회복 속도를 보였습니다.

X-ray 측정을 통하여 골절된 뼈의 성장과 회복 속도를 살펴보았을 때, 접골탕(接骨湯)을 복용한 흰쥐에서, 약 2배 정도 빠르게 골절 상태가 회복되는, 통계적으로 유의미한 효과를 보였습니다. 두 그룹의 시기별로 골(뼈) 성장 길이를 터키 비교(Tukey's comparison)를 이용해서 산출한 결과, 통계적으로 유의미하게 약 2배 정도 더 빠른 속도의 골(뼈) 성장을 보인 것입니다.

물론, 위 논문의 명백한 한계점도 있었습니다. 일단, 동물 표본 숫자가 적었고, 골절 부위 회복에 대해서, X-ray 이외에 가골의 골화 과정을 측정하는 골밀도 측정과 형태학적 관찰이 이루어지지 않아, 접골탕(接骨湯)의 골절 회복 기전(메커니즘)에 대해서 뚜렷하게 밝히지 못한 것은 아쉬운 대목이었습니다.

하지만, X-ray 검사상, 대조군에 비해서, 현저하게(약 2배) 빠른 속도로 골절 상태가 회복된 점은, 골절 치료에 있어, 매우 긍정적인 효과가 있었던 것으로 사료됩니다.

접골탕(接骨湯)은, 국립 한국한의약진흥원(한약진흥재단)에서 주관한 2018년도 [한의약치료기술 공공자원화 사업(한의표준임상진료지침 개발사업단)] '정보화 단계 연구 치료기술'로 선정되었을 뿐 아니라, 2019년도에는 '산업화 단계 연구 치료기술'로도 연속으로 선정(최종 1위)된 바도 있습니다.

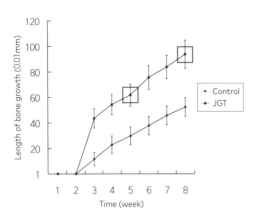

Comparison of bone length growth between two groups. JGT graph represents the bone length growth of the group which received medicine treatment. And control graph represents the group without any treatment.

접골탕(接骨湯)은, (위에서 말씀드렸던, 2배 빠른 골절 회복 뿐만이 아니라) 골다공증 치료 효과에 대해서도, 과학적 검증을 이미 모두 마치고, 현재(2021년 3월) 두 번째 특허(대한민국 특허청 : 복합 추출물을 유효 성분으로 포함하는 골다공증 예방, 개선용 조성물(Composition containing complex extract as an active ingredient for preventing or alleviating osteoporosis)) 심사 단계(특허 출원 번호 : 1020200002489)에 있습니다.

일반적인 피로(스트레스) 골절을 포함해서 각종 자동차 사고·스포츠 손상·낙상 등으로 인해 뼈가 부러졌을 경우, 그리고 평소 골감소증이나 골다공증이 심하게 있어서, 골절이나 재골절이 걱정되시는 경우, 임상적으로 오랫동안 확인되었고 과학적으로도 충분히 검증된, 특허 한약 '접골탕(接骨湯)'이 있음을 떠올리신다면, 2배 빠른 골절 회복 및 (재)골절 예방 그리고 골다공증 치료에 모두 많은 도움이 될 것입니다.

즉, 골다공증 및 골절 환자가, 특허 한약 '접골탕(接骨湯)'을 비롯하여, 과학적·임상적 근거를 갖춘 '뼈 잘 붙는 한약'과 '뼈를 튼튼하게 만드는 한약'을 꾸준히 집중적으로(보통 약 30일~180일 정도) 복용하게 된다면, '2배 빠른 골절 회복'과 '가속화 재활 프로그램 진행 및 재골절 예방' 그리고 '조기 일상 생활 복귀 및 골다공증 치료' 등 총 3가지 측면에 있어서, 임상적으로 큰 도움이 될 것입니다.

(3) 과학적 근거를 갖춘, 연골 보호 한약(cartilage-protection herb)

1) 연골(軟骨, cartilage)의 정의

연골(軟骨, cartilage)은, 흔히 '물렁뼈'나 (딱딱한 뼈가 아닌) '부드러운 뼈'라고도 하는데요, 조직학적으로는 '연골 세포'와 '연골 기질'로 구성됩니다. '연골 기질'의 50~60%는 콜라겐(collagen)이지만, 골(骨) 조직 콜라겐의 주성분이 Ⅰ형인데 반해서, 연골(軟骨) 조직에서는 콜라겐 Ⅱ형입니다. 이 외에도 '연골 기질'에는 당(糖)이 많이 결합하고 있는 글리코스아미노글리칸, 프로테오글리칸, 당단백질 등이 포함되어 있기 때문에 점조도(viscosity)가 높습니다. 끈적끈적한 느낌이 난다는 뜻입니다. 흔히 교원질(膠原質)이라고도 불리는 콜라겐(collagen)은, 대부분의 동물, 특히 포유동물에서 많이 발견되는 섬유 단백질로서, 피부와 연골 등 체내의 모든 결합조직의 대부분을 차지합니다. 콜라겐은 폴리펩타이드 세 분자가 서로 '삼중나선'으로 '꼬인 밧줄'과 같은 형태를 이루고 있습니다. 이러한 특이한 구조 덕분에 콜라겐은 매우 강해서 장력에 잘 견디고 장기간 분해되지 않지만, 섭씨 약 37도 이상의 다소 높은 온도에서는 폴리펩타이드 간 연결이 약해지는 경향을 보이기도 합니다.

2) 연골이 닳아서(or 손상되어서) 아픈 병 = 퇴행성 관절염

퇴행성 관절염(degenerative arthritis)은, 한마디로, '연골이 닳아서(or 심한 교통사고/반복적인 스포츠활동 등으로 인해 손상되어서) 아픈 질병'입니다. 골관절염(osteoarthritis)이라고도 부릅니다. 관절을 보호하고 있는 연골의 점진적인 손상이나 퇴행성 변화 등으로 인해서, 관절을 이루는 뼈와 인대 등에 손상이 함께 일어나서 염증과 통증이 생기는 질환이지요.

일차성(특발성) 퇴행성 관절염의 확실한 원인은 아직 밝혀져 있지 않지만 나이, 성별, 유전적 요소, 비만, 특정 관절 부위 등이 영향을 주는 것으로 추정되고 있습니다.

이차성(속발성) 퇴행성 관절염은, 관절 연골에 손상을 줄 수 있는 외상(부상/사고), 질병 및 기형이 원인이 되는 것으로서, 세균성 관절염이나 결핵성 관절염 후 관절 연골이 파괴된 경우, 심한 충격이나 반복적인 가벼운 외상 후에 발생되는 경우 등이 대표적입니다. '어, 정말이야?' 하고 이상하게 들리실 수도 있겠지만, 관절염에는 나이 제한이 없습니다. 면역력이 약한 10세 이하 어린이들도 관절염에 걸릴 수 있습니다. 감기나 폐렴을 앓은 후에 바이러스나 세균 등에 감염될 때가 바로 그런 경우입니다. 골반 관절에 통증과 함께 발생하는 경우가 많습니다. 보통 만 5~6세 아이들에게서 주로 이런 양상이 나타나게 됩니다.

또한 7~8cm 이상 높은 굽의 하이힐을 오랫동안 신은 20~30대 여성들도 언제든 관절염 환자가 될 수 있습니다. 하이힐의 작고 높은 뒷굽이 체중을 앞쪽으로 쏠리게 해서 관절에 무리를 주기 때문입니다. 이때 연골이 얇아지면서 통증이 유발되지요.

중고등학교 청소년들이나 대학생들의 경우에도, 갑작스럽고 무리한 다이어트와 운동 부족 등으로 뼈와 관절 자체가 약해질 때에도 관절염이 발생할 수 있습니다. 그리고 평소 다리를 꼬고 앉는 등 좋지 않은 자세 습관으로 관절이 뒤틀려서 관절염으로 발전하기도 합니다.

2018년 건강보험심사평가원 통계에 따르면, 골관절염으로 진료받은 환자 수가 2016년 368만 명으로 2012년 328만 명 대비 12.3% 증가했습니다. 특히 20대 젊은 연령층에서도 골관절염 환자 수가 급증했는데요, 2017년 20대 골관절염 환자는 6만6600여 명으로 2013년보다 14.8% 늘어서, 80세 이상과 60대에 이어 세 번째로 높았습니다.

특히 무릎 골관절염이 임상적으로 굉장히 흔하게 나타나는데요, 이것은, 무릎 안쪽의 연골이 손상되거나 퇴행성 변화가 생겨서 발생되는 질환입니다. 무릎에 있는 반월상연골은 허벅지와 종아리뼈 사이에 있는 반달 모양의 연골조직으로서, 무릎 관절의 충격을 줄여주고, 관절 연골에 영양분을 공급해 줍니다. 그리고 무릎 관절의 움직임을 원활하게 해주고, 체중을 받쳐주는 역할도 수행하지요. 반월상연골손상은 이러한 연골 조직을 무리하게 사용하거나 외부 충격이 가해져서 연골이 파열되는 것을 말합니다. 여러 가지 이유들로, 치료를 미루거나 방치하면, 퇴행성 변화를 촉진해서, 무릎 골관절염으로 이어지기 쉽기 때문에 조기 진단과 조기 치료가 매우 중요합니다.

일반적으로 무릎 관절은 경골(tibia)과 대퇴골(femur)의 접촉으로 이루어지는데요, 그 주위에 근육과 힘줄·인대들이 있어서 관절을 안정적으로 유지시킵니다. 뼈의 끝에는 2~4mm 두께의 연골이 있어서, 뼈를 보호해주고, 반달(menisci)이라는 섬유 연골판이 관절 양쪽에 있어서, 관절면을 더 잘 맞춰주고 충격도 잘 흡수해 줍니다. 골관절염(퇴행성관절염)이 가장 흔하게 오는 부위는 바로 무릎 안쪽입니다. 왜냐하면, 걷거나 서 있을 때 체중의 75~90%가 무릎 안쪽으로 쏠리기 때문입니다.

3) 무릎 관절염(Knee Arthritis)의 임상 증상들과 진단 기준

무릎 관절염의 대표적인 임상 증상들은 통증, 피로감, 관절 운동 장애, 가벼운 종창, 관절 주위 압통, 운동 시 마찰음, 골극 형성 같은 것입니다. 주로 무릎 관절 부위에 통증을 느끼거나 이상음이 발생하는 것은 초기 증상입니다. 무릎 관절염 증상은 일반적으로 서서히 진행됩니다. 무릎 관절염이 점점 진행되면서 계단 오르내리기, 기립하기 등과 같은 체중 부하를 받는 운동 시 동증이 발생하는데, 이것은 보통 휴식을 취함으로써 사라지게 됩니다. 그러나 더 무릎 관절염이 진행되면 활액막이 비후되고, 관절액이 증가하고, 근경련이 일어난 후 근위축이나 운동 제한, 관절 잠김, 골결손(骨缺損), 인대 불안정성 등을 나타나게 됩니다.

진료실에서 무릎 관절염 환자들이 흔히 호소하게 되는 실제적인 증상들은 다음과 같습니다.

• 계단을 올라가거나 내려갈 때 무릎이 쑤시면서 아픈데, 앉거나 누워서 쉴 때는 좀 괜찮아요.
• 무릎에서 삐걱거리는 느낌이 나면서 뼈와 뼈가 부딪히는 소리가 크게 나요.
• 무릎을 굽히면 통증이 생기면서 굽히는 동작을 하기 어려워요.
• 무릎 주위 근육이 가늘어지고 힘이 없어져요.

무릎 관절염 진단 기준은 '미국 류마티스 학회(American College of Rheumatology, ACR)'에 의해 제안되었습니다. 무릎 관절염은 통증과 함께 다음 증상 가운데 5가지 이상을 충족할 경우 진단할 수 있습니다.

• 50세 이상의 환자
• 활동 시 관절 염발음(捻髮音:뼈가 마찰될 때 들리는 소리)
• 골 압통
• 골 비대증
• 촉진으로 느낄 수 없는 윤활막 열감
• 적혈구 침강 속도(ESR) 〈 40mm/h
• 비염증성 윤활액

4) 무릎 관절염(Knee Arthritis)의 한의학적 분류

한의학에서는 무릎 관절염을 학슬풍(鶴膝風), 비증(痺症), 역절풍(歷節風), 각기(脚氣)의 범주로 분류하고 있습니다.

a. 학슬풍(鶴膝風) : '무릎이 은은하게 아프면서 학의 다리처럼 무릎 부분이 불거져 튀어나와요'라고 표현됩니다. 풍한습(風寒濕) 등 외적 이유로 인해서 기혈 운행이 막히고, 내적 원인인 노화에 의해서 간신(肝腎)이 모두 쇠약(衰弱)해져서 조직이 손상된 것입니다.

b. 비증(痺症) : '무릎이 시큰거리면서 저리고 묵직한 느낌이 나요'라고 표현됩니다. 풍한습열사(風寒濕熱邪)로 인해서, 기혈 운행이 막힌 것이 원인입니다.

c. 역절풍(歷節風) : '무릎이 붉게 붓고 아프고 밤이 되면 더 심해요'라고 표현됩니다. 외부의 풍한습(風寒濕)이 내부의 기혈과 상박(相搏)하고 응체(凝滯)해서 발생됩니다.

d. 각기(脚氣) : '시간이 갈수록 무릎을 움직이기 힘들고 붓고 아파요'라고 표현됩니다. 수습(水濕)이 기본 원인입니다.

5) 과학적 근거를 갖춘 '연골 보호 한약 (cartilage-protection herb)'

'무릎 관절 건강의 핵심'은 '무릎 연골 조직 보호'에 있습니다. 무릎 관절염 치료의 포인트는 '무릎 연골을 얼마나 잘 사수'하느냐에 달려 있는 것입니다. 연골은 두께가 2~4mm 정도밖에 되지 않습니다. 한번 닳은 연골은 재생이 되지 않기 때문에, 관절염은 예방과 조기발견 및 조기치료가 정말로 중요합니다. '관절 약화'의 '핵심적인 병리적 원인'은 '단백질분해효소'인 'matrix metalloproteinase(MMPs)'의 '과잉활성화'입니다. 골관절염의 발병 원인은 제각기 다를 수 있겠지만, 연골 조직이 파괴되는 기전은 모두 동일합니다. '지나치게 과잉 활성화된 단백질분해효소(MMPs)'가, 연골 세포를 둘러싸고 있는 '세포외 기질'을 직접적으로 분해함으로써, 연골 조직의 점진적 퇴행이 유도되는 것입니다.

약해진 관절을 강화시키기 위한 핵심적인 치료 원칙은 '염증 제거'와 '연조직 재건'입니다. 한의학에서는 무릎 골관절염을 퇴행(Regression)이나 노화(Aging)가 아닌, 약화(Weakness)로 봅니다.

무릎 골관절염 환자가 자신의 관절을 보다 오랫동안, 보다 건강하게 쓸 수 있도록 최대한 돕는 것이 한의학 치료의 목표입니다.

물론, 안타깝게도 이미 연골 파괴가 너무 심하게 진행되어서 뼈의 변형이 있는 환자는 양방에서의 인공관절치환술 등 수술적 치료가 반드시 필요합니다. 다만 수술하기에는 연령이 너무 이르거나 수술 자체에 대해서 큰 거부감을 가진 환자, 그리고 연골 파괴는 별로 심하지 않은데 통증을 느끼는 환자들에게는 한의학적인 비수술적(보존적) 접근이 매우 적합합니다.

과학적 근거를 갖춘 대표적인 연골 보호 한약에는 우슬(牛膝), 방풍(防風), 구척(狗脊), 두충(杜沖), 오가피(五加皮), 대두황권(大豆黃卷), 천수근(天授根), 골쇄보(骨碎補), 녹각교(鹿角膠), 와우교(蝸牛膠), 별갑교(鱉甲膠), 구판교(龜版膠), 아교(阿膠) 등이 있습니다.

2012년 SCI급 국제 전문 학술지인 『eCAM(Evidence-Based Complementary and Alternative Medicine- Impact Factor 2.964)』에 발표된 논문과, 미국 보완·대체의학 분야 학술저널 『차이니즈 메디신』(SCI) 2016년 5월호에 게재된 논문을 각각 살펴보면, 우슬, 방풍, 구척, 두충, 오가피, 대두황권 등의 한약재가, 통계적으로 매우 뚜렷한 연골 보호 효과를 발휘하고 있음을, 과학적으로 잘 확인할 수 있었습니다.

그리고 역시 SCI급 국제학술지인 『파이토테라피 리서치(Phytotherapy Research)』 2010년도 논문과, 영국의 권위 있는 관절 전문 학술지 『Arthritis Research & Therapy』(SCI)에 실린 2012년도 논문을 살펴보면, 녹각교(鹿角膠), 와우교(蝸牛膠), 별갑교(鱉甲膠), 구판교(龜版膠), 아교(阿膠) 등의 한약재 역시, 통계적으로 매우 뚜렷한 연골 보호 효과를 발휘하고 있음을, 과학적으로 잘 확인할 수 있었습니다.

그렇다면, 실제적인 임상 사례를 통해서, 다음과 같은 환자가 혹시 한의원에 내원하였을 경우에는, 과연 어떤 한의약적인 방법으로 해서, 전체적인 한약 처방의 방향을 정하는 것이 좋을런지, 간략하게 한번 생각해 보시면 좋겠습니다.

(임상 사례)

"만 35세 직장인 여성입니다. 2주 전 출근길 아침에, 맞은 편에서 오던 자전거와 크게 부딪히면서, 좌측 무릎 안쪽의 연골이 찢어지고, 좌측 경골에도 골절상을 입어서, 현재 모 대학병원 정형외과에서 응급 수술을 받고 입원 중에 있습니다. 담당 주치의 선생님께서, 아직 골다공증이나 골감소증은 없고 또 나이도 젊어서 골절상은 특별한 후유증 없이 잘 회복될 수 있을 것 같은데, 연골의 경우에는, 지금부터 열심히 잘 관리하지 않으면, 관절이 지속적으로 약해져서, 결국 젊은 나이에도 퇴행성 관절염이 올 수도 있다고 얘기하셔서서 너무나 겁이 납니다. 혹시 연골 치료나 연골 회복에 도움이 될 수 있는 한약이 있을까요?"

위의 환자는 현재 골절상(좌측 경골)이 기본적으로 있는 상황이기 때문에, 특허 한약 '접골탕(接骨湯)'을 비롯하여, 본론에서 소개해 드렸었던 과학적·임상적 근거를 갖춘 '뼈 살 붙는 한약'을, 염증기(inflammation phase)와 복원기(reparative phase) 및 재형성기(remodeling phase) 단계에 따라서, 각각 화어활혈(化瘀活血)·접골속근(接骨續筋)·보기양혈(補氣養血)과 건장근골(健壯筋骨) 원칙에 따라 배오(配伍)하되, 연골 회복에도 함께 임상적 도움을 주기 위해서, 위에서 언급해 드린 과학적 근거를 갖춘 '연골 보호 한약(cartilage-protection herb)'을 선택적으로 가미(加味)하는 방식으로, 전체적인 한약 처방의 구성 방향을 정하는 것이 좋겠습니다.

(4) 뼈골절 회복에 좋은 음식
(Best Foods For Your Broken Bones)

한의원 진료실에서는 골절(fracture) 환자를 상당히 자주 치료하게 되는데, 거의 대부분의 골절 환자나 골절 환자 보호자 분들께서 공통적으로 하시는 핵심적인 질문이 하나 있습니다. 그 질문은 바로, 골절된 뼈를 더 빨리 그리고 제대로 잘 회복시키는데 도움이 되는 좋은 음식을 꼭 좀 추천해 달라고 하는 것입니다. 몇 달 전(2021년 2월)에 미국에서 큰 골절 부상을 당한 골프 황제 타이거 우즈 역시도, 그 가족분들이 담당 주치의 선생님한테, 뼈골절 회복에 좋은 음식에 대해서 분명히 질문했을 것으로 생각합니다. 어린이나 청소년 골절 환자는 물론이고, 특히 뼈가 평소에 약한 편이고 골감소증이나 골다공증을 기저질환으로 가진 중년 여성분들이나 어르신(노인)들의 골절 상황에서는 아주 진지하고 또 심각한 분위기에서 소위 '뼈골절 회복에 좋은 음식'에 내한 질문을 던시시세 됩니다.

뼈는 지속적으로 생성(조골세포)과 파괴(파골세포)의 과정을 반복하는데, 나이가 들면서 골밀도가 점점 약해집니다. 즉, 뼈의 질이 나빠지면, 아주 가벼운 충격에도, 실금이 생길 수 있고, 심하게 골절된 경우, 빠르게 잘 회복하기가 너무 어렵고, 재골절 확률이 유의미하게 높아지며, 재수술·재입원·사망율 증가와도 통계적으로 매우 유의미한 상관성이 있기 때문에(특히 고관절 골절이나 척추 골절), 한마디로 '골절 후유증'은 대단히 심각하고 중요한 치료적 대상이 됩니다.

양방 진료실에서 매우 흔하게 환자들에게 처방되고 있는 양약인 골흡수억제제 (비스포스포네이트 (Bisphosphonate) 제제)는,

어느 정도 골다공증 골절의 예방에 기여하고는 있지만, 드물게는 턱뼈 괴사나 비전형 대퇴골골절 및 척추 체내 균열(골다공증성 골절 환자의 뼈가 정상적으로 붙지 못하고 척추 주변 조직의 괴사로 척추 사이 틈이 생긴 것) 등의 심각한 부작용이 생길 수 있기 때문에, 반드시 전문가와의 심도 깊은 상담 후에, 처방받으셔야 합니다.

또한 스테로이드제·항경련제·위산과다 억제제·항정신병제 등의 양약들도, 오랜 기간 장기적으로 복용하면, 오히려 골다공증의 중요한 원인이 될 수도 있으므로, 해당 환자가 내분비(호르몬) 질환이나 위장관 질환 등 대사성 질환을 겪고 있다거나 스테로이드제와 같은 양약을 오랫동안 복용하고 있었다면, 반드시 골다공증과 뼈건강에 대한 정기적인 검사와 체크를 받으셔야 합니다.

그리고 소아(어린이)와 청소년의 성장판은 뼈보다 약한 연골로 구성되어 있어서 외력에 약한 편인데, 성장판이 골절 사고 등으로 인해서 손상되면, 아이가 점점 성장함에 따라서 다친 팔이나 다리의 길이가 짧아지거나 휘어지는 등의 변형이 나타날 수 있습니다. 소아(어린이)와 청소년 골절 환자의 약 15~20%에게서 성장판 손상으로 인해서 팔·다리가 짧아지는 골절 후유증이 나타난다는 임상 논문 보고도 있기 때문에, 어른과 어린이 모두, 한번 골절 사고가 있게 된 다음에는, 골절 사고 초기부터 골절 후유증 예방을 위해서 최선을 다해 충분한 집중 치료가 필요합니다.

이와 같은 기본적인 관점에서, 과학적으로 충분히 입증된 '뼈골절 회복에 좋은 음식(Best Foods For Your Broken Bones)'을 아래에 정리해서 말씀드려 보겠습니다.

• 자두

치아가 안 좋으신 노인(어르신) 분들에게 골절 후유증 관리에 도움이 되고, 뼈골절 회복에도 좋은 음식으로는, 우선 '자두'를 추천드릴 수 있습니다. 자두에는 뼈 건강에 좋은 비타민 K가 풍부합니다. 비타민 K는 뼈가 만들어지는 대사 과정을 촉진해서, 골밀도를 높여주어서, 골절을 회복하고 골절 후유증을 극복하는데 있어 많은 도움이 됩니다. 또한 자두에는 항산화 물질 중 하나인 폴리페놀도 많이 함유되어 있는데, 폴리페놀은 뼈를 파괴하는 파골세포의 수를 줄여줍니다.

특히 말린 자두 '푸룬'은 국제 골다공증재단(NOF)에서 '뼈 건강을 위한 음식'으로 선정하기도 했으며, 비타민K, 구리, 붕소 등의 미네랄과 비타민이 풍부합니다. 실제로 미국 플로리다 주립대학교의 최근 연구 결과에 따르면, 폐경기(갱년기) 중년 여성 160명이 말린 자두 '푸룬'을 12개월 동안 꾸준하게 먹은 결과, 골밀도가 1년 전에 비해서 통계적으로 유의미하게 향상되었습니다.

• 두유

두유도 함께 추천드릴 수 있습니다. 두유는, 액체 성분이라서 몸에서 쉽게 잘 흡수되고, 소화도 잘 됩니다. 일반 두유보다는 검은콩으로 만든 검은콩 두유가, 칼슘 함유량이 더 높습니다.

단, 두유를 먹을 때 당분 함량이 높은 음식은 칼슘 배설을 촉진하기 때문에, 가급적이면 함께 먹지 않는 것이 좋겠습니다.

• 콩

콩은 식물성 단백질이 풍부한 음식으로 잘 알려져 있습니다. 그 중에서도 '병아리콩'은 일반적인 콩 종류보다 단백질과 칼슘이 더 풍부하게 많이 함유되어 있습니다. 특히 칼슘 함량은 100g당 45mg으로, 완두콩보다 약 2배 정도 더 많습니다.

'병아리콩'은 열량도 낮은 편이라서 '슈퍼 곡물'로 불리기도 합니다. 밥에 넣어서 먹어도 좋고, 으깬 뒤에 아보카도나 크림치즈를 섞어서 빵에 발라 넣으면 색다른 맛을 즐길 수도 있습니다.

• 견과류

견과류도 뼈골절 회복에 좋은 음식입니다. 견과류에 많이 들어 있는 오메가3 지방산은, 뼈 건강에 큰 도움을 줍니다. 오메가3는 우리 몸에서 뼈를 만드는 역할을 수행하는 조골세포 형성에 상당한 도움을 줍니다. 또한 견과류에는 칼슘과 단백질 성분도 풍부합니다.

견과류를 먹을 때에는 한 가지 견과류를 먹는 것 보다는, 다양한 견과류를 먹는 것이 좋습니다. 다만, 견과류는 열량이 높은 편이므로, 하루에 한 줌 정도만 먹는 것이 바람직합니다.

• 치즈

치즈도 뼈골절 회복에 도움이 되는 음식입니다. 기본적으로 모든 유제품에는 칼슘과 단백질이 풍부합니다. 특히 그 중에서도 치즈는 소화·흡수율이 다른 유제품들보다 높아서, 장이 약하고 예민한 영유아나 어린이 및 노인(어르신)분들이 섭취하기에도 매우 적합합니다.

치즈에 들어간 비타민 B2는 근육 조직을 유지하고 세포 성장을 돕는 역할을 수행합니다. 다만 치즈는 포화지방 함량이 높은 편이라서, 비만이나 고지혈증이 있는 경우에는 저지방 치즈 제품을 선택하는 것이 좋겠습니다.

• 홍화씨

홍화씨는 국화과 식물인 홍화(紅花)의 씨앗으로서, 백금·칼슘·마그네슘 성분이 많아서 뼈에 금이 가거나 골절 부상으로 뼈가 부러졌을 때 먹으면 골절 회복에 도움이 됩니다. 한의학적으로 홍화씨는 기본적으로 뭉친 어혈(瘀血)을 풀어주는 등 해독(解毒) 작용을 하면서 혈액 순환을 개선시켜 줌으로써, 골절 초기(염증기) 회복에 도움이 된다고 알려져 있습니다. 홍화씨는 혈중 콜레스테롤 농도를 의미있게 저하시키는 작용을 함으로써 동맥경화증, 고지혈증, 고혈압 등 순환기 질환의 예방과 치료에도 어느 정도 효과가 있습니다. 또한 뼈를 튼튼하게 해서 골절, 골다공증, 골형성부전증 등에도 치료 효과가 있습니다.

홍화씨가 골밀도를 높인다는 과학적인 연구 결과도 발표되었습니다. 부산대학교 구강생물공학연구소가 골다공증 및 골감소증 환자들에게 홍화씨 추출물을 매일 90~120㎎씩 제공한 이후 3개월이 지나자, 환자들의 골밀도가 통계적으로 유의미하게 개선되기 시작했고, 약 12개월 뒤에는 환자들의 골밀도가 약 31%까지 증가했습니다. 단, 홍화씨는 달여 먹거나 곱게 갈아 먹어야 위장에 부담이 덜 합니다. 평상시 위장관의 소화력이 약한 사람들이 먹을 경우에는, 설사나 복통과 같은 소화기 계통의 부작용이 나타날 수도 있습니다. 특히 임신한 여성분들은, 가급적 홍화씨를 먹지 않는 것이 좋겠습니다.

(5) 나가며 - '유비무환(!)' 시대의 마감을 위하여

폭설과 폭우 이후 오히려 상담 문의와 예약 전화가 더욱 빗발치는 의료기관, 날이 갈수록 폭발적으로 늘어나는 남녀노소 생활 스포츠 활동 및 국가대표급 엘리트 선수들의 강도 높은 훈련 및 시합 과정에서 비롯된 스포츠 골절 손상에 대해 전문적인 한방 재활 프로그램을 운영하는 의료기관, 자동차 사고를 비롯한 심각한 재난적 상황에서 비롯된 골절 손상에 대해 골절 후유증 관리를 선도할 수 있는 의료기관, 산업 재해에 따른 골절 부상을 전문적으로 관리할 수 있는 따뜻한 의료기관, 어르신들의 거동 장애(또는 거동 장애 증후군) 개선에 실질적인 임상적 도움을 줄 수 있는 의료기관, 골절 불유합이나 골절 지연유합·부정유합 등 골절에 대한 양방 의료기관에서의 불완전한 치료에 대해 의미있는 대안을 제시할 수 있는 의료기관, 어르신들의 기대 수명이 점점 늘어나는 만큼 더더욱 성장

가능성이 높은 의료기관의 책임자가 되는 길은 바로, 골절·골다공증 환자에 대한, 과학적 근거를 갖춘 한의약적 치료법 분야에 얼마나 많은 시간을 투자해서 연구에 집중하느냐에 달려 있다라고, 감히 말씀드리고 싶습니다.

지금까지 총 508개까지 공식적으로 발표(중국)된 '중의우세병종'(中醫優勢病種, Diseases that Traditional Chinese Medicine is Better at Treating) 중에, 골절 질환(특히 생명과 직접적인 상관성이 높은 노인성 고관절 골절 및 갈비뼈 골절)과 골다공증(골감소증) 질환이 모두 당당히 포함되어 있음을 감안했을 때, 앞으로 더욱 자신감을 가지고 또 서로 지혜를 모아서 '한방 골절 치료 및 골절 예방 클리닉' 활성화를 위해, 보다 열심히 깊이 있는 연구를 함께 수행해 나가면 좋겠습니다.
감사합니다.

'과학적 근거를 갖춘, 골절·골다공증 환자에 대한 한의약적 치료법'과 관련해서, 혹시 심화 보충 자료(해외 논문 번역 등)가 더 필요한 분들께서는, 아래의 링크를 한번 참조해 주세요.
서초 아이누리한의원 접골탕 관련 논문 자료 모음
https://scinuri.modoo.at

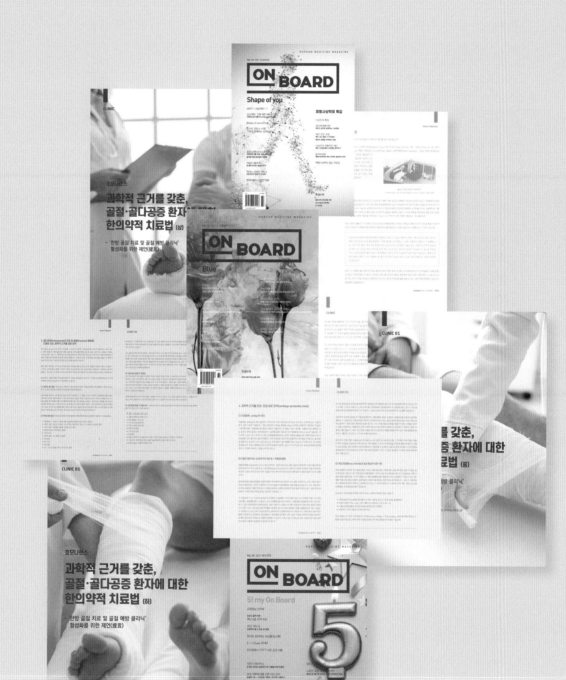

3

골다공증 양약(특히 비스포스포네이트) 처방을 꾸준히(만 4년 이상) 받아왔던
골다공증 환자(특히 50세 이후 여성)의 치과 치료(발치 또는 임플란트) 진행시,

골다공증 양약(특히 비스포스포네이트)에 대한 유의미한 보완(대체) 후보로서의 과학적 근거를 갖춘 보간신강근골(補肝腎強筋骨) 계열의 골다공증 치료 한약의 임상적 가치

이 글(100p.~105p.)은 한의학 전문 계간지 『온보드(On Board)』 2022년 가을호에 게재될 내용으로 앞의 글과 마찬가지로 현직 한의사 선생님들을 독자로 상정하고 작성되었음을 잘 감안하고 읽어주시기 바랍니다. 따라서 이 책의 다른 부분들과 일부 중복되는 내용이 있음을 미리 밝힙니다.

A 우선 최근 본원(서초아이누리한의원)에서 진행했던 실제 비대면 진료(전화상담 및 처방) 임상 사례(3 케이스)를 한번 살펴보겠습니다.

1

K님(만 60세 여성, 경기도 고양시 거주)
임상 사례

골다공증 진단을 받은 지가 약 6~7년 이상 됩니다. 5년 이상 꾸준하게 골다공증 양약(비스포스포네이트)을 복용했는데, 골밀도 수치상으로는 별로 긍정적인 호전 효과가 없어서, 내복약(비스포스포네이트)에 비해서 조금 더 효과가 좋다라고 하는 (6개월에 한번씩 맞는) 골다공증 주사도 정기적으로 맞았습니다. 그런데 얼마 전부터 치과에서 임플란트 시술을 해야 되는 상황이 생겨서 (치과 선생님의 강력한 지시로) 골다공증 주사를 완전히 끊고서,

현재 임플란트 시술을 진행하고 있습니다. 골다공증 치료를 못하는 바람에 뼈가 갑자기 많이 약해져서 그런지, 최근(2022년 3월) 밤에 자다가 일어서려다가 넘어지면서 (우측) 갈비뼈 골절(5번)이 있었습니다. 약 1달 정도 경과 후 그럭저럭 회복이 되었는데요, 며칠 전에는 또 집안일 하다가 화분에 부딪히면서 (좌측) 새끼 발가락 골절이 되었어요. 멍이 시퍼렇게 들고 통증과 붓기가 너무 심해서 당장이라도 정형외과 병원에 가고 싶었지만, 코로나 확진이 되어 있던 상황이라(자가 격리가 되어서) 부상 이후 정형외과 병원에 바로 못 갔습니다. 그래서 발가락 부상 이후 10여일만에 병원에 가서 엑스레이와 CT를 찍었고 골절 확인을 받았습니다. 만일 제대로 완전하게 뼈가 안 붙게 되면, 핀을 박아넣는 수술을 해야 하니까 당분간은 충분한 주의를 기울여야 한다고 신신당부 하시더라구요. 최근에 검사한 골밀도

수치는 (평균) 마이너스 2.8 정도 되었던 것 같아요. 160cm 47kg 마른 체형이구요. 평소에 소화가 잘 안 됩니다. 자주 체합니다. 가스도 많이 차구요. 기관지도 안 좋은 편(가래와 기침 증세가 자주 있음)입니다. 특별한 기저질환은 없고, 약간의 저혈압이 있습니다. 10여년 전에도 (좌측) 손목뼈 골절로 철심을 박은 적이 있습니다. 늘 뼈 때문에 병원 신세를 주로 지게 됩니다. 임플란트 시술을 계속 진행해야 하는 동안에 (철저하게 금지된 골다공증 양약 대신에) 뼈 관리와 골다공증 치료(골절 예방)에 도움이 될 수 있는 좋은 한약 처방을 좀 진행해 주시면 좋겠습니다.

2

J님(만 84세 여성, 경기도 수원시 거주)
임상 사례

골다공증 양약(비스포스포네이트)을 굉장히 오랫동안(10년 이상) 복용했습니다. 하지만 골밀도 수지는 현재 마이너스 5 상태로 너무 안 좋은 상황입니다. 1달 전에는 골시멘트 수술(요추 4번)을 받은 상태이구요. 약 9년 전에는 교통사고로 다리뼈 골절이 있었습니다. 당시에는 그나마 나이가 70대였었고 물리치료와 침(鍼) 치료 등을 통해서 나름 자연 회복이 잘 되었었는데, 2년 전에는 의자에서 일어서려다가 엉덩방아(낙상)를 찧는 바람에 척추 압박골절이 또 생겼습니다. 그 이후로는 보행이 상당히 많이 곤란했었고, 지속적으로 허리 통증과 함께, 엉덩이와 무릎 사이 부위의 불편감(쑤심과 저림)이 나타났습니다. 이번에 골시멘트 수술을 받으면서, 골다공증 확인을 위해서 골밀도 검사를 다시 받는데, 마이너스 5가 나와서 충격이었습니다. 145cm 38kg 입니다. 많이 먹어도 별로 살이 잘 안 찌는 체질입니다. 골다공증 양약을 복용한 이후로

변비 부작용이 생겼습니다. 허리도 많이 굽어 있습니다. 치아도 안 좋은 상태라서, 임플란트 시술도 곧 받아야 합니다. 치과 선생님은 임플란트 시술 모두 다 마무리될 때까지 당분간 골다공증 양약(비스포스포네이트)을 반드시 끊어야 한다고 했는데요, 골다공증 양약(비스포스포네이트)을 복용하지 못하는 기간 동안, 뼈를 튼튼하게 해주고 골절 예방(골다공증 치료)에도 도움이 될 수 있도록, 좋은 한약 처방 잘 좀 진행해 주세요.

3

Y님(만 73세 여성, 서울특별시 서초구 거주)
임상 사례

골다공증 양약(비스포스포네이트)을 오랫동안(12년 이상) 복용했습니다. 최근에 이빨(치아)이 안 좋아서 치과에 가서 검사를 받았는데 임플란트 시술을 받아야 하는 상황이라고 얘기를 들었습니다. 그러면서, 복용하고 있는 골다공증 양약(비스포스포네이트)은, 턱뼈 괴사 같은 심각한 부작용이 생길 수 있으니까, 당분간(임플란트 시술을 시작하기 약 2~3달 전부터 반드시 끊고, 임플란트 시술이 완전히 끝난 이후로도 몇 개월 동안은) 꼭 끊어야 한다고 치과 선생님께서 아주 강조해서 말씀해 주셨습니다. 골밀도 수지는 그래도 다행히 12년 전에 비해서는 많이 좋아졌다고 얘기를 들었습니다. 작년(2021년)에 왼쪽 손목 골절 부상(의자에 올라갔다가 낙상 과정에서 왼쪽 손목을 바닥에 짚다가)이 있어서, 현재 왼쪽 손목에 철심을 박아 넣은 상태입니다. 158cm 56kg 입니다. 특별한 기저질환은 없습니다. 임플란트 시술을 준비하고 계속 진행하는 동안(앞으로 최소 6~7개월)에 골다공증 양약(비스포스포네이트) 대신에 뼈 관리와

골다공증 치료(골절 예방)에 도움이 될 수 있는 좋은 한약 처방을 좀 진행해 주세요.

B 비스포스포네이트(bisphosphonate)를 중심으로 해서, 골다공증 양약에 대해 간략하게 정리해 보겠습니다.

1

우리 몸에는 새로운 뼈를 만드는(생성하는) 조골세포(osteoblast)와, 노화가 되어서 불필요하게 된 뼈 조직을 파괴하는(없애주는) 파골세포(osteoclast)가 존재하고 있습니다. 뼈의 양이 증가하거나 감소하는 것은, 뼈에 있는 이 2가지 종류의 세포 즉 조골세포(osteoblast)와 파골세포(osteoclast)의 기능에 의해 좌우됩니다. 뼈를 만드는(생성하는) 세포 기능을 '골형성(ossification)'이라고 부르고, 뼈를 파괴시키는(없애주는) 세포 기능을 '골흡수(bone resorption)'라고 합니다. 골형성에 비해 골흡수가 과도하거나 골형성 기능이 떨어진 경우, 뼈의 양이 감소되어서 결국 골다공증이 생기게 됩니다. 골다공증 양약은, 골형성을 촉진하거나 골흡수를 억제함으로써, 뼈의 양이 감소되는 것을 막아주거나 뼈의 양을 증가시키는 것입니다.

2

골다공증 양약은, 작용하는 기전(mechanism)에 따라서 크게 '골흡수 억제제'와 '골형성 촉진제'로 분류됩니다.

골흡수 억제제로는 칼슘 제제, 비타민D 제제, 비스포스포네이트(bisphosphonate) 제제, 에스트로겐 효능제/길항제, 에스트로겐 제제가 있고, 골형성 촉진제로는 부갑상선호르몬 제제인 테리파라타이드 주사제가 있습니다.

이 중에서도 비스포스포네이트(bisphosphonate)는 강력한 골흡수 억제제로서, 전 세계적으로 그리고 국내(대한민국)에서도 골다공증 치료 목적으로 가장 널리 처방되고 있습니다. 비스포스포네이트(bisphosphonate)는 파골세포 안으로 들어가서 파골세포 분화 작용을 억제함으로써 척추 및 대퇴골 골밀도를 5~10% 정도 유의미하게 증가시키고, 척추 및 비척추 골절을 40~50 % 정도 감소시키는 것으로 보고되었습니다.

비스포스포네이트(bisphosphonate)는 경구제와 주사제가 있는데, 우선 경구제로는 Alendronate, Risedronate, Ibandr onate가 사용되며, 주사제로는 Ibandronate, Pamidronate, Zoledronate 등이 골다공증 예방과 치료 목적으로 보편적으로 사용되고 있습니다.

3

비스포스포네이트(bisphosphonate)는 경구 투여하는 경우 식도염과 위장 장애(구토, 삼킴곤란, 오심, 속쓰림, 위궤양 등)가 부작용으로 흔히 생길 수 있고, 비스포스포네이트(bisphosphonate)를 장기간(만 4년 이상) 투약한 환자에게서는 '턱뼈 괴사'나 '비전형 대퇴 골절(atypical femur fracture)' 부작용이 생길 수 있는 것으로 학계에 이미 널리 보고되었습니다.

턱뼈가 썩는 악골괴사(necrosis of jaw bone, 顎骨壞死)는 '비스포스포네이트 관련 뼈괴사(bisphosphonate-associated osteonecrosis)' 중 가장 대표적인 부작용입니다. 과거 BRONJ(bisphosphonate related osteonecrosis of the jaw)로 보고된 이후, 최근 BRONJ는 MRONJ(medication related osteonecrosis of the jaw)로 개명되었는데, 이것은 RANKL(Receptor Activator of Nuclear factor Kappa-B ligand, 랭클) 항체 계열 골흡수 억제제인 데노수맙(denosumab)과 신생 혈관 억제제인 베바시주맙(bevacizumab)에서도 턱뼈 괴사가 발생하는 상황을 고려한 것입니다.

발치나 임플란트 시술과 같은 치과 치료를 받아야 하는 골다공증 환자(특히 여성)의 경우에는 여러 가지로 상당한 주의와 관리가 필요합니다.

골다공증 양약(특히 비스포스포네이트(bisphosphonate))을 복용했다고 해서 모든 환자들의 턱뼈가 괴사하는 것은 아니지만,

a. 비스포스포네이트(bisphosphonate)를 만 4년 이상 지속적으로 처방받았던 환자
b. 만 65세 이상의 높은 연령(특히 여성)의 환자
c. 불량한 구강 위생 상태를 가진 환자
d. 발치(여러 가지 이유로 치아를 뽑는 것) 또는 구강외과적 수술(특히 임플란트 등)을 받아야 하는 환자
e. (다양한 질병 치료의 목적으로) 스테로이드(steroid)를 복용한 환자
f. 항암제(특히 신생 혈관 억제제(anti-angiogenic agent))를 투여해야 하는 암환자
g. 음주
h. 흡연

등의 위험인자를 1개 이상 가지고 있는 경우에는, 치과 치료(특히 발치 또는 임플란트 시술)를 시작하기 최소 2(~3)개월 전부터 치과 치료(특히 발치 또는 임플란트 시술)를 성공적으로 마무리한 이후까지(일반적으로 최소 2~6개월 정도) 골다공증 양약(특히

비스포스포네이트(bisphosphonate))을 반드시 끊은 다음에, 치과 치료(특히 발치 또는 임플란트 시술)를 턱뼈 괴사와 같은 심각한 부작용 없이 안전하게 받는 동안에 발생할 수 있는 (반대 급부로서의) 심각한 골절 부상(특히 골다공증성 골절)을 예방하기 위해서, (부작용이 많은 비스포스포네이트(bisphosphonate)와는 전혀 다른) 대안적인 골다공증 치료약으로 꼭 보완(대체)해서 환자의 뼈(골다공증과 골감소증)를 효과적으로 튼튼하게 잘 관리해 줄 필요가 있습니다.

C 골다공증 환자 100만 명 시대 : 골다공증은 '소리 없는 살인자'

1

대한민국은 이미 골다공증 환자 100만 명 시대에 진입했습니다. 건강보험심사평가원 통계에 따르면 2020년 한해 동안 105만 4892명이 골다공증으로 의료기관을 찾았습니다. 대한골대사학회가 발간한 '골다공증 및 골다공증 골절 팩트시트 2019'에 따르면 국내 50세 이상 인구의 골다공증 유병률은 22.4%, 골감소증 유병률은 47.9%에 달했습니다. 50세 이상 성인 5명 중 1명이 골다공증을 앓고 있다는 의미입니다. 여성의 골다공증 유병률은 37.5%로, 남성(7.5%)보다 5배 가량 높았습니다. 여성은 연령이 10살 증가할 때마다 골다공증 유병률이 2배씩 증가해서, 만 70세 이상인 경우에는 68.5%까지 골다공증 유병율이 치솟았습니다.

골다골증(골감소증)은 어르신(특히 여성)들의 삶의 질을 급격히 악화시키는 대표적인 질병입니다. 그 중에서도 특히 골다골증성 골절은 통증·기형·보행(거동) 장애를 일으킬 뿐만 아니라, 합병증으로 인한

폐색전증·감염·기저질환 악화를 유발해서 결국 사망으로까지 이어질 수 있습니다. 50세 이상 고관절 골절 환자 5명 중 1명이 골절 부상 이후 1년 이내에 사망했습니다. 유방암 사망률과 유사한 엄청나게 높은 사망율입니다. 골다공증을 소리 없는 살인자라고 부르는 이유이기도 합니다.

이렇게 삶의 질(QOL, quality of life)을 크게 저하시키고 사망율도 상당히 높은 위험한 질병이지만 여전히 골다공증을 가벼운 질병으로만 여겨서 그냥 방치하시는 분들이 안타깝게도 너무나 많습니다. 골다공증 환자 10명 중 4명은 의료서비스(양의학 또는 한의학 모두)를 전혀 이용하지 않고 있습니다.

특히 평소 뼈에 관한 건강 증진에 대하여, 한의약적인 관리와 치료에 전혀 무관심했던 골다공증(골감소증) 환자들(특히 폐경기(완경기) 이후(50세 이상 연령의) 여성 어르신)이 결국 한의원을 방문(또는 비대면 전화 진료 신청)하게 되는 경우는,

a. (낙상, 스포츠 손상, 자동차사고, 폭력 사건, 재난 사고 등으로 인해) 골절 부상을 당한 이후, 보다 빠른(신속한) 골절 회복(사회 복귀)과 각종 합병증 예방 및 재골절 방지를 위해서

그리고

b. 발치나 임플란트 시술 등 치과 치료를 꼭 받아야 하는 상황 즉 치과 치료 도중에 생길 수 있는 턱뼈 괴사와 같은 골다공증 양약의 부작용을 방지하기 위해서 골다공증 양약(특히 비스포스포네이트(bisphosphonate))을 상당 기간 동안(일반적으로 최소 2~6개월 정도) 끊어야만 하는 상황에서, 대안적으로(골다공증

양약 대신) 부작용 없이 안전하게 BMD(bone mineral density, 골밀도)를 통계적으로 유의미하게 증가시키고 뼈를 튼튼하게 만들어 주는데 도움을 주는 과학적 근거를 갖춘 안전한 한약 처방을 받기 위해서입니다.

2
한의학 최고의 강점은 개인 맞춤형 의료(personalized medicine) : 골다공증 골절 치료와 관리도 앞으로는 과학적 임상적 근거를 갖춘 1:1 맞춤 한약 처방으로 진행될 필요가 있습니다.

a. 국립 한국한의학연구원(2013)에서는, 전통 한약재인 황련(黃連), 황백(黃柏), 치자(梔子), 황금(黃芩)이 들어간 '황련해독탕(黃連解毒湯)'을 유산균으로 발효시켜서, 골다공증 치료에 효과가 있는 천연물신약 후보 물질을 개발하는 데 성공했다고 밝혔습니다. 한국한의학연구원 연구팀은 불면증이나 신경과민 증상에 주로 사용되던 한약인 '황련해독탕(黃連解毒湯)'을 유산균으로 발효시켜서 실험을 진행하였는데, 이 '황련해독탕(黃連解毒湯)' 기원 물질을 골다공증이 있는 쥐에게 먹였더니 (1) 골밀도 감소 현상을 약 52% (2) 골량 감소 현상을 약 31% 개선하는 것으로 나타났습니다. 뼈 성분을 파괴하는 파골세포의 과잉활성화를 효과적으로 억제하기 때문인 것으로 분석되었습니다. 이 논문은, SCI(E) 저널인 'BMC Complementary and Alternative Medicine'(IF 2.082)에 게재되었습니다.

b. 특허 한약(대한민국 특허청 특허번호 제 10-0731160호) 접골탕(接骨湯)의 주요 성분인 당귀(當歸)의 경우 이미 기존의 연구(뼈세포 증식 능력에 관한 당귀의 효능 연구)에서,

당귀(當歸)가 직접적으로 proliferation, alkaline phosphatase (ALP) activity, protein secretion을 자극하고, 용량에 따라서 type I collagen synthesis of OPC(osteoprecursor cells)-1를 촉진하여서 뼈세포 증식에 관여한다고 이미 학계에 보고된 바 있습니다.

c. 골다공증(Osteoporosis)에 대한 한의약 연구:무작위 대조군 연구들(RCTs)에 대한 체계적 문헌 고찰(Chinese Herbal Medicine for Osteoporosis:A Systematic Review(SR) of Randomized Controlled Trials(RCTs))이라는 논문을 살펴보면, 적절한 한약 처방(특히 보간신 강근골(補肝腎 强筋骨) 계통의 한약 처방)이, 골다공증 치료에 있어, 위약(placebo, 僞藥) 또는 표준적인 항골다공증 양방 요법(양약) 제제와 비교했을 때, BMD(bone mineral density, 골밀도)를 통계적으로 더 유의미하게 증가시킬 수 있다는 결론을 확인할 수 있습니다. 특히, 골다공증 치료 기간이 만 12개월 이상인 장기 치료 케이스에서의 한약 치료는, 고관절 골밀도를 더욱 분명하고 효과적으로 증가시킬 수 있다고 학계에 정식으로 보고되었습니다. 이 논문은, Evidence-Based Complementary and Alternative Medicine(2013년, SCI 국제 학술지)에 게재되었습니다.

d. 특정한 치과 치료(발치 또는 임플란트 시술) 진행 기간(일반적으로 최소 2~6개월 정도) 동안 골다공증 양약(특히 비스포스포네이트(bisphosphonate))에 대한 유의미한 보완(대체) 후보로서의 과학적 근거를 갖춘 특허 한약 접골탕(接骨湯)

2배 빠른 골절 회복 속도를 과학적으로 입증한 특허한약 접골탕(接骨湯)은, 대한민국 특허(특허번호 제 10-0731160호)를 이미

취득함으로써 국가로부터 과학적인 효과성과 우수성을 이미 인정받았을 뿐 아니라, 국립 한국한의약진흥원에서 공개적으로 진행한 2018년도 '한의약치료기술 공공자원화 사업(한의표준임상진료지침 개발사업단)'의 정보화 단계 및 산업화 단계 연구 치료기술로 모두 선정(최종 1위)되어서 골절 뿐 아니라 골다공증(osteoporosis)에 대해서도 유의미한 임상적 효과를 발휘하고 있음을 과학적으로 확인(논문 출간 예정)하였으며, 이 실험 결과를 바탕으로 해서, 현재 대한민국 특허청에서 골다공증 예방 개선용 조성물(Composition containing complex extract as an active ingredient for preventing or alleviating osteoporosis) 심사 단계(특허 출원 번호 : 1020200002489)에 있습니다.

4

특허한약 접골탕과 자연동(산골)의 학술적 비교

뼈가 부러졌을 때(골절 부상), 보다 신속하고 완전한 회복을 위해서, 특허 한약 접골탕
(接骨湯)을 먹을까요, 아니면 산골(자연동) 캡슐(가루)을 먹을까요?

특허 한약 접골탕(接骨湯) vs 산골(자연동) 캡슐(가루)

	특허 한약 접골탕(接骨湯)	산골(자연동) 캡슐(가루)
특허 유무	있음 대한민국 특허청 특허번호 제 10-0731160호-서초아이누리한의원 황만기 박사(접골탕(接骨湯) 특허권자) 	없음
과학적 근거 논문	있음 2006년 'BK 21' 및 '과학기술부·한국과학재단' 우수 연구센터 육성 사업 지원으로 경희대학교 침구경락과학 연구센터에서 수행된 논문 「접골탕(接骨湯)이 백서(白鼠)의 골절 치유에 미치는 영향」	불명확

	특허 한약 접골탕(接骨湯)	산골(자연동) 캡슐(가루)

안전성

특허 한약 접골탕(接骨湯)

100% 안전성 확인(2021년 8월)

서초아이누리한의원 접골탕(接骨湯)
-국립 한국한의약진흥원 품질인증센터

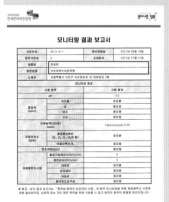

산골(자연동) 캡슐(가루)

1. 산골(자연동)은 그 성(性-성질)이 매우 강강(剛强)하므로, 구복(久服-오래 복용하는 것)은 옳지 않습니다. 또한 평상시 위장이 약한 편(특히, 소아청소년(어린이), 여성(임산부), 노인(어르신) 등)이거나 때때로 소화기 장애가 있는 경우에도 산골(자연동) 복용을 가급적 삼가하는 것이 좋겠고, 한꺼번에 많이(다량) 복용하는 것은 절대 금물입니다.

2. 행혈산어(行血散瘀) 작용이 강하게 있으므로, 골절어종자(骨折瘀腫者-뼈가 부러져서 어혈이 생기고 아직 부종이 남아 있는, 골절의 매우 초기 단계인 1단계 염증기 상태)가 아닌 경우에는 산골(자연동)을 절대 사용하지 말아야 합니다.

3. 혈허무어(血虛無瘀-어혈 징후가 없는 상태) 또는 음허화왕(陰虛火旺-진액이 부족하여 위로 열이 치솟는 경우) 등의 경우에는 산골(자연동) 복용을 절대로 하지 말아야 합니다.

4. 산골(자연동(自然銅), Pyritum)은 대부분 환산제(丸散劑)의 형태로 임상에서 활용되는데, 이 때 사용량(1회당)은 초극미량(0.03~0.3g)만을, 그것도 매우 조심스럽게 (꼭 필요하다고 전문가인 한의사 주치의 선생님이 확실하게 판단한 경우에만) 아주 제한적으로만(매우 단기간 동안만) 소량 사용해야 합니다.

	특허 한약 접골탕(接骨湯)	산골(자연동) 캡슐(가루)
처방 구성 (성분)	**어린이부터 어르신까지 모두 안전하게 복용이 가능한 100% 안전성과 과학적 효능까지 입증된 '비광물성 한약'** 특허 한약 접골탕(接骨湯)은 한의학적으로 보혈(補血) 작용을 하는 당귀(當歸), 천궁(川芎), 녹용(鹿茸)이 중심이 됩니다. 여기에 보기(補氣) 작용을 하는 인삼(人蔘)과 골절 치료에 효과가 있다고 전승돼온 황기(黃芪), 구기자(枸杞子), 만삼(蔓蔘), 토사자(菟絲子), 속단(續斷), 석곡(石斛), 보골지(補骨脂), 합환피(合歡皮) 등을 정해진 비율로 배합합니다. 뼈가 부러졌을 때, 골절(fracture) 회복에 많은 도움이 되는, 과학적으로 검증되어 특허까지 취득한 **접골탕 接骨湯** • 서초아이누리한의원 원장 황만기 • 	**'광물성 한약'** 황화물류 광물인 황철광족(黃鐵鑛族)에 속한 황철석(黃鐵石, Pyrite)으로, 황화철(FeS$_2$)을 주로 함유한 광석입니다. 색깔이 황동(黃銅, 놋쇠)과 비슷하여 붙여진 이름으로 일반적으로 '산골'이라고 불립니다. 이명(異名)은 석수연(石髓鉛)입니다. 첫 출전은 『개보본초(開寶本草)』입니다. 『장씨의통(張氏醫通)』 등에는 자연동산(自然銅散)(자연동(自然銅) 유향(乳香) 몰약(沒藥) 골쇄보(骨碎補) 당귀(當歸) 강활(羌活))이라는 처방명도 등장합니다. 자연동(自然銅, Pyritum)의 화학 성분은 주로 황화철(FeS$_2$)이고, 구리(Cu), 니켈(Ni), 비소(As), 안티몬(Sb), 규소(Si), 바륨(Ba), 납(Pb) 등이 매우 소량(미량) 함유되어 있습니다. 일반인들은, 이름(자연'동'(自然'銅')) 때문에, 자연동의 핵심 주성분이 구리(銅,Cu)라고 착각하는 경우가 너무 많아 주의해야 합니다. 일반적으로 철(Fe)이 46% 유황(S)이 53%를 차지합니다.
도핑 안전성 (스포츠 선수)	100% 안전	불명확

	특허 한약 접골탕(接骨湯)	산골(자연동) 캡슐(가루)
부정적 사건 (사고)	**없음** 참고로, 접골탕(接骨湯) 특허권자 서초아이누리한의원 황만기 박사는, 한의사 면허를 처음 취득(보건복지부장관)한 2000년 3월부터 현재(2022년 3월)까지 무려 만 22년이 넘는 오랜 기간 동안 **약화사고 0건, 의료사고 0건, 의료중재 0건, 의료소송 0건**의 기록을 계속 이어나가고 있습니다.	2019년 9월)에 있었던, 가짜 한의사의 가짜 자연동(산골) 사기 사건을 꼭 기억합시다. 정확한 방법으로 제대로 수치(修治)되지 않은 자연동(산골)을 잘못 복용하게 되면, 단순히 돈만 잃는 것이 아니라, 건강을 크게 해칠 수도 있습니다. 자연동(산골), 조심 또 조심해야 합니다.
국가적 차원의 공신력 검증	국립 한국한의약진흥원(구. 한약진흥재단)에서 주관한 2018년도 [한의약치료기술 공공자원화 사업(한의표준임상진료지침 개발사업단)] '정보화 단계 연구 치료기술'로 선정되었을 뿐 아니라, 2019년도에는 '산업화 단계 연구 치료기술'로도 연속으로 선정(최종 1위)	없음

2018년도 한의약치료기술 공공자원화 사업
정보화단계 연구 치료기술 선정

「한의약치료 기술 공공자원화 사업」 정보화단계
연구 치료기술 최종 선정결과를 아래와 같이 안내드립니다.

<선정기술(처방) 리스트>

	대상질환	기술(처방)명
1	근골격계 질환	초음파 가이드 자하거 약침 시술
2	2형 당뇨병	지황이당고
3	염증성 통증	청풍탕
4	비만	안연감비탕
5	골절상, 골다공증	접골탕
6	건선	청열윤피탕/익기청피탕

공개모집에 관심을 갖고 참여해주신
응모자 여러분께 진심으로 감사를 드립니다.
좋은 연구로 보답하겠습니다.
많은 관심 부탁드립니다.
감사합니다.

	특허 한약 접골탕(接骨湯)	산골(자연동) 캡슐(가루)
기대 효과	골절 환자가, 특허 한약 '접골탕(接骨湯)'을 비롯하여, 과학적·임상적 근거를 갖춘 '뼈 잘 붙는 한약'과 '뼈를 튼튼하게 만드는 한약'을 꾸준히 집중적으로(보통 약 30일~180일 정도) 복용하게 된다면, '2배 빠른 골절 회복'과 '가속화 재활 프로그램 진행 및 재골절 예방' 그리고 '조기 일상 생활 복귀 및 골다공증 치료' 등 총 3가지 측면에 있어서, 임상적으로 큰 도움이 됩니다.	(문헌상) 산어지통(散瘀止痛) 접골속근(接骨續筋) 질타손상(跌打損傷) 근단골절(筋斷骨折) 혈어동통(血瘀疼痛) 적취(積聚) 영류(瘿瘤) 창역(瘡瘍)
부수적 기대 효과	특허 한약 접골탕(接骨湯)은, (위에서 말씀드렸던, 2배 빠른 골절 회복 뿐만이 아니라) 골다공증 치료 효과에 대해서도, 과학적 검증을 이미 모두 마치고, 현재(2022년 3월) 두 번째 특허(대한민국 특허청 : 복합 추출물을 유효 성분으로 포함하는 골다공증 예방, 개선용 조성물(Composition containing complex extract as an active ingredient for preventing or alleviating osteoporosis)) 심사 단계(특허 출원 번호 : 1020200002489)에 있습니다.	없음

	특허 한약 접골탕(接骨湯)	산골(자연동) 캡슐(가루)
핵심 성분 연구	골절에 대한 한의약적 치료법으로 초기에는 화어활혈(化瘀活血), 중기에는 접골속근(接骨續筋), 후기에는 보기양혈(補氣養血)과 건장근골(健壯筋骨)의 처방을 활용하고 있습니다. 사실 특허 한약 접골탕(接骨湯)의 핵심적인 구성 성분인 당귀(當歸)만 하더라도, 뼈세포 증식 효능이 최근 생화학적 연구를 통해 입증된 바도 있습니다. 당귀(當歸)는 직접적으로 뼈세포증식(proliferation), 염기성인산분해효소(alkaline phosphatase, ALP) 활성, 단백질 분비(protein secretion)을 자극합니다. 성장기 어린이나 성인 골절에서 ALP 수치가 높을수록 각각 성장과 골절치유에서 좋은 지표라고 할 수 있습니다. 또 용량비례적으로 골전구세포에 의한 1형 콜라겐 합성(type I collagen synthesis of OPC(osteoprecursor cells)-1)을 촉진해 뼈세포 증식에 기여한다고 보고된 바도 있습니다.	불명확

결론은, 골절·골다공증에는 특허 한약 접골탕(接骨湯)을 매우 강력히 추천합니다. (위의 표를 통해서 분명하게 그 이유를 잘 확인하실 수 있습니다.)

4

접골탕의 과학적 우수성 이야기

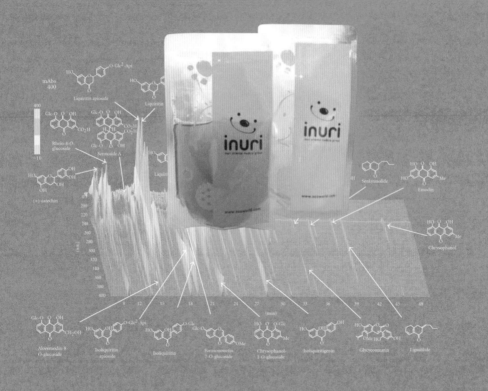

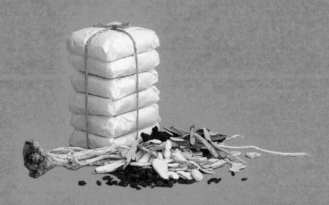

특허 한약 **접골탕**은 한의학적으로 보혈(補血) 작용을 하는
당귀, **천궁**, **녹용**과 뼈를 튼튼하게 하고 성장발육을 돕는
오가피, 근육과 뼈를 강화하는 **두충**이 중심이 됩니다. 여기에
보기(補氣) 작용을 하는 인삼과 골절 치료에 효과가 있다고
전승돼온 **황기**, **구기자**, **만삼**, **토사자**, **속단**, **석곡**, **보골지**,
합환피 등을 정해진 비율로 배합합니다.

4장에서는 접골탕에 사용되는 다양한 약재와 관련되어,
뼈와 연골의 재생 효과를 과학적으로 입증하는 국내외 근거
논문들을 살펴보고자 합니다.

골절 및 골다공증 치료에 있어 **과학적 근거를 갖춘 한약
처방은 분명히 존재**합니다.

1

접골탕 관련 근거 논문

커큐민과 여정자로 구성된 〈복합 한약 처방〉이
뼈의 재생에 미치는 효과

Synergistic effects of combined therapy of curcumin and Fructus Ligustri Lucidi for treatment of osteoporosis: cellular and molecular evidence of enhanced bone formation
골다공증 치료를 위한 "커큐민"(curcumin, CUR)과 "여정자"(女貞子, Fructus Ligustri Lucidi, FLL)의 복합 병행 요법(combined therapy)의 약리학적 상승 효과(相乘效果, Synergistic effects) : 증강된 뼈(골) 형성(enhanced bone formation)에 대한 세포 차원과 분자 차원에서의 과학적 증거

[Journal of Integrative Medicine](Volume 17, Issue 1, January 2019, Pages 38~45) 게재

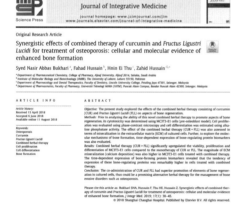

Objective(연구 목적)

The present study explored the effects of the combined herbal therapy consisting of curcumin(CUR) and Fructus Ligustri Lucidi(FLL) on aspects of bone regeneration.

이번 연구는, "커큐민"(CUR)과 "여정자"(FLL)로 구성된 복합 한약 처방(the combined herbal therapy)이 뼈(골) 재생(bone regeneration)에 미치는 약리학적 효과를 탐색했습니다.

Methods(연구 방법)

Prior to analyzing the ability of this novel combined herbal therapy to promote aspects of bone regeneration, its cytotoxicity was determined using MC3T3-E1 cells(pre-osteoblast model). Cell proliferation was evaluated using phase-contrast microscopy and cell differentiation was estimated using alkaline phosphatase activity. The effect of the combined herbal therapy (CUR + FLL) was also assessed in terms of mineralization in the extracellular matrix(Ecm) of cultured cells. Further, to explore the molecular mechanisms of bone formation, time-dependent expression of bone-regulating protein biomarkers was also evaluated.

뼈(골) 재생(bone regeneration)을 촉진하기 위한 이와 같이 참신한 복합 한약 처방(combined herbal therapy)의 실제적인 능력을 과학적으로 분석하기에 앞서, MC3T3-E1 세포(조골아세포 모델, pre-osteoblast model)를 사용하여 세포 독성(cytotoxicity)을 결정하였습니다.

세포 증식(Cell proliferation)은 위상차 현미경(phase-contrast microscopy)을 사용해서 평가하였고, 세포 분화(cell differentiation)는 뼈 알칼리성 포스파타아제 활성(bone alkaline phosphatase activity:APA)을 활용해서 측정하였습니다.

"커큐민"(CUR)과 "여정자"(FLL)로 구성된 복합 한약 처방의 실제적인 효과는 배양된 세포(cultured cells)의 세포외 기질(extracellular matrix, Ecm, 細胞外基質)에서의 무기질침착(無機質沈着, mineralization)이라는 측면에서 평가되었습니다.

더 나아가서, 골(뼈) 형성의 분자적 차원에서의 메커니즘(the molecular mechanisms of bone formation)을 탐색하기 위해서 골(뼈) 조절 단백질 바이오 마커의 시간-의존적 발현(time-dependent expression of bone-regulating protein biomarkers) 역시, 함께 분석되었습니다.

Results(연구 결과)

Combined herbal therapy(CUR + FLL) significantly upregulated the viability, proliferation and differentiation of MC3T3-E1 cells compared to the monotherapy of CUR or FLL. The magnitude of Ecm mineralization (calcium deposition) was also higher in MC3T3-E1 cells treated with combined therapy. The time-dependent expression of bone-forming protein biomarkers revealed that the tendency of expression of these bone-regulating proteins was remarkably higher in cells treated with combined therapy.

"커큐민"(CUR)과 "여정자"(FLL)로 구성된 복합 한약 처방은 "커큐민"(CUR) 단일 요법 또는 "여정자"(FLL) 단일 요법과 비교했을 때, MC3T3-E1 세포의

1. 생존 능력(viability),
2. 증식(proliferation)
3. 분화(differentiation)를

모두 통계적으로 유의미하게 상향(증가) 조절(significantly upregulated)하였습니다.

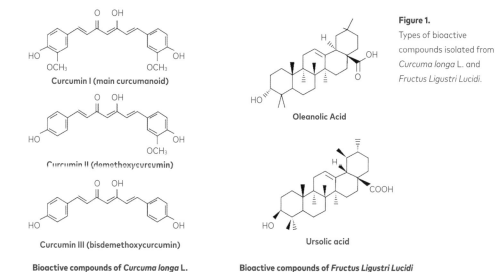

Curcumin I (main curcumanoid)

Curcumin II (demethoxycurcumin)

Curcumin III (bisdemethoxycurcumin)

Bioactive compounds of *Curcuma longa* L.

Oleanolic Acid

Ursolic acid

Bioactive compounds of *Fructus Ligustri Lucidi*

Figure 1.

Types of bioactive compounds isolated from *Curcuma longa* L. and *Fructus Ligustri Lucidi.*

세포외 기질(extracellular matrix, Ecm, 細胞外基質)에서의 무기질침착(無機質沈着, mineralization, 칼슘침착(calcium deposition))의 크기(양(量), magnitude) 역시 "커큐민"(CUR)과 "여정자"(FLL)로 구성된 복합 한약 처방으로 처치(치료)된 MC3T3-E1 세포에서 ("커큐민"(CUR) 단일 요법 또는 "여정자"(FLL) 단일 요법과 비교했을 때) 통계적으로 유의미하게 더 높았습니다.

뼈(골)-형성 단백질 바이오마커의 시간-의존적 발현(time-dependent expression of bone-forming protein biomarkers)은, 뼈(골)-조절 단백질의 발현 경향성이, "커큐민"(CUR)과 "여정자"(FLL)로 구성된 복합 한약 처방으로 처치(치료)된 세포에서 훨씬 더 두드러지게(현격하게) 높았다는 사실(the tendency of expression of these bone-regulating proteins was remarkably higher in cells treated with combined therapy)을 우리에게 잘 드러내어 주었습니다.

Conclusion(연구 결론)

The co-administration of CUR and FLL had superior promotion of elements of bone regeneration in cultured cells, thus could be a promising alternative herbal therapy for the management of bone erosive disorders such as osteoporosis.

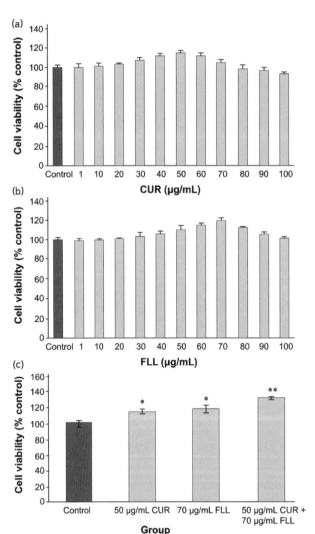

Figure 2.

Viability of MC3T3-E1 cells and result of MTS assay. Panel a: viability of MC3T3-E1 cells at various concentrations of CUR; pannel b: viability of MC3T3-E1 cells at various concentrations of FLL; panel c: comparative analysis of cell vialbility with CUR, FLL and combination (CUR+FLL) at 24 h using MTS assay. CUR: curcumin; FLL: *Fructus Ligustri Lucidi*; MTS: 3-(4,5-dimthylthiazol-2-yl)-5-(3-carboxymethoxyphenyl)-2-(4-sulfophenyl)-2H-tetrazolium. The results were obtained from three independent experiments and expressed as mean ± standard deviation. $*P < 0.05$, $**P < 0.01$, vs control.

"커큐민"(CUR)과 "여정자"(FLL)의 동시 적용(co-administration of CUR and FLL)은 배양된 세포에서도 실험적으로 확인했듯이, 뼈(골) 재생 인자들을 매우 뛰어나게 증진시키는 효과를 가지고 있으므로(superior promotion of elements of bone regeneration), 골다공증과 같은 골 침식성 장애(질병) 치료(for the management of bone erosive disorders such as osteoporosis)를 위한 믿음직한(유망한) 대안적 한의약적 치료법(a promising alternative herbal therapy)일 수 있겠습니다.

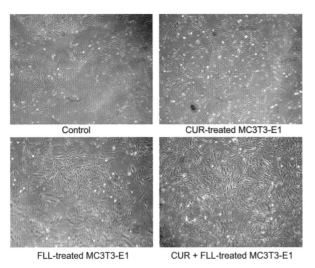

Figure 3.

Cell proliferation and morphology of MC3T3-E1 cells. Cells were treated with CUR, FLL, and CUR + FLL, compared with control using phase-contrast microscopy (original magnification, × 10). CUR: curcumin; FLL: *Fructus Ligustri Lucidi*.

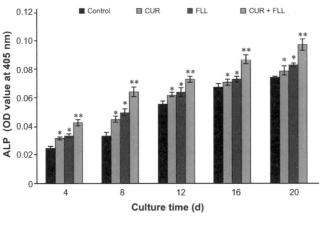

Figure 4.

ALP activity of MC3TS-E1 cells. Cells were treated with CUR, FLL or combination therapy (CUR + FLL) compared to control at different time intervals (4, 8, 12, 16 and 20 d). CUR: curcumin; FLL: *Fructus Ligustri Lucidi*; ALP: alkaline phosphatase; OD: optical density. The results were obtained from three independent experiments and expressed as mean ± standard deviation. $*P < 0.05$; $*P < 0.01$, vs control.

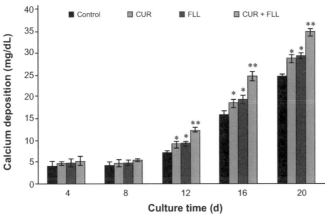

Figure 5.

Calcium deposition in the extracellular matrix of MC3T3-E1 cells. Cells were treated with CUR, FLL and CUR + FLL compared with control at various time points (days 4, 8, 12, 16, 20). CUR: curcumin; FLL: *Fructus Ligustri Lucidi*. The results were obtained from three independent experiments and expressed as mean ± standard deviation. $*P < 0.05$; $**P < 0.01$, vs control.

Figure 6.

Expression of BMP-2 (a), Runx2 (b) and OCN (c) at different time points (4, 8, 12, 16 and 20 d). CUR: curcumin; FLL: *Fructus Ligustri Lucidi*; BMP-2: bone morphogenetic protein-2; Runx2: runt-related transcription factor-2; OCN: osteocalcin.

The results were obtained from three independent experiments and expressed as mean ± standard deviation. *$P < 0.05$; **$P < 0.01$, vs control.

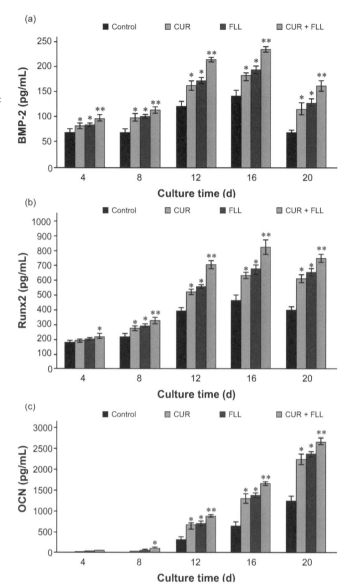

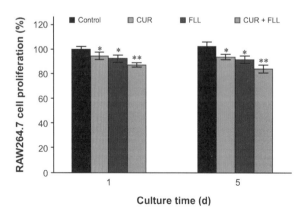

Figure 7.

Effects of combined therapy on RAW264.7 cell proliferation. RAW cells were treated with different formulations for 24 h and 5 days. CUR: curcumin; FLL: *Fructus Ligustri Lucidi*. Data show results from three independent experiments in quadruplicate sampling, and are expressed as percentages of the value of the control cells (mean ± standard deviation). *$P < 0.05$, **$P < 0.01$, vs control.

[논문 및 이미지 출처]

https://www.sciencedirect.com/science/article/abs/pii/S2095496418300852

Inflammation, ageing, and bone regeneration

[Journal of Orthopaedic Translation](Volume 10, July 2017, Pages 28–35) 게재

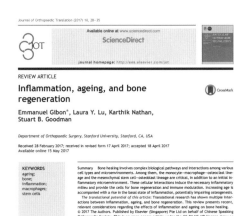

Summary(핵심 요약)

Bone healing involves complex biological pathways and interactions among various cell types and microenvironments. Among them, the monocyte–macrophage–osteoclast lineage and the mesenchymal stem cell–osteoblast lineage are critical, in addition to an initial inflammatory microenvironment. These cellular interactions induce the necessary inflammatory milieu and provide the cells for bone regeneration and immune modulation. Increasing age is accompanied with a rise in the basal state of inflammation, potentially impairing osteogenesis.

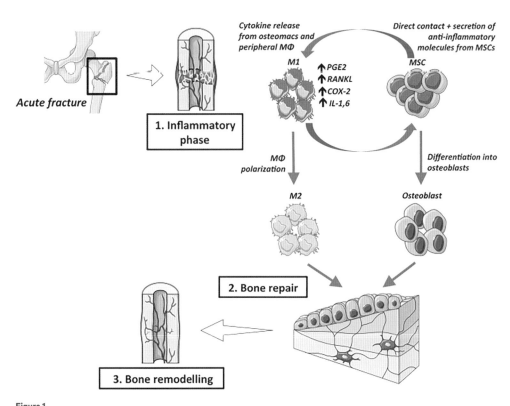

Figure 1.

The three phases of bone healing. COX-2 = cyclooxygenase-2; IL1,6 = interleukin 1 & 6; M1 = M1 macrophages; M2 = M2 macrophages; MΦ = macrophage; MSCs = mesenchymal stem cells; PGE2 = prostaglandin E2; RANKL = receptor activator of nuclear factor kappa-B ligand.

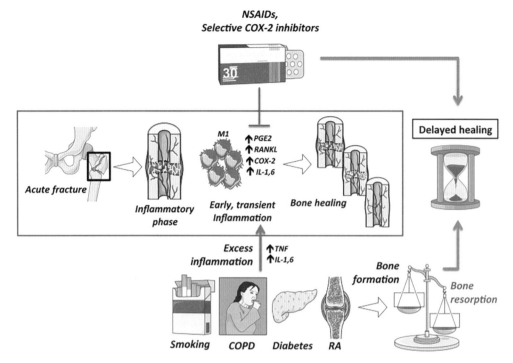

Figure 2.

Factors impairing bone healing. COPD = chronic obstructive pulmonary disease; COX-2 = cyclooxygenase-2; IL 1,6 = interleukin 1 & 6; M1 = M1 macrophage; NSAIDs = nonsteroidal antiinflammatory drugs; PGE2 = prostaglandin E2; RA = rheumatoid arthritis; RANKL = receptor activator of nuclear factor kappa-B ligand; TNF = tumour necrosis factor.

뼈(골)를 치유(치료)한다는 것은 (절대로 단순한 것이 아니라) 다양한 세포 유형과 미소환경(微小環境, microenvironments : 현미경적 또는 세포 수준의 작은 환경) 속에서의 복잡한 생물학적 경로와 수 없이 많은 상호 작용들이 동원되고 있다는 의미를 가지고 있습니다.

그중에서도,

1. 단핵구(單核球, monocyte)-대식세포(macrophage, 大食細胞)-파골세포(osteoclast, 破骨細胞) 계통 (lineage)와
2. 중간엽 줄기세포(mesenchymal stem cell)-조골세포(osteoblast, 造骨細胞) 계통(lineage)는

(초기의 염증성 미소환경 뿐 아니라) 뼈를 치료하는데 있어 매우 결정적으로 중요한 가치를 가지고 있습니다. 이러한 세포간 상호 작용들은 (뼈(골)를 잘 치료하는데 있어서 꼭 필요한) 초기의 염증성 환경을 유도하고, 뼈(골) 재생과 면역 조절(bone regeneration and immune modulation)을 위한 세포를 제공합니다.

나이를 많이 먹게 되면(Increasing age) 염증의 기초(基礎) 상태가 상승(rise in the basal state of inflammation)하기 때문에 결국 잠재적으로 뼈의 생성(골형성, osteogenesis)에 손상을 가져오게 됩니다.

Conclusion(결론)

Taken together, it is clear that precise temporal, spatial, and contextual regulation of inflammation is key to normal bone homeostasis and repair. As such, a more granular understanding of the complex and often contradictory role of inflammation in skeletal health is needed to develop effective therapies for a variety of disease states.

종합해 보자면, 염증에 있어서의 엄밀한 시간적, 공간적, 상황맥락적 조절(precise temporal, spatial, and contextual regulation of inflammation)이 (정상(건강) 상태에서의) 뼈의 항상성(bone homeostasis) 유지 (뼈 건강 유지)와 (뼈가 손상되거나 다쳤을 때의) 뼈의 회복(치료) 모두에 있어서 핵심적인 열쇠가 된다는 것은 분명한 사실입니다.

즉 이와 같은 이유로 해서, (뼈와 관련된) 다양한 질병들을 해결하기 위한 효과적인 치료법을 잘 개발하기 위해서는 뼈 건강에 있어서, 복잡하면서도 자주 모순적이기도 한 염증의 역할에 대한 보다 세밀한 이해가 필요합니다.

[논문 및 이미지 출처]
https://www.sciencedirect.com/.../arti.../pii/S2214031X17300128...
https://europepmc.org/article/MED/29094003
Europe PubMed Central(https://europepmc.org/backend/ptpmcrender.fcgi?accid=PMC5662134&blobtype=pdf)

골절 치료 시, 특정한 한약을 활용한
국소 연고 도포가 발휘하는 상가 효과

Chinese Topical Herbal Medicine Gives Additive Effect on Pharmaceutical Agent on Fracture Healing
골절 치료(Fracture Healing) 과정에서, 특정한 한약(홍화, 천(川)속단, 대황)을 활용한 국소(局所) 연고(외용제) 도포(홍화, 속단, 대황을 특정한 비율로 섞어서 만든 골절 치료용 한방 연고(외용제)를, 골절상이 발생된 해당 부위에 잘 펴서 바르기)의 임상적 적용은, (약리학적 의미에서의) 상가 효과(Additive Effect)를 발휘한다.

[J Tradit Chin Med. 2019 Dec;39(6):853–860.](SCI(E) 국제학술지)

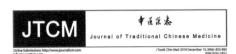

Siu Wing Sum, Shiu Hoi Ting, Shum Wai Ting, Ko Chun Hay, Lau Clara Bik San, Hung Leung Kim, Leung Ping Chung

Siu Wing Sum, Shiu Hoi Ting, Shum Wai Ting, Ko Chun Hay, Lau Clara Bik San, Institute of Chinese Medicine, The Chinese University of Hong Kong, Shatin, New Territories, Hong Kong China; State Key Laboratory of Research on Bioactivities and Clinical Applications of Medicinal Plants, The Chinese University of Hong Kong, Shatin, New Territories, Hong Kong China

Hung Leung Kim, Department of Orthopaedics and Traumatology, The Chinese University of Hong Kong, Shatin, New Territories, Hong Kong China

Leung Ping Chung, Institute of Chinese Medicine, The Chinese University of Hong Kong, Shatin, New Territories, Hong Kong China; State Key Laboratory of Research on Bioactivities and Clinical Applications of Medicinal Plants, The Chinese University of Hong Kong, Shatin, New Territories, Hong Kong China; Department of Orthopaedics and Traumatology, The Chinese University of Hong Kong, Shatin, New Territories, Hong Kong China

Supported by the Health and Medical Research Fund of the Hong Kong Government (Ref: 12130581)

Correspondence to: Siu Wing Sum, Institute of Chinese Medicine, The Chinese University of Hong Kong, Shatin, New Territories, Hong Kong; State Key Laboratory of Research on Bioactivities and Clinical Applications of Medicinal Plants, The Chinese University of Hong Kong, Shatin, New Territories, Hong Kong China. sammysiu@cuhk.edu.hk

Telephone: +852-39434370

Accepted: February 23, 2019

Abstract

called CDR containing Honghua (*Flos Carthami*), Chuanxuduan (*Radix Dipsaci Asperoidis*) and Dahuang (*Radix Et Rhizoma Rhei Palmati*) was prepared. The rats were treated with either CDR topically on the fracture site, or SrR orally, or their combinations. Bone turnover biochemical markers in serum were measured. Microarchitecture of the fracture was analyzed using micro-CT after 14 and 28 d, followed by histomorphometrical analysis.

RESULTS: Micro-computed tomography analysis revealed that the combined treatment of CDR with 600 mg/g SrR significantly increased the total callus density, mineralized callus volume fraction, mineralized callus mineral content and mineralized callus density of the callus after 28 d of treatment. This result was consistent with the histomorphometrical analysis on the osteoid volume. Analysis of biochemical markers showed that the combined treatments reduced the bone resorption that occurs temporarily after fracture.

CONCLUSION: This study demonstrated that the combined treatment of oral SrR and topical CDR is effective to promote fracture healing by their additive effect on promoting bone formation and retarding bone resorption.

© 2019 JTCM. All rights reserved.

1. 상가 효과(Additive Effect, 相加效果)

두 가지 이상의 약물을 함께 투여하였을 때에, 그 작용이 각 작용의 합과 같은 현상.

2. 상승 효과(Synergistic Effect, 相乘效果)

두 종류 이상의 약물을 병용하였을 때, 하나씩 썼을 때보다 더 강해지는 효과.

Objective(연구 목적)

To investigate the efficacy on the combination of oral strontium ranelate (SrR) with a topical Chinese herbal paste on facilitation of fracture healing.

골절 치료 촉진(골절의 보다 빠르고 완전한 회복 촉진)을 위해서, 경구용 strontium ranelate(SrR)와 특정한 한약(홍화, 천(川)속단, 대황)을 활용한 국소(局所) 연고(외용제)의 복합 병행 요법(combination)에 대한 임상적 효능(efficacy, 效能)을 연구하였습니다.

Methods(연구 방법)

An open fracture was created at the mid-shaft of the right tibia of rat. A herbal paste called CDR containing Honghua(Flos Carthami), Chuanxuduan(Radix Dipsaci Asperoidis) and Dahuang(Radix Et Rhizoma Rhei Palmati) was prepared. The rats were treated with either CDR topically on the fracture site, or SrR orally, or their combinations. Bone turnover biochemical markers in serum were measured. Microarchitecture of the fracture was analyzed using micro-CT after 14 and 28d, followed by histomorphometrical analysis.

먼저, 쥐의 오른쪽 경골(tibia) 중간축에 개방성 골절(open fracture)을 인위적으로 발생시켰습니다. 그리고, 앞으로 'CDR'이라고 부르게 될, (골다공증 치료와 골절 치료에 상당한 임상적 도움이 되는 것으로 한의학계에 오랫동안 널리 알려진) 몇 개의 특정한 한약(홍화, 천(川)속단, 대황)을 활용한 '국소(局所) 한방 연고(외용제)'를 준비했습니다.

1. 홍화(紅花, Honghua, Flos Carthami)
2. 천속단(川續斷, Chuanxuduan, Radix Dipsaci Asperoidis)

3. 대황(大黃, Dahuang, Radix Et Rhizoma Rhei Palmati)

그리고 경골(tibia) 골절이 된 쥐에게,

1. 해당 골절 부위에(on the fracture site) 국소적으로 'CDR' 도포를 해서 치료하거나
2. 경구용 strontium ranelate(SrR)을 복용시켜서 치료하거나
3. 1번과 2번의 조합으로 즉 복합 병행 요법(combination)을 시행하여 치료하였습니다.

또한, 혈청(serum) 속에 있는 생화학적 골표지자(Bone turnover biochemical markers)를 측정하였습니다.

골절 발생 이후 14일 그리고 골절 발생 이후 28일이 지났을 때 각각 micro-CT를 사용해서 골절의 미세 구조 (Microarchitecture of the fracture)를 분석한 다음, 조직 형태 계측 분석(histomorphometrical analysis)을 시행하였습니다.

Results(연구 결과)

Micro-computed tomography analysis revealed that the combined treatment of CDR with 600mg/ g SrR significantly increased the total callus density, mineralized callus volume fraction, mineralized callus mineral content and mineralized callus density of the callus after 28d of treatment. This result was consistent with the histomorphometrical analysis on the osteoid volume. Analysis of biochemical markers showed that the combined treatments reduced the bone resorption that occurs temporarily after fracture.

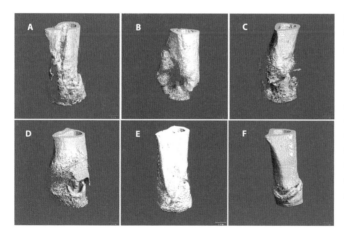

Figure 1. Micro-CT images showing the fracture after 28 d post-op
A: control; B: 200 μg/mL SrR; C: CDR paste; D: co-treatment of 200 μg/mL SrR with CDR paste; E: 600 μg/mL SrR; F: co-treatment of 600 μg/mL SrR with CDR paste. Micro-CT: micro-computed tomography; SrR: strontium ranelate (oral); CDR: Chinese Herbal Paste containing Honghua (*Flos Carthami*), Chuanxuduan (*Radix Dipsaci Asperoidis*) and Dahuang (*Radix Et Rhizoma Rhei Palmati*) (topical).

micro-CT 분석은 다음과 같은 사실을 드러내 주었습니다.

600mg/g SrR과 'CDR'의 복합 병행 요법(combination)은 (다른 2가지 치료법과 비교했을 때) 총 28일 동안의 치료 이후에,

1. 총 가골(假骨, callus) 밀도(total callus density)를 통계적으로 유의미하게 증가시켰습니다.
2. 미네랄이 함유된 가골의 부피율(mineralized callus volume fraction)을 통계적으로 유의미하게 증가시켰 습니다.
3. 미네랄이 함유된 가골의 미네랄 함량(mineralized callus mineral content)을 통계적으로 유의미하게 증가시켰습니다.

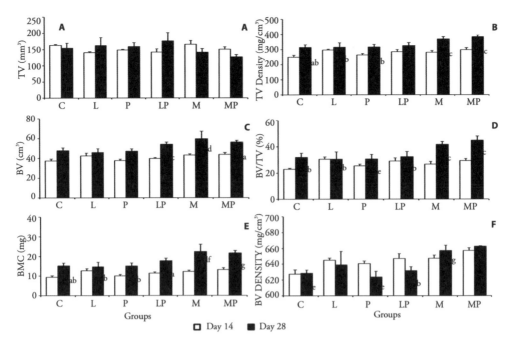

Figure 2. Changes of the microarchitectural parameters of the fractured tibia

A: total callus volume (TV); B: total callus density (TV Density); C: mineralized callus volume (BV); D: mineralized callus volume fraction (BV/TV); E: mineralized callus mineral content (BMC); F: mineralized callus density (BV Density). C: control; L: 200 μg/mL SrR; P: CDR paste; LP: co-treatment of 200 μg/mL SrR with CDR paste; M: 600 μg/mL SrR; MP: co-treatment of 600 μg/mL SrR with CDR paste. SrR: strontium ranelate (oral); CDR: Chinese Herbal Paste containing Honghua (*Flos Carthami*), Chuanxuduan (*Radix Dipsaci Asperoidis*) and Dahuang (*Radix Et Rhizoma Rhei Palmati*) (topical). Data are expressed as mean standard error of mean (error bar). $^a P < 0.05$, $^c P < 0.01$, $^d P < 0.001$ compared with Day 14 of its own group. $^b P < 0.05$, $^e P < 0.01$ compared with MP at the same time point as indicated by the n-zig-zag lines. $^d P < 0.05$, $^f P < 0.01$ compared with C at the same time point.

4. 미네랄이 함유된 가골의 밀도(mineralized callus density of the callus)를 통계적으로 유의미하게 증가시켰습니다.

* 가골(假骨, callus)

골절의 회복 기전으로 국소에 생기는 불완전한 골조직을 총칭합니다.

골절부 주변에 생긴 혈종은 응고하고 차츰 기질화되어 육아조직이 되는데,

골막, 내골막 골수의 세포 등에서 유래하는 골아세포가 작용해 결합성가골을 형성한 다음

칼슘의 침착이 있어 골성 가골이 됩니다.

이 과정 가운데서 결합성 가골대신에 연골성 가골이 생기는 경우도 있습니다.

또 가골은 그 부위에 따라서 외가골(골막성가골), 내가골(내골막성가골), 중간가골의 명칭이 있습니다.

이러한 최종 연구 결과값은, 유골량(類骨量, osteoid volume)에 대한 조직 형태 계측 분석(histomorphometrical analysis)에서도 일관성 있게 거듭 다시 한번 확인할 수 있었습니다.

생화학적 표지자 분석을 통해서는, 600mg/g SrR과 'CDR'의 복합 병행 요법(combination)이 골절 이후에 일시적으로 발생되는 뼈(골) 흡수(bone resorption)를 통계적으로 유의미하게 감소시켰음을 확인할 수 있었습니다.

Conclusion(연구 결론)

This study demonstrated that the combined treatment of oral SrR and topical CDR is effective to promote fracture healing by their additive effect on promoting bone formation and retarding bone resorption.

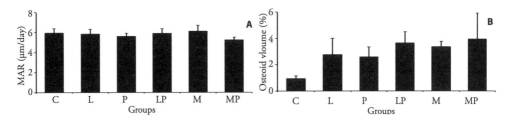

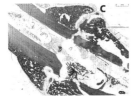

Figure 3. Histomorphometrical analysis of the callus after 28 d post-op calculated from the non-decalcified sections

A: mineral appositional rate (MAR) from calculated from the fluorochrome sequential labelling of the non-decalcified tissue sections; B: osteoid volume (percentage of the osteoid volume to the bone volume within the callus (OV/BV, %)) measured from the sections stained with Goldner's Trichrome; C: an image demonstrating the Goldner's trichrome staining on a MMA section. The image was stitched from 9 images (3×3) captured at 50× under microscope. Osteoid was stained with orange-red in color (arrows). C: control; L: 200 µg/mL SrR; P: CDR paste; LP: co-treatment of 200 µg/mL SrR with CDR paste; M: 600 µg/mL SrR; MP: co-treatment of 600 µg/mL SrR with CDR paste. SrR: strontium ranelate (oral); CDR: Chinese Herbal Paste containing Honghua (*Flos Carthami*), Chuanxuduan (*Radix Dipsaci Asperoidis*) and Dahuang (*Radix Et Rhizoma Rhei Palmati*) (topical). Data are expressed as mean standard error of mean (error bar).

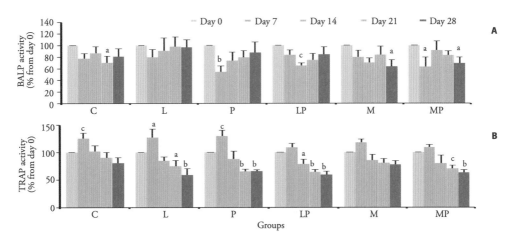

Figure 4. Change of serum biochemical markers of rats after fracture

A: bone-specific alkaline phosphatase (BALP); B: tartrate-resistance acid phosphatase (TRAP). C: control; L: 200 µg/mL SrR; P: CDR paste; LP: co-treatment of 200 µg/mL SrR with CDR paste; M: 600 µg/mL SrR; MP: co-treatment of 600 µg/mL SrR with CDR paste. SrR: strontium ranelate (oral); CDR: Chinese Herbal Paste containing Honghua (*Flos Carthami*), Chuanxuduan (*Radix Dipsaci Asperoidis*) and Dahuang (*Radix Et Rhizoma Rhei Palmati*) (topical). Data are expressed as mean of percentage from Day 0 ± standard error of mean (error bar). [a]$P < 0.05$, [b]$P < 0.001$, [c]$P < 0.01$ compared with Day 0 of its own group.

이번에 진행된 연구는 경구용 strontium ranelate(SrR)와 특정한 한약(홍화, 천(川)속단, 대황)을 활용한 국소(局所) 연고(외용제, CDR)의 복합 병행 요법(combined treatment)이 골 형성 촉진(promoting bone formation) 및 골 흡수 지연(retarding bone resorption) 작용(기전)에 대한 "상가 효과(Additive Effect, 相加效果)"를 통해서 골절의 신속한(빠른) 회복 과정을 촉진함에 있어 대단히 효과적인 골절 치료법임을 과학적으로(객관적으로) 입증하였습니다.

[논문 및 이미지 출처]
https://pubmed.ncbi.nlm.nih.gov/32186156/
http://www.journaltcm.com
Academy of Traditional Chinese Medicine(https://www.journaltcm.com/modules/Journal/contents/stories/196/12.pdf)

식물 기원 한약을 활용한 골다공증의 예방과 치료-면역 조절(Immune Modulation) 메커니즘(골(뼈) 면역학(osteoimmunology)에 대한 특별한 강조를 중심으로)

Prevention and Treatment of Osteoporosis Using Chinese Medicinal Plants: Special Emphasis on Mechanisms of Immune Modulation

[Journal of Immunology Research/2018/Article]

Hindawi
Journal of Immunology Research
Volume 2018, Article ID 6345857, 11 pages
https://doi.org/10.1155/2018/6345857

Review Article

Prevention and Treatment of Osteoporosis Using Chinese Medicinal Plants: Special Emphasis on Mechanisms of Immune Modulation

Hongyan Zhao [1,2] Ning Zhao,[3] Peng Zheng,[4] Xiaohong Xu,[5] Meijie Liu,[1,2] Dan Luo,[6] Huihui Xu [1] and Dahong Ju [1,2]

[1] *Experimental Research Center, China Academy of Chinese Medical Sciences, Beijing 100700, China*
[2] *Institute of Basic Theory for Chinese Medicine, China Academy of Chinese Medical Science, Beijing 100700, China*
[3] *Institute of Clinical Basic Medicine, China Academy of Chinese Medical Sciences, Beijing 100700, China*
[4] *Jilin Provincial Hospital of Traditional Chinese Medicine, Changchun University of Chinese Medicine, Changchun 130021, China*
[5] *Changchun University of Chinese Medicine, Changchun 130117, China*
[6] *Traditional Chinese Medicine Hospital of Changping District, Beijing 102200, China*

Correspondence should be addressed to Dahong Ju; judahong@126.com

Received 24 August 2017; Revised 5 November 2017; Accepted 6 December 2017; Published 20 February 2018

Academic Editor: Wuxiang Xie

Numerous studies have examined the pathogenesis of osteoporosis. The causes of osteoporosis include endocrine factors, nutritional status, genetic factors, physical factors, and immune factors. Recent osteoimmunology studies demonstrated that the immune system and immune factors play important regulatory roles in the occurrence of osteoporosis, and people should pay more attention to the relationship between immunity and osteoporosis. Immune and bone cells are located in the bone marrow and share numerous regulatory molecules, signaling molecules, and transcription factors. Abnormal activation of the immune system alters the balance between osteoblasts and osteoclasts, which results in an imbalance of bone remodeling and osteoporosis. The incidence of osteoporosis is also increasing with the aging of China's population, and traditional Chinese medicine has played a vital role in the prevention and treatment of osteoporosis for centuries. Chinese medicinal plants possess unique advantages in the regulation of the immune system and the relationships between osteoporosis and the immune system. In this review, we provide a general overview of Chinese medicinal plants in the prevention and treatment of osteoporosis, focusing on immunological aspects.

Numerous studies have examined the pathogenesis of osteoporosis. The causes of osteoporosis include endocrine factors, nutritional status, genetic factors, physical factors, and immune factors.

지금까지 수 없이 많은 연구들을 통해서, 골다공증을 유발시키는 병인(病因)들을 샅샅이 탐색해 왔습니다. 내분비 인자(endocrine factors), 영양 상태(nutritional status), 유전적 조건들(genetic factors), 불리적 인자(physical factors) 및 면역 인자(immune factors)와 같은 것들이 골다공증을 일으키는 핵심적인 주요 요인들입니다.

Recent osteoimmunology studies demonstrated that the immune system and immune factors play important regulatory roles in the occurrence of osteoporosis, and people should pay more attention to the relationship between immunity and osteoporosis.

"골면역학(osteoimmunology)"에 대한 최신 연구들은 면역계(immune system)와 면역 인자(immune factors)가 골다공증 발생에 있어 매우 중요한 조절(규제) 역할(regulatory roles)을 수행하고 있으며, 앞으로 보다 많은 연구자들이, 면역성(免疫性, immunity)과 골다공증 사이의 생물학적 상관성에 대해서 보다 더 많은 학술적 관심을 기울여야 한다는 것을, 과학적으로 입증했습니다.

Immune and bone cells are located in the bone marrow and share numerous regulatory molecules, signaling molecules, and transcription factors.

면역 세포들과 골(뼈) 세포들은 둘 다 모두 골수(bone marrow) 안에 위치해 있으면서, 수많은 조절 분자(regulatory molecules), 신호 분자(signaling molecules), 전사 인자(transcription factors)를 함께 공유하고 있습니다.

Abnormal activation of the immune system alters the balance between osteoblasts and osteoclasts, which results in an imbalance of bone remodeling and osteoporosis.

Chinese medicinal plants or compounds	Pharmacological effects	Target factors	Action	Model	Reference
SIN	Immunoregulation	T-bet/GATA-3	T-bet/GATA-3 ratio ↓ from PBMCs, IFN-gamma in the serum ↓	MsPGN	[74]
1032 (a derivative of SIN)	Inflammatory reaction	IL-17	IL-17, IL-6, TNF-alpha ↓, IκBα ↑, suppression of Th17	Encephalomyelitis/dendritic cells	[75]
SIN	Immunoregulation	MMPs/TIMPs	Synovial fibroblast proliferation, anti-type II collagen antibodies, IL-1β, IL-6, IL-5, TGF-β ↓, the ratio of MMPs/TIMPs ↓	Arthritis rats	[76–78]
SIN	Inflammatory reaction	TLR4/TRAF6	TNF-α, TLR4, TRAF6, Fra-1, MMP-9, NF-κB, AP-1, NFAT, MAPK p38 ↓	Lipopolysaccharide-induced osteoclastogenesis and osteolysis	[81]
Naringin	Inflammatory reaction	Inflammatory cells	Inflammatory cells, high-mobility group box-1 ↓	Arthritis mice	[82]
Icaritin	Immunoregulation	TRAF6	NFATc1, TRAF6 ↓	OVX rat/RAW 264.7 mouse monocyte cell line/human PBMC	[98]
Eucommia ulmoides	Inflammatory reaction	Inflammatory cytokines	TNF-α, IL17, IL-1β ↓, IL-10 ↑	Arthritis rats	[107]
Eucommia ulmoides	Inflammatory reaction	PI3K/Akt, inflammatory cytokines	IL-1β, IL-6, MMP-3, phosphorylated MAPKs, PI3K/Akt, GSK-3β, NF-κB ↓, Nrf2, HO-1 ↑	Osteoarthritis rats/LPS-stimulated BV-2 microglial cells	[108, 109]
Quercetin	Inflammatory reaction	NF-κB	IL-6, IL-1α ↓, IL-3, IL-4 ↑	RAW 264.7 cells	[112]
LWDHP	Immunoregulation	Inflammatory cytokines	IL-2 ↓, interferon-gamma, IL-4, IL-10 ↑	Adjuvant arthritis rats	[129]
ZGW	Immunoregulation	Th17/Treg	IL-6, RORγt ↓, Foxp3 ↑	Estrogen-deficient mice	[133]

Table 1. Chinese medicinal plant targets involved in immunoregulation effects.

Sinomenine (SIN); mesangial proliferative glomerulonephritis (MsPGN); matrix metalloproteinases (MMPs); tissue inhibitors of metalloproteinases (TIMPs); tumor necrosis factor receptor associated-factor 6 (TRAF6); Fos-related antigen-1 (Fra-1); activator protein-1 (AP-1); nuclear factor of activated T cells (NFAT) c1; mitogen-activated protein kinases (MAPK); lipopolysaccharide (LPS); Toll-like receptor 4 (TLR4); phosphoinositide-3 kinase (PI3K); nuclear factor-κB (NF-κB); glycogen synthase kinase-3β (GSK-3β); nuclear factor erythroid 2-related factor 2 (Nrf2); heme oxygenase-1 (HO-1), related orphan receptor gamma t (RORγt).

면역계의 비정상적 활성화(Abnormal activation of the immune system)는 조골세포(osteoblasts)와 파골세포(osteoclasts) 사이의 적절한 균형 상태를 (안 좋은 방향으로) 변화시켜서, 결국 뼈의 재형성 과정에서의 불균형(imbalance of bone remodeling)과 함께 골다공증 상태(osteoporosis)를 초래하게 됩니다.

Chinese medicinal plants possess unique advantages in the regulation of the immune system and the relationships between osteoporosis and the immune system.

식물 기원 한약(Chinese medicinal plants)은

1. 면역 시스템 자체를 조절(규제)하는, 독특한 (임상적, 효능적) 장점과 함께
2. 골다공증과 면역 시스템 사이의 관계(소통)를 적절히 조절(규제)하는, 독특한 (임상적, 효능적) 장점을 둘 다 보유하고 있습니다.

In this review, we provide a general overview of Chinese medicinal plants in the prevention and treatment of osteoporosis, focusing on immunological aspects.

우리 연구자들은 이번 분석을 통해서, 면역학적 측면에 강하게 포커스를 맞추면서 골다공증의 예방과 치료에 있어서의 식물 기원 한약(Chinese medicinal plants)의 일반적 개관에 대해서 구체적인 정보를 제공하고 있습니다.

[논문 및 이미지 출처]

https://pubmed.ncbi.nlm.nih.gov/29675436/

https://www.hindawi.com/journals/jir/2018/6345857/

Europe PubMed Central(https://europepmc.org/backend/ptpmcrender.fcgi?accid=PMC5838472&blobtype=pdf)

Effect of Zuogui Pill and Yougui Pill on Osteoporosis: A Randomized Controlled Trial

[골다공증(Osteoporosis)치료에 있어서의 좌귀환(左歸丸)(Zuogui Pill)과 우귀환(右歸丸)(Yougui Pill)의 치료 효과 분석 : 무작위 대조군 임상 연구(RCT)]

[J Tradit Chin Med. 2018 Feb;38(1):33–42.](SCI(E) 국제학술지)

JTCM
Journal of Traditional Chinese Medicine

Online Submissions: http://www.journaltcm.com
info@journaltcm.com

J Tradit Chin Med 2018 February 15; 38(1): 33-42
ISSN 0255-2922
© 2018 JTCM. All rights reserved.

RESEARCH ARTICLE

Effect of Zuogui pill and Yougui pill on osteoporosis: a randomized controlled trial

Li Wenxiong, Zhang Kuaiqiang, Liu Zhu, Liu Li, Cheng Yan, Yin Jichao, Sun Yindi, Yang Feng

Li Wenxiong, Zhang Kuaiqiang, Liu Zhu, Liu Li, Yang Feng, Institute of Orthopedics, Shaanxi University of Traditional Chinese Medicine, Xi'an 712000, China
Li Wenxiong, Zhang Kuaiqiang, Liu Zhu, Department of Orthopedics, Affiliated Hospital of Shaanxi University of Traditional Chinese Medicine, Xi'an 712083, China
Cheng Yan, Department of Orthopedics, Shaanxi Province Hospital of TCM, Xi'an 710021, China
Yin Jichao, Department of Orthopedics, Xi'an Hospital of TCM, Xi'an 710021, China
Sun Yindi, Department of Orthopedics, Xi'an Honghui Hospital, Xi'an 710021, China
Supported by the National Natural Science Foundation of China (No. 81473711), (The epigenetic research of lncRNA in Zuoguiwan YouguiWan inducing chondrogenic differentiation of BMSCs), Special Fund for TCM Research in the Public Interest (No. 201507006-01), (Balance chiropractic therapy for cervical spondylotic radiculopathy: study protocol for a randomized parallel-controlled trial) and the Shaanxi Program of Science and Technology (No. 2015SF072) (Clinical Study on Taibai Cream for Treating Osseous Arthritis Based on the Academic Thought of Old Country Chinese Medicine Doctor Yan-Min Li)
Correspondence to: Prof. Yang Feng, Institute of Orthopedics, Shaanxi University of Traditional Chinese Medicine, Xi'an 712000, China. yangfengdudu@163.com
Telephone: +86-29-32086876
Accepted: July 31, 2017

Abstract

OBJECTIVE: To evaluate the effect and safety of Zuogui pill and Yougui pill, classic Yin and Yang tonic formula (CYYTF), in the treatment of osteoporosis and the underlying mechanism.

METHODS: Participants aged 55 to 75 with osteoporosis and Kidney deficiency in Traditional Chinese Medicine (TCM) will be included and randomly allocated into two groups: treatment group and control group. Participants in the treatment group were treated with Zuogui pill or Yougui pill TCM formula granule, while the control group received placebo. Primary outcomes are the lumbar spine on bone mineral density (BMD) (L1-4) and femoral BMD. Secondary outcomes include pain intensity, health-related quality of life (HRQoL), bone turnover markers and safety.

RESULTS: Totally 200 patients were enrolled from December 2014 to April 2016 from four hospitals. There were no statistically significant differences between the two groups at baseline ($P > 0.05$) and it was good to comparability. Statistically significant differences between the two groups were observed for the lumbar BMD (L1-4), pain VAS scores and HRQoL at six months and twelve months and femoral BMD at twelve months ($P < 0.05$), but no significant differences for femoral BMD and bone turnover markers at six months ($P > 0.05$). Moreover, significant difference was observed at different time before and after treatment in terms of lumbar BMD (L1-1) BMD, femoral BMD, pain VAS scores and health-related quality of life, and there was an crossover effect between the time and groups before and after treatment. In additional, in the treatment group, 8 patients lost to follow-up and 3 patients had adverse events (AEs) and in the control group, 10 patients lost to follow-up and 2 patients had AEs. No remarkable differences were observed between the two groups with regard to AEs, lost rate and safety ($P > 0.05$).

CONCLUSION: Zuogui pill or Yougui pill could im-

1. 좌귀환(左歸丸)(Zuogui Pill)

숙지황(熟地黃) 산약(山藥) 산수유(山茱萸) 구기자(枸杞子) 토사자(菟絲子) 녹각교(鹿角膠) 귀갑교(龜甲膠) 우슬(牛膝) 등으로 구성된 처방.

중년 이후 어르신(노인) 분들의 신음부족(腎陰不足) 또는 진음부족(眞陰不足) 상황에 주로 처방합니다.

2. 우귀환(右歸丸)(Yougui Pill)

숙지황(熟地黃) 산약(山藥) 구기자(枸杞子) 녹각교(鹿角膠) 토사자(菟絲子) 두충(杜仲) 육계(肉桂) 산수유(山茱萸) 당귀(當歸) 포부자(炮附子) 등으로 구성된 처방.

중년 이후 어르신(노인) 분들의 신양부족(腎陽不足) 상황에 주로 처방합니다.

Objective(연구 목적)

To evaluate the effect and safety of Zuogui pill and Yougui pill, classic Yin and Yang tonic formula(CYYTF), in the treatment of osteoporosis and the underlying mechanism.

'전통적으로 신음(腎陰)과 신양(腎陽)을 각각 강화(보충)시켜 주는 한약 처방(CYYTF)'인 '좌귀환(左歸丸)'과 '우귀환(右歸丸)'의 골다공증 치료에 있어서의 임상적 효과와 임상적 안전성을 객관적으로 평가하고자 하였으며, 더불어서 그 기저에 놓여 있는 약리학적 메커니즘(기전)에 대해서도 구체적으로 탐색해 보고자 하였습니다.

Methods(연구 방법)

Participants aged 55 to 75 with osteoporosis and Kidney deficiency in Traditional Chinese Medicine(Tcm) will be included and randomly allocated into two groups : treatment group and control group.

이번 실험(연구) 참가 대상자들은 모두 만 55~75세 사이의 골다공증 환자들(한의학적 진단 기준으로는 모두 신허증(腎虛證) 환자들)이었는데, 실험군(treatment group)과 대조군(control group)으로 무작위 배정(randomly allocated)되었습니다.

Participants in the treatment group were treated with Zuogui pill or Yougui pill Tcm formula granule, while the control group received placebo.

실험군(treatment group) 참가자들은 신허증(腎虚證) 패턴에 따라서, 즉 신음부족(腎陰不足)이면 좌귀환(左歸丸)을, 신양부족(腎陽不足)이면 우귀환(右歸丸)을 각각 처방받았고, 대조군(control group)은 위약(僞藥, placebo)을 받았습니다.

Primary outcomes are the lumbar spine on bone mineral density(BMD)(L1-4) and femoral BMD.

('좌귀환(左歸丸)'과 '우귀환(右歸丸)'의, 골다공증 치료에 있어서의 임상적 효과를, 과학적으로 평가하기 위한) 일차적인(Primary) 평가 지표는

1. 요추(1~4번) 골밀도(the lumbar spine on bone mineral density(BMD)(L1~4))
2. 대퇴골 골밀도(femoral BMD)

였습니다.

Secondary outcomes include pain intensity, health-related quality of life(HRQoL), bone turnover markers and safety.

('좌귀환(左歸丸)'과 '우귀환(右歸丸)'의, 골다공증 치료에 있어서의 임상적 효과를, 과학적으로 평가하기 위한) 이차적인(Secondary) 평가 지표는,

1. 통증 강도
2. 건강 관련 삶의 질(HRQoL)
3. 골 표지자(bone turnover markers)
4. 안전성

등이었습니다.

Results(연구 결과)

Totally 200 patients were enrolled from December 2014 to April 2016 from four hospitals. There were no statistically significant differences between the two groups at baseline (P > 0.05) and it was good to comparability.

총 200명의 골다공증 환자들이 2014년 12월부터 2016년 4월까지 총 4개의 병원(즉, 다기관 연구)에서, (골다공증 한약 처방들('좌귀환(左歸丸)'과 '우귀환(右歸丸)')의 효과성 및 안전성에 대한 과학적 평가를 위한 이번 임상시험(연구)의) 참가자로 등록하였습니다.

(실험군에 대해서) 골다공증 한약 치료(임상시험)를 본격적으로 시작하기 이전에는, 2개 그룹(실험군과 대조군) 사이에서의 통계적으로 유의미한 차이는 발견되지 않았습니다(P>0.05).

Statistically significant differences between the two groups were observed for the lumbar BMD(L1-4), pain VAS scores and HRQoL at six months and twelve months and femoral BMD at twelve months(P < 0.05), but no significant differences for femoral BMD and bone turnover markers at six months(P > 0.05).

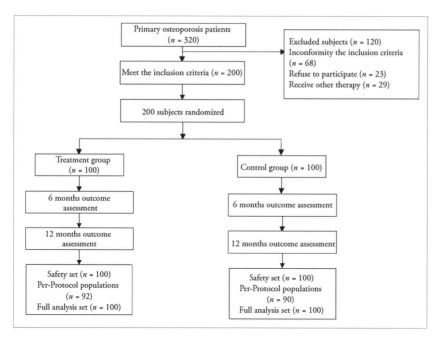

Figure 1.

Flow diagram of this study, including eligibility, screening, randomization and outcome assessment

하지만, 골다공증 한약 치료를 본격적으로 시작한 이후 만 6개월이 되었을 때와 골다공증 한약 치료를 본격적으로 시작한 이후 만 12개월이 지났을 때에는,

Characteristic		Treatment group	Control group	P value
Age (years)		64.50±6.85[a]	63.13±6.10	0.137
Gender (female) (%)		87[a]	86	0.836
Body weight (kg)		59.14±9.16[a]	59.17±9.01	0.981
Height (m)		1.60±0.07[a]	1.59±0.06	0.144
BMI (kg/m²)		23.07±3.04[a]	23.52±3.40	0.327
Lumbar BMD (L1-L4) (g/cm²)		0.77±0.12[a]	0.74±0.11	0.111
Femoral BMD (g/cm²)		0.80±0.10[a]	0.78±0.10	0.095
VAS (mm)		50.17±24.29[a]	48.09±23.83	0.542
ECOS-16		37.14±11.73[a]	37.23±11.52	0.956
Bone turnover markers	BGP	15.40±6.91[a]	16.19±6.96	0.422
	PINP	44.93±21.51[a]	47.53±25.11	0.433
	PICP	1.07±0.71[a]	1.30±0.96	0.055
	TRACP	10.51±7.92[a]	10.34±9.55	0.894
	CTX	0.30±0.18[a]	0.32±0.20	0.435
	NTX	337.09±149.78[a]	338.52±162.29	0.948

Table 1. Baseline patient characteristics (x̄±s)

Notes: BMD: bone mineral density; VAS: visual analogue scale; BGP: osteocalcin; PINP: procollagen type I N-terminal propeptide; PICP: procollagen I carboxyterminal propeptide; CTX: carboxy-terminal telopeptide of type- I collagen; NTX: type I collagen N-telopeptide; TRACP: tartrate resistant acid phosphatase. Compared with the control group, [a]$P > 0.05$.

1. 요추(1-4번) 골밀도(the lumbar spine on bone mineral density(BMD)(L1-4))
2. 통증 VAS 점수
3. 건강 관련 삶의 질(HRQoL)

등의 측면에서, (대조군과 비교했을 때) 통계적으로 유의미한 차이가 나타났으며, 골다공증 한약 치료를 본격적으로 시작한 이후 만 12개월이 지났을 때에는, 대퇴골 골밀도(femoral BMD) 역시, (대조군과 비교했을 때) 통계적으로 유의미한 차이가 나타났습니다(P < 0.05).

하지만, 치료 시작 6개월 차에서는, 대퇴골 골밀도(femoral BMD)와 골 표지자(bone turnover markers)에 대한 실험군과 대조군 사이에서의 통계적으로 유의미한 차이는 발견되지 않았습니다(P > 0.05).

Moreover, significant difference was observed at different time before and after treatment in terms of lumbar spine(L1-4) BMD, femoral BMD, pain VAS scores and health-related quality of life, and there was an crossover effect between the time and groups before and after treatment.

Group	Baseline	Six months	Twelve months	F value	P value
Treatment	0.77±0.12	0.77±0.13	0.79±0.12	20.182[b]	<0.001[b]
Control	0.74±0.11	0.74±0.11	0.74±0.11	1.994[b]	0.158[b]
t value	1.603[a]	2.126[a]	2.728[a]	18.467[c]	<0.001[c]
P value	0.111[a]	0.035[a]	0.007[a]	10.771[d]	<0.001[d]

Table 2. Comparison of lumbar spine (L1-4) BMD between two groups (x̄±s)

Notes: BMD: bone mineral density. [a]t statistic and P value of independent-sample t test. [b]F statistic and P value of main effect of repeated measures analysis of variance (ANOVA) in treatment or control group. [c]F statistic and P value of main effect of repeated measures ANOVA between two groups. [d]F statistic and P value of crossover effect of repeated measures ANOVA between two groups.

Group	Baseline	Six months	Twelve months	F value	P value
Treatment	0.80±0.10	0.81±0.10	0.81±0.10	13.977[b]	<0.001[b]
Control	0.78±0.10	0.78±0.10	0.78±0.10	0.021[b]	0.939[b]
t value	1.677[a]	1.723[a]	2.331[a]	4.058[c]	0.030[c]
P value	0.095[a]	0.086[a]	0.021[a]	4.185[d]	0.028[d]

Table 3. Comparison of femoral BMD between two groups (x̄±s)

Notes: BMD: bone mineral density. [a]t statistic and P value of independent-sample t test; [b]F statistic and P value of main effect of repeated measures analysis of variance (ANOVA) in treatment or control group; [c]F statistic and P value of main effect of repeated measures ANOVA between two groups; [d]F statistic and P value of crossover effect of repeated measures ANOVA between two groups.

Group	Baseline	Six months	Twelve months	F value	P value
Treatment	50±24	29±16	22±14	172.215[b]	<0.001[b]
Control	48±24	37±25	34±24	88.888[b]	<0.001[b]
t value	0.611[a]	− 2.378[a]	− 4.426[a]	260.505[c]	<0.001[c]
P value	0.542[a]	0.019[a]	<0.001[a]	28.348[d]	<0.001[d]

Table 4. Comparison of pain VAS scores between two groups (x̄±s)

Notes: VAS: visual analogue scale. [a]t statistic and P value of independent-sample t test; [b]F statistic and P value of main effect of repeated measures analysis of variance (ANOVA) in treatment or control group; [c]F statistic and P value of main effect of repeated measures ANOVA between two groups; [d]F statistic and P value of crossover effect of repeated measures ANOVA between two groups.

또한,

1. 요추(1–4번) 골밀도
2. 대퇴골 골밀도
3. 통증 VAS 점수
4. 건강 관련 삶의 질

이렇게 총 4가지의 객관적인 임상적 효과 평가 지표를 중심으로, 골다공증 한약('좌귀환(左歸丸)'과 '우귀환(右歸丸)')을 통한 한의약 치료 전(前)과 치료 후(後) 사이의 각기 다른 시간대에서, 유의미한 통계적 차이가 관찰되었습니다.

그리고 치료 전후, 시간과 그룹 사이의 교차 효과(crossover effect between the time and groups before and after treatment)도 확인할 수 있었습니다.

Group	Baseline	Six months	Twelve months	F value	P value
Treatment	37±12	27±7	23±7	113.935[b]	<0.001[b]
Control	37±12	32±10	31±11	78.442[b]	<0.001[b]
t value	− 0.550[a]	− 4.238[a]	− 5.824[a]	187.07[c]	<0.001[c]
P value	0.956[a]	<0.001[a]	<0.001[a]	22.863[d]	<0.001[d]

Table 5. Health-related quality of life ECOS-16 questionaire (x̄±s)

Notes: [a]t statistic and P value of independent-sample t test; [b]F statistic and P value of main effect of repeated measures analysis of variance (ANOVA) in treatment or control group; [c]F statistic and P value of main effect of repeated measures ANOVA between two groups; [d]F statistic and P value of crossover effect of repeated measures ANOVA between two groups.

Item	BGP		PINP		PICP	
	Treatment group	Control group	Treatment group	Control group	Treatment group	Control group
Baseline	15.4±6.9[a]	16.2±7.0	44.9±21.5	47.5±25.1	1.1±0.7[a]	1.3±1.0
six months	16.4±6.7	15.8±6.8	46.2±18.5	47.7±20.8	4.5±3.4	4.0±3.6
t value	− 2.337	0.900	− 0.994	− 0.130	− 10.487	− 8.343
P value	0.021	0.370	0.322	0.897	<0.001	<0.001

Table 6. Comparison of femoral BMD between two groups (x̄±s)

Notes: paired-sample t test. BGP: osteocalcin; PINP: procollagen type I N-terminal propeptide; PICP: procollagen I carboxyterminal propeptide. Compared with the baseline period, [a]$P < 0.05$.

Group	BGP		PINP		PICP	
	Baseline	Six months	Baseline	Six months	Baseline	Six months
Treatment	15.4±6.9[a]	16.4±6.7[a]	44.9±21.5[a]	46.2±18.5[a]	1.1±0.7[a]	4.5±3.4[a]
Control	16.2±7.0	15.8±6.8	47.5±25.1	47.7±20.8	1.3±1.0	4.0±3.6
t value	− 0.805	0.580	− 0.786	− 0.514	− 1.930	1.036
P value	0.422	0.562	0.433	0.608	0.055	0.302

Table 7. Comparison of pain VAS scores between two groups (x̄±s)

Notes: independent-sample t test. BGP: osteocalcin; PINP: procollagen type I N-terminal propeptide; PICP: procollagen I carboxyterminal propeptide. Compared with the control group, [a]$P > 0.05$.

Group	CTX		NTX		TRACP	
	Treatment group	Control group	Treatment group	Control group	Treatment group	Control group
Baseline	0.30±0.18	0.32±0.20	337.09±149.78[a]	338.52±162.29[a]	10.51±7.92	10.34±9.55
Six months	0.31±0.21	0.34±0.20	316.03±137.43	355.63±154.67	10.18±7.39	10.54±9.39
t value	− 1.108	− 1.055	2.734	− 3.141	0.968	− 0.633
P value	0.271	0.317	0.007	0.002	0.335	0.528

Table 8. Change of bone resorption markers (x̄±s)

Notes: paired-sample t test. CTX: carboxy-terminal telopeptide of type-I collagen; NTX: type I collagen N-telopeptide; TRACP: tartrate resistant acid phosphatase. Compared with the baseline period, [a]$P < 0.05$.

Group	CTX		NTX		TRACP	
	Baseline	Six months	Baseline	Six months	Baseline	Six months
Treatment	0.30±0.18[a]	0.31±0.21[a]	337.09±149.78[a]	316.03±137.43[a]	10.51±7.92[a]	10.18±7.39[a]
Control	0.32±0.20	0.34±0.20	338.52±162.29	355.63±154.67	10.34±9.55	10.54±9.39
t value	− 0.781	− 0.764	− 0.065	− 1.914	0.134	− 0.307
P value	0.435	0.480	0.948	0.057	0.894	0.759

Table 9. Comparison of femoral BMD between two groups (x̄±s)

Notes: independent-sample t test. CTX: carboxy-terminal telopeptide of type-I collagen; NTX: type I collagen N-telopeptide; TRACP: tartrate resistant acid phosphatase. Compared with the control group, [a]$P > 0.05$.

Conclusion(연구 결론)

Zuogui pill or Yougui pill could improve BMD, ease pain, relieve Kidney deficiency syndrome, improve the quality of life osteoporosis patients, inhibit bone conversion and regulate the coupling balance of bone formation and bone resorption, but long-term efficacy should be confirmed by a longer term follow-up and larger of samples clinical randomized controlled trials.

이번 임상시험(연구) 결과에 의하면, '좌귀환(左歸丸)'과 '우귀환(右歸丸)'은 모두 골다공증 환자들에게 있어,

1. 골밀도를 통계적으로 유의미하게 개선시켜 주었으며,
2. 통증을 완화시켰고,
3. 신허증(腎虛證) 상태를 개선시켰으며,
4. 건강 관련 삶의 질(HRQoL)을 좋아지게 만들었음을

과학적으로(통계적으로) 확인하였습니다.

또한 더불어서,

'좌귀환(左歸丸)'과 '우귀환(右歸丸)'은 모두 골다공증 환자들에게 있어,

1. 골전환을 억제시켰고(inhibit bone conversion),
2. 골형성과 골흡수 사이의 생물학적 균형(balance of bone formation and bone resorption)을 미묘하게 조절하는 효능을 가지고 있음도

역시 과학적으로 확인하였습니다.

하지만, 보다 더 장기적인 임상적 효과를 보다 더 실증적으로 확인하기 위해서는, 이번 논문에서의 표본보다 훨씬 더 커다란 표본을 대상으로 해서 보다 장기적인 추적 관찰을 시행할 수 있는, 면밀한 무작위 대조군 임상시험이 필요하다고 할 수 있겠습니다.

[논문 및 이미지 출처]

https://pubmed.ncbi.nlm.nih.gov/32185949/

http://www.journaltcm.com

Academy of Traditional Chinese Medicine(http://www.journaltcm.com/modules/Journal/contents/stories/181/4.pdf)

Natural Products as Potential Bone Therapies
뼈에 대한 잠재력 높은 치료법으로서의 천연물

[Handb Exp Pharmacol. p 499-518. 2019 Dec 3.]

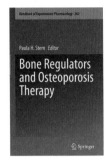

Natural products might be an alternative for the management of bone health to meet the demands of a growing aging population.

"천연물(탕약(Chinese herbal medicine decoctions), 본초(herbs), 유효 성분이 추출된 식물성 화합물 3가지 모두를 일컫고 있음)"은 "점점 증가하고 있는 고령(노인) 인구의 뼈 건강 관리 수요를 제대로 충족(만족)"시키기 위한, "선택 가능한 좋은 치료적 대안"이 될 수 있습니다.

Different types of natural products, including Chinese herbal medicine decoctions, herbs, and isolated phytochemicals, have been demonstrated to exert bone protective effects.

1. (여러 본초(한약)들을, 처방 구성 원리에 따라 조제하여, 함께 섞어서, 물에다 넣고, 한꺼번에 불에 달이는, 전통적 제형인) 탕약(Chinese herbal medicine decoctions),
2. 개별적인 하나하나의 본초들(herbs),
3. 과학적(생화학적) 방식으로 유효 성분이 추출된 식물성 화합물

등을 포함한 다양한 유형의 천연물들(Natural products)이 "뼈 보호 효과(bone protective effects)를 발휘"하는 것으로 "꾸준히 입증"되어 왔습니다.

The most common types of bone protective bioactives are flavonoids, stilbene, triterpenoids, coumestans, lignans, and phenolic acid.

가장 보편적 유형의 "뼈 보호 효과를 나타나는 생물학적 활성제(bone protective bioactives)"는 flavonoids, stilbene, triterpenoids, coumestans, lignans, phenolic acid입니다.

The actions of natural products can be mediated by acting systemically on the hormonal axis or locally via their direct or indirect effects on osteogenesis, osteoclastogenesis, as well as adipogenesis.
Furthermore, with the use of metabolomic and microbiome approaches to understand the actions of natural products, novel mechanisms that involve gut-brain-bone axis are also revealed.
These studies provide evidence to support the use of natural products as bone therapeutics as well as identify new biological targets for novel drug development.

천연물(탕약(Chinese herbal medicine decoctions), 본초(herbs), 유효 성분이 추출된 식물성 화합물 3가지 모두를 일컫고 있음)의 임상적 효능은,

1. 호르몬 축(hormonal axis)을 통해서 전신적으로(systemically) 작용하거나,
2. 골(뼈)형성(骨形成, osteogenesis), 파골세포 형성(osteoclastogenesis) 및 지방세포 형성(adipogenesis)에 직접적 또는 간접적 영향을 통해 국소적으로(locally) 작용함으로써 매개될 수 있습니다.
3. 더욱이, 천연물의 임상적 효능(효과)을 충분히 제대로 잘 이해(설명)하기 위해서 대사 작용(metabolomic) 및 인체 내 미생물군 유전체(microbiome) 접근법을 도입함에 따라, 장-뇌-뼈 축(gut-brain-bone axis)을 포함한 새로운 생물학적 메커니즘도 밝혀지게 되었습니다.

이러한 많은 연구들은,

천연물(탕약(Chinese herbal medicine decoctions), 본초(herbs), 유효 성분이 추출된 식물성 화합물 3가지 모두를 일컫고 있음)을,

"뼈 보호 효과(bone protective effects)"를 통한 "뼈 치료제(bone therapeutics)"(문맥상, 주로 폐경기(갱년기) 여성이나 노인(어르신)분들의 골다공증 및 골절(재골절) 등을 예방하거나 치료하는 특정한 본초학적/방제학적 계열의 한약 처방들을 의미함)로서,

1. (뼈를 치료하고 있는) 실제 임상 현장에서 앞으로 더욱 널리 활용할 것을 지지하는 객관적 증거를 제시하고 있을 뿐만이 아니라,
2. 향후 참신한 (천연물 기반) 신약(ex. 골다공증 치료를 위한 천연물 기반 신약 또는 골절 치료를 위한 천연물 기반 신약 등) 개발을 위한 새로운 생물학적 표적(biological targets)을 발견할 수 있는 과학적 증거를 제공하기도 합니다.

[논문 및 이미지 출처]
https://pubmed.ncbi.nlm.nih.gov/31792676/
https://link.springer.com/chapter/10.1007/164_2019_322

〈여성의 폐경기(갱년기) 이후 흔히 발생하는 골다공증〉에 대한 〈한약〉 처방

Chinese single herbs and active ingredients for postmenopausal osteoporosis : From preclinical evidence to action mechanism
여성들의 폐경기(갱년기) 골다공증 치료를 위한 단일 본초(한약) 및 그 (주요한) 약리학적 활성 성분 : 전(前)임상 증거부터 (실제적인) 활성(작용) 메커니즘까지

[BIOSCIENCE TRENDS(BST)/2017 Volume 11 Issue 5 Pages 496-506](SCI(E) 국제학술지)

아래에서 제가 소개해 드리는 논문(=Review 논문)을 꼭 한번 자세히 읽어보신다면, "여성들의 폐경기(갱년기) 이후 흔히 발생되는 골다공증(및 골절(재골절) 예방) 치료"에 있어서, 음양곽(淫羊藿, Herba Epimedium), 골쇄보(骨碎補, Rhizoma Drynariae), 단삼(丹蔘, Salvia miltiorrhiza) 등이 포함된(가미된) "여성 골다공증(및 골절(재골절) 예방) 치료용 한약 처방들"을 보다 적극적으로 임상 현장에서 활용(적용)해 볼 실제적 필요성에 대해서 대한민국 모든 국민 분들에게 더 많은 이해와 공감이 널리 확산될 것으로 생각됩니다.

This article reviews the experimental evidence of both in vitro and in vivo preclinical studies with the theme of the application of Chinese single herbs and active ingredients in postmenopausal osteoporosis.

이 논문은 여성들의 폐경기(갱년기) 골다공증에서, 단일 본초(한약)와 그 (주요한) 약리학적 활성 성분의 적용이라는 주제를 가진, 시험관 내 연구와 생체 내 연구(=전(前)임상 연구)의 실험적 증거들을 검토하고 있습니다.

It includes three single herbs (Herba Epimedium, Rhizoma Drynariae, and Salvia miltiorrhiza) and eight active ingredients(saikosaponins, linarin, echinacoside, sweroside, psoralen, poncirin, vanillic acid, and osthole).

여기에는 3가지 단일 본초(=음양곽(淫羊藿), 골쇄보(骨碎補), 단삼(丹蔘)) 와 8가지 그 (주요한) 약리학적 활성 성분(saikosaponins, linarin, echinacoside, sweroside, psoralen, poncirin, vanillic acid 및 osthole)이 포함되어 있습니다.

The experimental studies indicated their potential use as treatment for postmenopausal osteoporosis and investigated the underlying mechanisms including osteoprotegerin/receptor activator of nuclear factor κB ligand (OPG/RANKL), extracellular-signal-regulated kinase/c-Jun N terminal kinase/mitogen-activated protein kinase (ERK/JNK/MAPK), estrogen receptor (ER), bone morphogenetic protein (BMP), transforming growth factor (TGF)-β, Wnt/β-catenin, and Notch signaling pathways.

분석된 여러 가지 실험 연구들을 살펴보면, 음양곽(淫羊藿), 골쇄보(骨碎補), 단삼(丹蔘) 그리고 그 8가지 약리학적 활성 성분들은 아래에 나오는 총 7가지의 약리학적 메커니즘(기전)을 통해서, 여성들의 폐경기(갱년기) 골다공증 치료에 있어서 실제적인 임상적 치료 효과를 발휘하고 있었던 것으로 보여집니다.

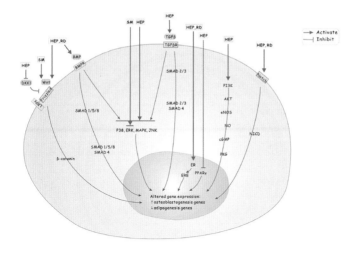

Figure 1. The mechanism of action of Chinese single herbs on pre-osteoblasts.

Chinese single herbs interact with at least eight pathways for the treatment of osteoporosis in pre-osteoblasts: i) via BMP signaling pathway, ii) via Wnt/β-catenin pathway, iii) activate ERK, p38, JNK, MAPK pathways, iv) via up-regulation of TGF-β1 expression, v) through ER signal activation, vi) activate PI3K-AKT-eNOS-NO-cGMP-PKG signal pathway, vii) via Notch signaling pathway, and viii) reduce PPARγ mRNA and DKK1 protein to inhibit adipogenesis. (*Abbreviations*: HEP, Herba Epimedium; SM, Salvia miltiorrhiza; RD, Rhizoma Drynariae; DKK1, dickkopf-related rotein 1; LRPs, lipoprotein receptor-related proteins; BMP, bone morphogenetic protein; BMPR, BMP receptor; JNK, c-Jun N terminal kinase; MAPK, mitogen-activated protein kinase; ERK, extracellular-signal-regulated kinase; TGFβ, transforming growth factor β; TGFβR, TGFβ receptor; ER, estrogen receptor; ERE, estrogen-response element; PI3K, phosphatidylinositol-3-kinase; AKT, protein kinase B; eNOS, endothelial nitric oxide synthase; NO, nitric oxide; cGMP, cyclic guanosine monophosphate; PKG, protein kinase G; NICD, Notch intracellular domain; PPARγ, peroxisome proliferator-activated receptor γ.)

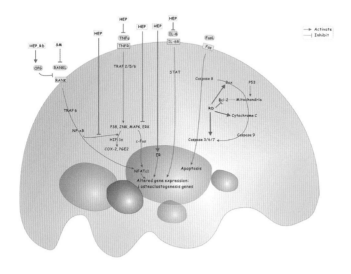

Figure 2. The mechanism of action of Chinese single herbs on pre-osteoclasts.

Chinese single herbs interact with at least six pathways in pre-osteoclasts: i) up-regulate expression of OPG while down-regulate RANKL, ii) suppress MAPKs/NF-κB regulated HIF-1α and PGE2 synthesis, iii) inhibit p38, JNK, MAPK, ERK pathways, iv) inhibit IL-6 and TNF-α expression, v) interact with nuclear ERs, and vi) down-regulate the mRNA expression levels of bcl-2 and up-regulate Bax, caspase-3 and cytochrome c. (*Abbreviations*: HEP, Herba Epimedium; RD, Rhizoma Drynariae; SM, Salvia miltiorrhiza; OPG, osteoprotegerin; RANK, receptor activator of nuclear factor κB; RANKL, RANK ligand; TNF-α, tumor necrosis factor α; TNFR, TNF receptor; TRAF, TNF receptor-associated factor; NF-κB, nuclear factor kappa-light-chain-enhancer of activated B cells; JNK, c-Jun N terminal kinase; MAPK, mitogen-activated protein kinase; ERK, extracellular-signal-regulated kinase; HIF-1α, hypoxia inducible factor 1α; COX-2, cyclooxygenase-2; PGE2, prostaglandin E2; NFATc1, nuclear factor of activated T-cells, cytoplasmic 1; ER, estrogen receptor; IL-6, interleukin 6; IL-6R, IL-6 receptor; STAT, signal transducer and activator of transcription; FasL, Fas ligand.)

1. osteoprotegerin/receptor activator of nuclear factor κB ligand(OPG/RANKL)
2. extracellular-signal-regulated kinase/c-Jun N terminal kinase/mitogen-activated protein kinase(ERK/JNK/MAPK)
3. estrogen receptor(ER)
4. bone morphogenetic protein(BMP)
5. transforming growth factor(TGF)-β
6. Wnt/β-catenin
7. Notch Signaling Pathways

[논문 및 이미지 출처]

https://www.jstage.jst.go.jp/article/bst/11/5/11_2017.01216/_article

J-STAGE, Japan Science and Technology Information Aggregator, Electronic(https://www.jstage.jst.go.jp/article/bst/11/5/11_2017.01216/_article)

〈한약〉만 처방했을 경우와, 〈한약과 양약〉을 동시에 처방했을 경우의 뼈 보호 효과 검증

Bone Protective Effects of Danggui Buxue Tang(DBT) Alone and in Combination With Tamoxifen or Raloxifene in vivo and in vitro

당귀보혈탕(當歸補血湯, Danggui Buxue Tang(DBT)) 단독 처방(=한약만 처방)과, 타목시펜(tamoxifen)이나 랄록시펜(raloxifene)과의 복합 병행 요법(=한약과 양약을 함께 처방)을 시험관 내(in vitro) 실험에서 그리고 생체 내(in vivo) 실험에서 진행했을 때의 뼈(골) 보호 효과(bone protective effect) 검증

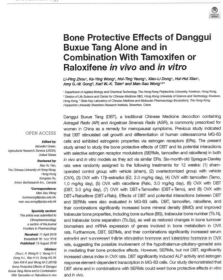

(참고)

당귀보혈탕(當歸補血湯)은 황기(黃耆)와 당귀(當歸)의 구성(배합) 비율이 5:1인, 갱년기(폐경기) 여성들을 위한 매우 유명한 한약 처방으로서, 몽골이 세운 원(元) 제국 시대에 간행된 [위생보감(衛生寶鑑]](by 나천익(羅天益))이라는 매우 유명한 한의학 서적(종합의서)에서 최초로 기재됨. 귀기탕(歸耆湯)이라고 부르기도 합니다.

Conclusion(연구 결론)

위 논문의 [핵심적인 결론 메시지]는 다음과 같습니다.

우리의 연구는

1. 당귀보혈탕(當歸補血湯, Danggui Buxue Tang(DBT)) 단독 한약 처방 요법

2. 그리고, 당귀보혈탕(當歸補血湯, Danggui Buxue Tang(DBT))과 SERMs(Selective Estrogen Receptor Modulators, tamoxifen and raloxifene)과의 복합 병행 요법

둘 다 모두 [시험관 내(in vitro) 실험]에서, 그리고 [생체 내(in vivo) 실험]에서, 뼈(골) 보호 효과(bone protective effect)를 뚜렷하게 발휘할 수 있음을 과학적으로(통계적으로) 입증하였습니다.

(참고)

1. 타목시펜(tamoxifen)

에스트로겐 수용체(ERα, ERβ)와 함상배위자의 일종입니다. 비스테로이드계 항에스트로겐제(劑)로서 영국 ICI회사가 개발하여, 1980년대부터 여성호르몬 의존성 유방암에 내분비요법제로 가장 많이 이용되었습니다. 여성생식기에 대해서는 항에스트로겐작용을 나타내지만, 골조직 또는 심혈관계는 에스트로겐 유사 작용을 하며 골대사, 지질대사 등에 대해 개선 작용을 합니다.

2. 랄록시펜(raloxifene)

골다공증이 있거나 골다공증의 위험이 높은 폐경 후 여성에서 발생한 침습 유방암의 치료에 사용되는 약제. 폐경 후 여성의 골다공증 치료에도 사용되며 폐경 후 여성의 유방암 예방에도 연구되고 있습니다. 유방에서 에스트로겐호르몬의 작용을 차단시키는 선택적 에스트로겐 수용체 조절제(selective estrogen receptor modulator)입니다. 상품명으로 에비스타(Evista)라고도 합니다.

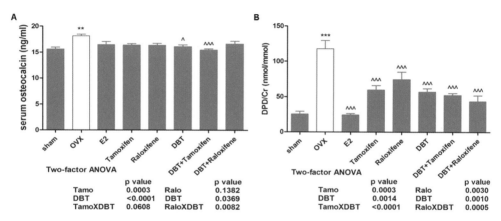

Figure 1.

Effects of DBT, SERMs, and their combinations on serum level of OCN and urinary DPD of OVX rats. Six-month-old Sprague-Dawley rats were given ovariectomy or sham operation, After 2 weeks' recovery, OVX rats were orally administrated with vehicle, 17b-estradiol (2.0 mg/kg day), tamoxifen (1.0 mg/kg day), raloxifene (3.0 mg/kg day), DBT (3 g/kg day), DBT+Tamoxifen, and DBT+Raloxifene for 12 consecutive weeks. (A) Serum level of OCN (ng/ml). (B) Urinary DPD (nmol/mmol). Data are expressed as mean ± SEM. **$p < 0.01$, ***$p < 0.001$ vs. sham; ^$p < 0.05$, ^^^$p < 0.001$ vs. OVX. n = 7–9.

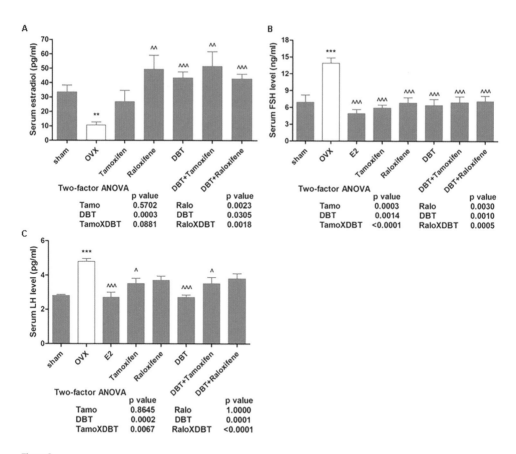

Figure 2.

Effects of DBT, SERMs, and their combinations on serum level of estradiol, follicle-stimulating hormone, and LH of OVX rats. Serum level of estradiol, FSH, and LH were measured by EIA kit (CayMan) and ELISA kit (CloudClone), respectively. (A) Serum level of estradiol (pg/ml); (B) serum level of FSH (ng/ml); (C) serum level of LH (pg/ml). Data are expressed as mean ± SEM. **$p < 0.01$, ***$p < 0.001$ vs. sham; ^$p < 0.05$, ^^$p < 0.01$, ^^^$p < 0.001$ vs. OVX. n = 7–9.

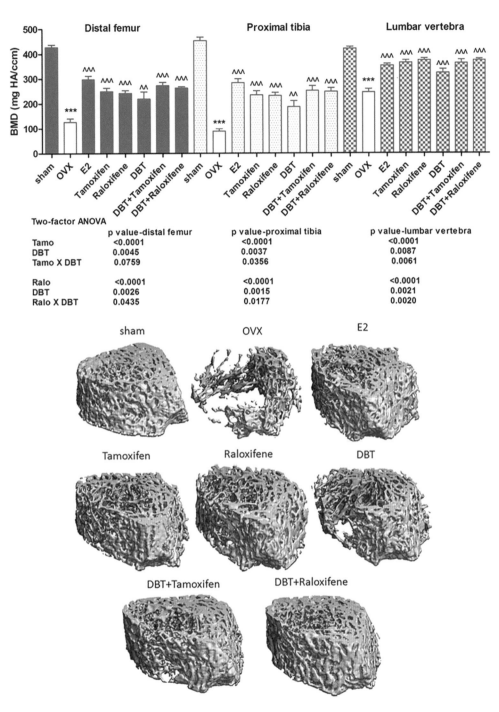

Figure 3.

Effects of DBT, SERMs, and their combinations on bone micro-architecture (distal femur) and BMD of OVX rats. BMD of proximal tibia, distal femur, and lumbar vertebra were determined by micro-CT. Data are expressed as mean ± SEM. ***$p <$ 0.001 vs. sham; ^^$p < 0.01$, ^^^$p < 0.001$ vs. OVX. $n = 7–9$.

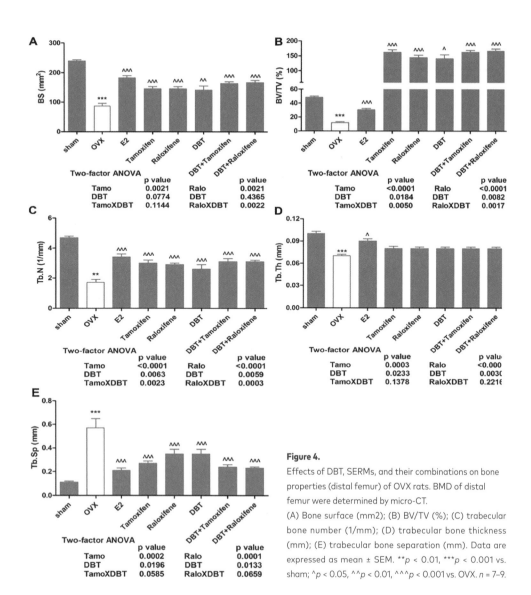

Figure 4.

Effects of DBT, SERMs, and their combinations on bone properties (distal femur) of OVX rats. BMD of distal femur were determined by micro-CT.

(A) Bone surface (mm2); (B) BV/TV (%); (C) trabecular bone number (1/mm); (D) trabecular bone thickness (mm); (E) trabecular bone separation (mm). Data are expressed as mean ± SEM. **$p < 0.01$, ***$p < 0.001$ vs. sham; ^$p < 0.05$, ^^$p < 0.01$, ^^^$p < 0.001$ vs. OVX. $n = 7$–9.

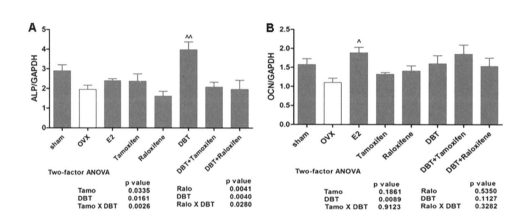

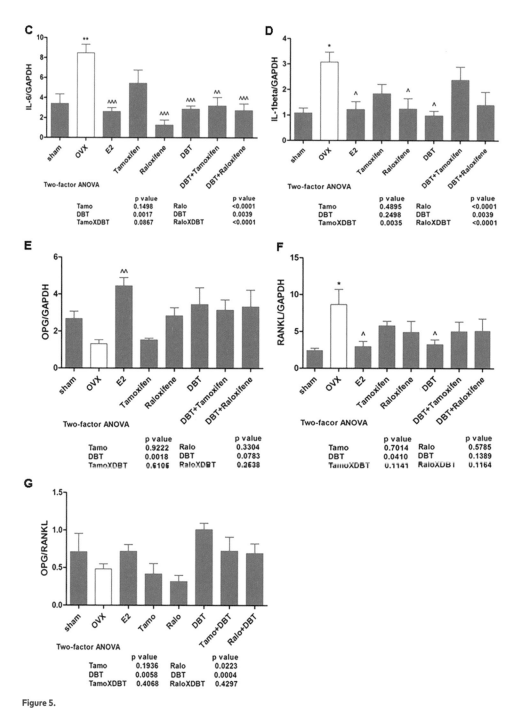

Figure 5.

Effects of DBT, SERMs, and their combinations on mRNA expression of bone remodeling-related genes in femoral head of OVX rats. mRNA expression of bone remodeling-related genes in femoral head was determined by real-time PCR. (A) ALP mRNA expression; (B) OCN mRNA expression; (C) IL-6 mRNA expression; (D) IL-1b mRNA expression; (E) RANKL mRNA expression; (F) OPG mRNA expression; (G) OPG/RANKL ratio. Data are expressed as mean ± SEM. *$p < 0.05$, **$p < 0.01$ vs. sham; ^$p < 0.05$, ^^$p < 0.01$ vs. OVX. $n = 7$–9.

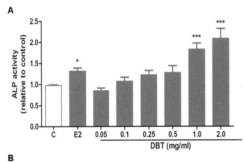

A

B

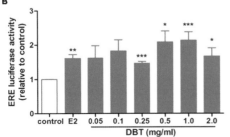

Figure 6.
Effects of DBT on ALP activities and ERE luciferase activities in MG-63 cells. Human osteosarcoma MG-63 cells were treated with DBT at 0.05, 0.1, 0.25, 0.5, 1.0, and 2.0 mg/ml in PRF DMEM containing 5% cs-FBS for 48 h. (A) Dose-dependent effects of DBT on ALP activity. ALP activity of the cell lysate was measured by commercial kit and normalized by the total protein concentrations. (B) Dose-dependent effects of DBT on ERE luciferase activity in MG-63 cells transfected with ERETkluc plasmid together with an inactive control plasmid pRL-TK for 6 h and treated with DBT at 0.05, 0.1, 0.25, 0.5, 1.0, and 2.0 mg/ml. Luciferase activity was measured by a Dual Luciferase Receptor Assay System. Data are expressed as mean ± SEM. Results were from two independent experiments. $*p < 0.05$, $**p < 0.01$, $***p < 0.001$ vs. control; $^p < 0.05$, $^^p < 0.01$, $^^^p < 0.001$ vs. tamoxifen or raloxifene alone. $n = 3$.

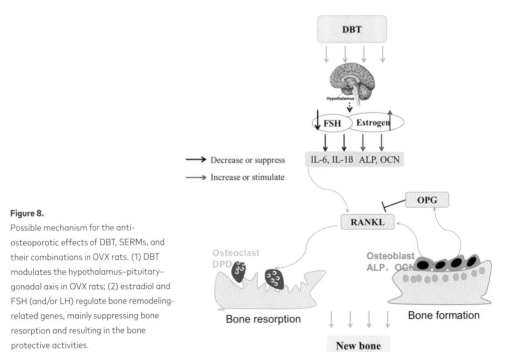

Figure 8.
Possible mechanism for the anti-osteoporotic effects of DBT, SERMs, and their combinations in OVX rats. (1) DBT modulates the hypothalamus–pituitary–gonadal axis in OVX rats; (2) estradiol and FSH (and/or LH) regulate bone remodeling-related genes, mainly suppressing bone resorption and resulting in the bone protective activities.

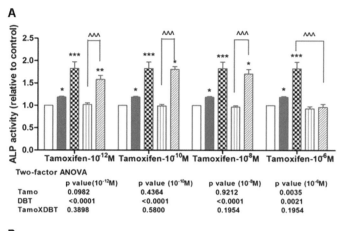

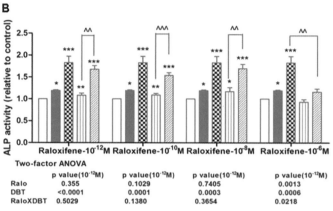

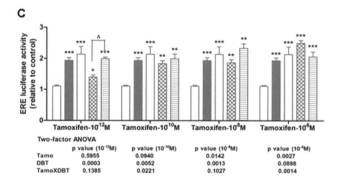

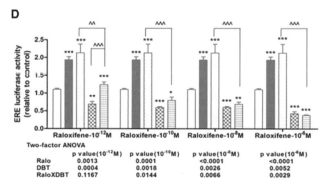

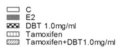

C
E2
DBT 1.0mg/ml
Tamoxifen
Tamoxifen+DBT1.0mg/ml

Figure 7.

Effects of SERMs and their combinations with DBT on ALP activity and ERE luciferase activity of MG-63 cells. Human osteosarcoma MG-63 cells treated with DBT at 1.0 mg/ml were co-treated with different concentration (10-12–10-6 M) of tamoxifen and raloxifene in PRF DMEM containing 5% cs-FBS for 48 h.
(A) Dose-dependent effects of tamoxifen alone and in combination with DBT on ALP activity;
(B) dose-dependent effects of raloxifene alone and in combination with DBT on ALP activity;
(C) dose-dependent effects of tamoxifen alone and in combination with DBT on ERE luciferase activity;
(D) dose-dependent effects of raloxifene alone and in combination with DBT on ERE luciferase activity. Data are expressed as mean ± SEM. Results were from two independent experiments. $^*p < 0.05$, $^{**}p < 0.01$, $^{***}p < 0.001$ vs. control; $^{\wedge}p < 0.05$, $^{\wedge\wedge}p < 0.01$, $^{\wedge\wedge\wedge}p < 0.001$ vs. tamoxifen or raloxifene alone. $n = 3$. Interactions between SERMs and DBT were analyzed by two-factor ANOVA.

Chinese Herbal Medicine for Osteoporosis : A Systematic Review of Randomized Controlled Trails
[골다공증 치료에도 한약이 우수한 효과!!!] (민족의학신문/2013년 8월 15일 기사)

http://www.mjmedi.com/news/articleView.html?idxno=25686

[Evidence-Base Complement Alternat Med. 2013; 2013: 356260. Epub 2013 Jan 30](SCI(E) 국제 학술지)

Hindawi Publishing Corporation
Evidence-Based Complementary and Alternative Medicine
Volume 2013, Article ID 356260, 11 pages
http://dx.doi.org/10.1155/2013/356260

Review Article
Chinese Herbal Medicine for Osteoporosis: A Systematic Review of Randomized Controlled Trails

Zhi-qian Wang, Jin-long Li, Yue-li Sun, Min Yao, Jie Gao, Zhu Yang, Qi Shi, Xue-jun Cui, and Yong-jun Wang

Longhua Hospital, Shanghai University of Traditional Chinese Medicine, 725 South Wanping Road, Shanghai 200032, China

Correspondence should be addressed to Xue-jun Cui; 13917715524@139.com and Yong-jun Wang; yjwang88@hotmail.com

Received 12 July 2012; Revised 9 September 2012; Accepted 11 September 2012

Academic Editor: Srijit Das

Background. Osteoporosis is a major health problem for the elderly population. Chinese herb may be beneficial to osteoporosis due to its capability. *Objectives.* This study was designed to evaluate the effectiveness of Chinese medicine treatment on the patients with osteoporosis. *Search Methods.* Randomized controlled trials were retrieved from different 9 databases. *Results.* This meta analysis included 12 RCTs involving 1816 patients to compare Chinese herbs with placebo or standard anti-osteoporotic therapy in the treatment of bone loss. The pooled data showed that the percent change of increased BMD in the spine is higher with Chinese herb compared to placebo (lumbar spine: WMD = 0.07, 95% CI: 0.01–0.04). In the femoral, Chinese herb showed significantly higher increments of BMD compared to placebo (femoral neck: WMD = 0.06, 95% CI: −0.02–0.13). Compared to the other standard anti-osteoporotic drugs, Chinese herbs also show advantage in BMD change (lumbar spine: WMD = 0.03, 95% CI: −0.01–0.08; femoral: WMD = 0.01, 95% CI: −0.01–0.02). *Conclusions.* Our results demonstrated that Chinese herb significantly increased lumbar spine BMD as compared to the placebo or other standard anti-osteoporotic drugs.

1. Introduction

Osteoporosis, the thinning of bone due to the net loss of | agents may yet appear minor; uncertainty exists with longer uses [4, 5]. Indeed, odd fractures were already reported with prolonged treatment, and large doses of bisphosphonates

개요

골다공증(Osteoporosis)은, (폐경기 이후 중년 여성과) 노인에 있어서 매우 중요한 건강 문제입니다. 특히 노인 인구가 급격히 증가하고 있는 국내의 현실에서 주요한 관리 대상이 되는 질병 중 하나입니다.

골다공증의 진단 및 치료 결과 측정은 골밀도(BMD, Bone Mineral Density) 값을 이용하여 측정하며, 보통 요추부(lumbar spine) 또는 대퇴골(femur) 부위의 측정 평균값 등이 흔히 활용됩니다.

한의약(Chinese Herbal Medicine)은 그 임상적 효과로 인해 골다공증 치료에 유리할 수 있습니다.

이번 연구는 골다공증 환자들에게 미치는 한의약 치료의 임상적 효과를 객관적으로 평가하기 위해 고안되었습니다. 또한 골다공증 환자들을 대상으로 한약을 투여한 연구들을 대상으로 체계적 고찰(systematic review)을 시행하여 그 결과를 발표하였습니다.

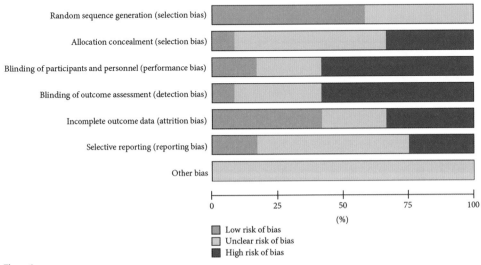

Figure 1.

Risk of bias graph: review authors' judgments about each risk of bias item presented as percentages across all included studies.

	Random sequence generation (selection bias)	Allocation concealment (selection bias)	Blinding of participants and personnel (performance bias)	Blinding of outcome assessment (detection bias)	Incomplete outcome data (attrition bias)	Selective reporting (reporting bias)	Other bias
Dai 2007	+	−	−	−	?	?	?
Leung 2011	?	−	−	?	−	?	?
Liao 2004	+	?	?	?	−	−	?
Ruan 2006	?	?	−	−	?	?	?
Wang 2006	?	?	−	−	+	+	?
Wu 2009	?	−	−	−	?	?	?
Xiong 2008	+	?	+	−	+	+	?
Yang 2007	+	?	−	−	+	?	?
Zhang 2005	+	−	−	−	−	?	?
Zheng 2007	?	?	?	?	−	−	?
Zhou 2009	+	+	+	?	+	−	?
Zhu 2012	+	?	?	+	+	?	?

Figure 2.
Risk of bias summary: review authors' judgments about each risk of bias item for each included study.

논문 내용

중국 상해 중의약대학 연구팀이 주도한 연구로서, Medline을 포함한 9개의 논문 데이터베이스 검색을 통하여 131개의 논문들을 일차적으로 연구대상으로 선정하였으며, 이 중 무작위 배정 임상시험(RCT)이 아니거나 원저 논문(Original Article)이 아닌 논문 등을 배제하고, 이어서 임상 연구의 질을 측정하는 Jadad score가 3점 이하인 논문들을 배제하여 최종적으로 12개의 RCT 논문을 연구 대상으로 하였습니다.

이번 메타 분석에서는, 총 1,816 명의 골다공증 환자가 참여한 총 12개의 RCT가 포함되어서, 골다공증 치료에 있어

1. 한의약(Chinese Herbal Medicine)과
2. 위약(placebo, 僞藥) 그리고
3. 표준적인 항골다공증 양방 요법을

객관적 기준을 통해 성과(효과)/부작용 측면에서 상대적으로 비교했습니다.

1. 위약(placebo, 僞藥)과 비교했을 때, 척추뼈에서, 증가된 BMD(bone mineral density, 골밀도)의 변화 백분율이 한의약에서 통계적으로 유의미하게 더 높았다는 것을, 데이터가 객관적으로 보여주었습니다.

   (목뼈 : BMD = 0.07, 95% CI : 0.01 - 0.04)

2. 위약(placebo, 僞藥)과 비교했을 때, 대퇴골에서도, 증가된 BMD(bone mineral density, 골밀도)의 변화 백분율이 한의약에서 통계적으로 유의미하게 더 높았다는 것을, 데이터가 객관적으로 보여주었습니다.

   (대퇴골 : BMD = 0.06, 95% CI : -0.02 - 0.13)

3. 표준적인 항골다공증 양방 요법(양약)과 비교했을 때에도, 한의약(Chinese Herbal Medicine)은 역시, BMD(bone mineral density, 골밀도) 변화에 임상적 유익함을 보였습니다.

   (목뼈 : BMD = 0.03, 95% CI : -0.01 - 0.08 대퇴골 : BMD = 0.01, 95% CI : -0.01 - 0.02)

논문 결론

(연구 참여 인원 환산시 총 1,816명에 대한) 분석 결과,

골다공증에 대한 한약 치료는 위약군과 비교하여 요추부 BMD를 통계적으로 유의미하게 증가시켰으며, 기존 항골다공증 제제(calcitriol. HRT 등)와의 비교에서도, 보다 우수한 결과를 보였습니다.

다만, 대퇴 경부(femoral neck)의 BMD에는 위약군과 비교했을 때 통계적으로 유의미한 차이를 보이지는 못했는데, 대부분의 대상 논문들이 6개월 동안의 복용 기간을 가졌으므로, 향후 12개월 이상의 충분한 기간 동안 골다공증 한약을 복용한 이후의 보충적인 연구가 필요할 것으로 전망하였습니다.

골다공증 치료를 위한 개별 한약재로는 음양곽(淫羊藿, Epimedii Herba)과 골쇄보(骨碎補, Drynariae rhizoma) 등이 많이 포함되어 있었고, 실험적인 연구에서도 골밀도 향상과의 유의성 등이 이미 과학적으로 밝혀진 바 있습니다.

이번 연구 결과를 통해, 한의약(Chinese Herbal Medicine) 치료가, 위약(placebo, 僞藥) 또는 표준적인 항골다공증 양방 요법(양약) 제제와 비교했을 때, BMD(bone mineral density, 골밀도)를 통계적으로 유의미하게 더 많이 증가시킬 수 있음을 객관적으로 입증했습니다.

칼슘과 뼈 구조의 순손실로 인해 뼈가 약해지는 골다공증은 주로 노화로 인해 발생합니다.

골다공증은 골절(재골절 또는 골절의 지연유합)로 고통받는 개인과 극심한 재정적 비용 지출로 고통받는 가족과 사회 모두에게 커다란 손해를 초래하고 있습니다.

지난 10여년 동안, 수 많은 글로벌 제약 회사들은 골다공증 치료에 있어 구체적이고도 분명하게 초점을 맞춘 임상적 효과를 제공하는 다양한 신약 컬렉션을 개발해 왔습니다.

새로운 약물들은 뼈 조직의 신진 대사에 대한 깊은 이해를 바탕으로 개발되었는데, 동화(同化) 작용(anabolic) 측면의 자극 또는 이화(異化) 작용(catabolic) 측면의 억제를 통해서 이를 구축할 수 있었습니다.

Teriparatide, strontium products은 동화(同化) 작용(anabolic) 측면의 자극 효과를 보이고, 비스포스포네이트(bisphosphonates)는 이화(異化) 작용(catabolic) 측면의 억제 효과를 보입니다.

하지만, 골다공증 치료를 위해 개발된 위의 양약들(특히 비스포스포네이트(bisphosphonates))은 몇 가지 분명한 임상적 부작용들을, 실제로 꽤 많이 보이고 있기 때문에, 사용상 문제가 됩니다.

골다공증에 대한 장기간의 양약 치료로 인해 발생된 이상한 골절 양상들이 이미 학계에 정식으로 보고되었고, 비스포스포네이트(bisphosphonates)가 턱뼈의 골괴사를 유발할 수 있다는 것은 이미 널리 알려져 있습니다.

그래서 그동안 중국의 과학자들은 한약(본초)을 집중적으로 연구했으며, 동물실험에서 골다공증에 대한 치료 효과가 뚜렷하게 반복적으로 나타나고 있는 한약(본초)을 기반으로 해서, 독특한 임상시험을 지난 10여년 동안 꾸준히 진행해 왔습니다.

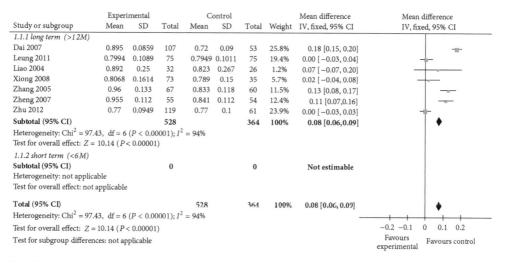

Figure 3.

Chinese herbs versus placebo on spine BMD.

Figure 4.

Chinese herbs versus placebo on femoral neck BMD.

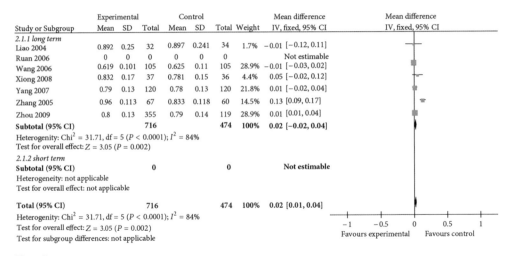

Study or Subgroup	Experimental Mean	SD	Total	Control Mean	SD	Total	Weight	Mean difference IV, fixed, 95% CI
2.1.1 long term								
Liao 2004	0.892	0.25	32	0.897	0.241	34	1.7%	−0.01 [−0.12, 0.11]
Ruan 2006	0	0	0	0	0	0		Not estimable
Wang 2006	0.619	0.101	105	0.625	0.11	105	28.9%	−0.01 [−0.03, 0.02]
Xiong 2008	0.832	0.17	37	0.781	0.15	36	4.4%	0.05 [−0.02, 0.12]
Yang 2007	0.79	0.13	120	0.78	0.13	120	21.8%	0.01 [−0.02, 0.04]
Zhang 2005	0.96	0.113	67	0.833	0.118	60	14.5%	0.13 [0.09, 0.17]
Zhou 2009	0.8	0.13	355	0.79	0.14	119	28.9%	0.01 [0.01, 0.04]
Subtotal (95% CI)			716			474	100%	0.02 [−0.02, 0.04]

Heterogenity: Chi^2 = 31.71, df = 5 (P < 0.0001); I^2 = 84%
Test for overall effect: Z = 3.05 (P = 0.002)

2.1.2 short term
Subtotal (95% CI) — 0 — 0 — Not estimable
Heterogeneity: not applicable
Test for overall effect: not applicable

Total (95% CI) — 716 — 474 — 100% — 0.02 [0.01, 0.04]
Heterogeneity: Chi^2 = 31.71, df = 5 (P < 0.0001); I^2 = 84%
Test for overall effect: Z = 3.05 (P = 0.002)
Test for subgroup differences: not applicable

−1 −0.5 0 0.5 1
Favours experimental   Favours control

Figure 5.

Chinese herbs versus standard anti-osteoporotic drugs on lumber spine BMD.

Study or Subgroup	Experimental Mean	SD	Total	Control Mean	SD	Total	Weight	Mean difference IV, fixed, 95% CI
2.2.1 long term								
Liao 2004	0.849	0.21	32	0.864	0.204	34	1.5%	−0.02 [−0.11, 0.08]
Ruan 2006	0.7233	0.1007	48	0.7043	0.0791	42	10.8%	0.02 [−0.02, 0.06]
Xiong 2008	0.713	0.1	37	0.74	0.09	36	7.8%	−0.03 [−0.07, 0.02]
Yang 2007	0.66	0.1	120	0.66	0.1	120	23.3%	0.00 [−0.03, 0.03]
Zhang 2005	0.713	0.084	67	0.701	0.108	66	13.8%	0.01 [−0.02, 0.04]
Zhou 2009	0.64	0.09	355	0.69	0.09	119	42.8%	0.01 [−0.01, 0.03]
Subtotal (95% CI)			659			417	100%	0.01 [−0.01, 0.02]

Heterogeneity: Chi^2 = 3.35, df = 5 (P = 0.65); I^2 = 0%
Test for overall effect: Z = 0.90 (P = 0.37)

2.2.2 short term
Subtotal (95% CI) — 0 — 0 — Not estimable
Heterogeneity: not applicable
Test for overall effect: not applicable

Total (95% CI) — 659 — 417 — 100% — 0.01 [−0.01, 0.02]
Heterogeneity: Chi^2 = 3.35, df = 5 (P = 0.65); I^2 = 0%
Test for overall effect: Z = 0.90 (P = 0.37)
Test for subgroup differences: not applicable

−0.5 −0.25 0 0.25 0.5
Favours experimental   Favours control

Figure 6.

Chinese herbs versus standard anti-osteoporotic drugs on the femoral neck BMD.

결국 우리는, 특정한 한약(본초)이, 골다공증 치료에 있어 (위의 논문에서 기재한 것과 같이) 위약(placebo, 僞藥) 또는 표준적인 항골다공증 양방 요법(양약) 제제와 비교했을 때, BMD(bone mineral density, 골밀도)를 통계적으로 유의미하게 증가시킬 수 있다고 결론내렸습니다.

특히, 골다공증 치료 기간이 만 12개월 이상인 장기 치료 케이스에서의 한의약(Chinese Herbal Medicine) 치료는, 고관절의 골밀도를 더욱 분명하고 효과적으로 증가시킬 수 있었습니다.

필진 의견

그러나 이러한 분석 결과는 간접적인 데이터 비교를 기반으로 하고 있기 때문에, 한의약(Chinese Herbal Medicine) 치료의 보다 긍정적인 임상적 효과를 더욱 강하게 입증하기 위해서는, 추가적인 후속 연구가 필요합니다.

위의 논문에도 이미 언급되어 있지만, 연구 대상이 된 몇몇 논문들에서 참가 인원 및 결과 측정에 대한 맹검(Blinding)의 측면에서 일정 정도의 편향(bias)들이 발견되었으므로, 향후 보다 엄격한 임상 시험의 설계가 요구된다고 하겠습니다.

또한 위의 논문에 비교군으로 제시된 항골다공증 제제는, 최근 임상적으로 가장 많이 사용되고 있는 비스포스포네이트 제제(bisphosphonates)가 아니어서, 골다공증 양약에 비하여 골다공증 한약의 치료 효과가 통계적으로 보다 더 우수하다라고 결론을 확정적으로 내리기는 조금 어려워 보입니다.

현재까지 한의약(Chinese Herbal Medicine), 위약(placebo, 僞藥), 표준적인 항골다공증 양방 요법(양약) 제제를 각각 직접적으로 비교해서 진행한 연구는 존재하지 않습니다.

그래서 BMD(bone mineral density, 골밀도)의 맥락에서는, 한의약(Chinese Herbal Medicine)과 표준적인 항골다공증 양방 요법(양약) 제제의 복합 병행요법, 표준적인 항골다공증 양방 요법(양약) 제제의 단독요법, 한의약(Chinese Herbal Medicine) 처방의 단독요법 사이의 상대적 우월성에 대한 결론을, 아직까지는 명확히 도출할 수는 없었습니다.

하지만,

1. 연구 대상 논문들이 전반적으로 골다공증 한약에 대해서 긍정적인 결과가 나왔고,
2. 결과 측정 변수가 주관적인 수치가 아닌 BMD라는 객관적 지표라는 점,
3. 그리고 (골다공증 양약에 비해서, 골다공증 한약이) 매우 미미한 부작용 밖에 없다라는 등의 측면에서
4. 골다공증 한약 치료 자체의 임상적 의미는, 이미 충분히 과학적으로 평가되어 있는 만큼,
5. 앞으로 한의약 치료와 임상에서, 보다 적극적으로 접근해야 할 유망한 분야가 바로 골다공증 분야라고 얘기할 수 있겠습니다.

[논문 및 이미지 출처]
http://www.ncbi.nlm.nih.gov/pubmed/?term=23431336
Europe PubMed Central(https://europepmc.org/article/MED/23431336)

가미좌귀음(加味左歸飮)이 난소 적출(卵巢 摘出)로 유도(誘導)된 백서(白鼠)의 골다공증(骨多孔症)에 미치는 영향(影響)

The Effect of Kamijoaguiem on Osteoporosis Induced by Ovariectomy in Rats

[The Journal of Oriental Obstetrics & Gynecology Vol. 19 No. 2 May 2006](KCI 등재지)

대한한방부인과학회지
THE JOURNAL OF ORIENTAL OBSTETRICS & GYNECOLOGY
VOL.19, NO.2 : 107 - 126 (2006)

加味左歸飮이 卵巢摘出로 誘導된
白鼠의 骨多孔症에 미치는 影響

대전대학교 한의과대학 부인과교실
최진경, 유동열

ABSTRACT

The Effect of Kamijoaguiem on Osteoporosis Induced by Ovariectomy in Rats

Choi Jin-kyung, Yoo Dong-Youl
Dept. of Ob & Gyn, College of Oriental Medicine, Daejeon University

Purpose : This study was performed to evaluate the effect of Kamijoaguiem(JGE) on the bone mass and its related factors.

Methods : We used ovariectomized rat as an estrogen-deficient animal model. The model rats of osteoporosis showed a significant decrease in bone density, bone ash density, calcium content of femur bone. At the 7th day after operating ovariectomy, rats were administered with JGE per orally, and continued for 10 weeks. And osteoporosis related parameters were determined to investigate the effect of JGE.

Results : Bone density, bone ash density, bone calcium, magnesium and phosphorus was decreased in osteoporotic rats. JGE improved the decreased bone density, bone ash density and the decreased bone magnesium, but JGE didn't improve the decreased bone calcium and phosphorus in osteoporotic rats. Osteocalcin in serum and hydroxy-proline excretion in urine were increased in osteoporotic rats. Their levels were decreased when JGE was administered. ALP activity in serum was increased in osteoporotic rats. JGE didn't induce any significant changes. JGE showed significant increase in serum calcium level, total protein level, albumin level, BUN level, serum LDH activity. JGE didn't show significant increase in serum T-cholesterol density, triglyceride density, HDL-cholesterol density. JGE didn't show significant increase in RBC number, hemoglobin level, platelet number, hematocrit level. JGE showed inhibitory effect on the degradation of bone-matrix in osteoporotic rats, in histological examination by Hematoxylin-eosin stain.

Conclusion : JGE might improve bone density due to inhibition of bone resorption in osteoporotic rats. It suggest that JGE may be useful prescription in osteoporosis.

Key words : *Kamijoaguiem*, Osteoporosis, Ovariectomy

논문 핵심 요약

1. 본 논문은 가미좌귀음(加味左歸飮 : 숙지황, 산약, 산수유, 구기자, 백복령, 감초, 당귀, 녹각교, 자연동)이 난소 적출(卵巢 摘出)로 유도된 백서(白鼠)의 골다공증(骨多孔症)에 미치는 영향에 관한 것으로, 가미좌귀음(加味左歸飮)을 난소 적출로 유도된 골다공증 흰쥐(백서)에 투여하여 골밀도와 골(骨)의 무기질 함량에 미치는 영향을 검색하고, osteocalcin, ALP, hydroxy-proline 등 골흡수 및 골형성 지표로 사용되는 대표 물질과 효소에 대한 정량을 시도하였습니다.

또한 각종 혈액학적 검사와 지질 대표물질에 대한 영향을 관찰하고, 현미경 검사를 통해 골조직을 관찰하여서, "가미좌귀음(加味左歸飮)이 에스트로겐(estrogen)이 결핍되어 생기는 골밀도 감소를 개선시키고, 골(뼈)의 형성을 돕고 골(뼈)의 재흡수를 억제하는 작용이 있으며, 이를 바탕으로 여성 폐경기(완경기) 골다공증의 예방과 치료에 적극적으로 더욱 활용될 수 있는 가능성을 검토"하고자 하였습니다.

참고로, 좌귀음(左歸飮)은 일반적으로 숙지황(熟地黃), 산약(山藥), 구기자(枸杞子), 산수유(山茱萸), 백복령(白茯苓), 자감초(炙甘草) 등으로 구성된 각종 여성 질환 환자분들을 위한 특효 한약 처방으로서, 주로 40~50대 갱년기 여성분들의 "신음부족(腎陰不足)" 증세(화병이나 불면증, 우울증, 기력저하 및 각종 근골격계 문제(근육(근감소증)이나 뼈(골다공증이나 골절), 관절, 인대, 건, 연골 등 근골격계 조직의 약화와 퇴행증세 포함)를 치료하는데 오랫동안 임상적으로 굉장히 많이 활용되어 왔습니다.

韓藥名	生藥名	重量(g)
熟地黃	Rehmanniae Radix	80
山 藥	Dtoscoreae Radix	8
山茱萸	Com1 Fructus	8
拘記子	Lycii Fructus	8
白伏芬	Hoelen alba	6
茨甘草	Glycyrrhizae Radix	4
當 歸	Angelicae Gigantis Radix	8
鹿角罰	Cervi Comus Colla	8
目然銅	Native Copper	(별용)
Total		130

 # Prescription of Kamijoaguiem (JGE)

체내에 부족해진 음(陰)의 기운을 보강하고, 순환 기능을 정상적으로 회복(수승화강 : 水升火降)시켜 주는 효과가 매우 뚜렷하기 때문입니다.

물론 10~20대 여자 청소년들의 잦은 생리통(월경통)이나 심한 여드름 그리고 비만이나 다낭성 난소 증후군, 그리고 30대 여성분들의 난임 등을 포함한 각종 여성의학과(부인과) 질환에도 두루 상용된, 너무나 훌륭한 한약 처방입니다.

2. 위의 동물 실험 진행을 통해서 내려진 과학적 결론은 다음과 같았습니다.

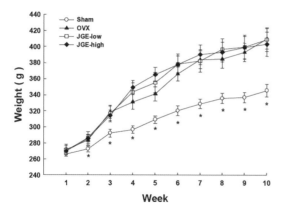

Figure 1. Weight change in JGE-treated rats.
JGE-low: JGE 500 mg/kg, P.O.,
JGE-high: JGE 1,000 mg/kg, P.O.
* Significance compared with OVX(p < 0.05)

(1) 가미좌귀음(加味左歸飮)은 감소되었던 골밀도(BMD : bone mineral density)를 통계적으로 유의미하게 증가시켰습니다.

(2) 가미좌귀음(加味左歸飮)은 감소된 뼈의 성분 중에서 마그네슘(Mg)의 함량을 통계적으로 유의미하게 증가시켰습니다.

(3) 가미좌귀음(加味左歸飮)은 칼슘(Ca)의 양을 통계적으로 유의미하게 증가시켰습니다.

(4) 가미좌귀음(加味左歸飮)은 매선골 골소주(骨小柱 : 뼈잔기둥 : 작은 기둥 형태의 뼈조직)의 크기와 숫자를 통계적으로 유의미하게 증가시켰습니다.

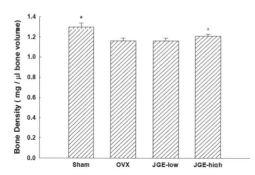

Figure 2. Femur bone density in JGE-treated rats.
JGE-low: JGE 500 mg/kg, P.O.,
JGE-high: JGE 1,000 mg/kg, P.O.
The data represents the mean ± SE.
* Significance compared with OVX(p < 0.05)

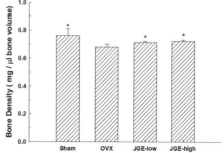

Figure 3. Bone ash density in JGE-treated rats.
JGE-low: JGE 500 mg/kg, P.O.,
JGE-high: JGE 1,000 mg/kg, P.O.
The data represents the mean ± SE.
* Significance compared with OVX(p < 0.05)

(참고)
골(뼈)의 미세 구조는 골(뼈)의 강도 결정에 있어 매우 중요하며, 골소주(骨小柱·Trabecula)의 연결성을 유지하는 것이 골(뼈)의 강도를 유지하는데 있어 매우 중요합니다. 비슷한 골량의 감소를 보일 때 골소주(骨小柱·Trabecula)가 소실되는 쪽이 골소주(骨小柱·Trabecula)가 얇아지는 것보다 훨씬 더 골절이 쉽게 발생할 수 있습니다.

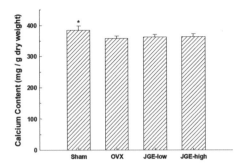

Figure 4. Bone calcium content in JGE-treated rats.

JGE-low: JGE 500 mg/kg, P.O.,

JGE-high: JGE 1,000 mg/kg, P.O.

The data represents the mean ± SE.

* Significance compared with OVX(p < 0.05)

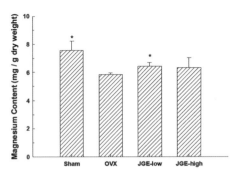

Figure 5. Bone magesium content in JGE-treated rats.

JGE-low: JGE 500 mg/kg, P.O.,

JGE-high: JGE 1,000 mg/kg, P.O.

The data represents the mean ± SE.

* Significance compared with OVX(p < 0.05)

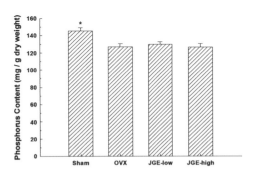

Figure 6. Bone phosphorus content in JGE-treated rats.

JGE-low: JGE 500 mg/kg, P.O.,

JGE-high: JGE 1,000 mg/kg, P.O.

The data represents the mean ± SE.

* Significance compared with OVX(p < 0.05)

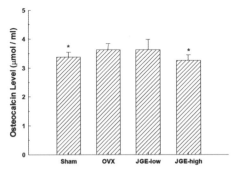

Figure 7. Serum osteocalcin level in JGE-treated rats.

JGE-low: JGE 500 mg/kg, P.O.,

JGE-high: JGE 1,000 mg/kg, P.O.

The data represents the mean ± SE.

* Significance compared with OVX(p < 0.05)

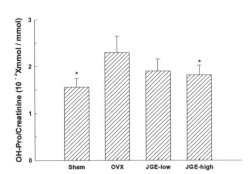

Figure 8. Serum ALP activities in JGE-treated rats.

JGE-low: JGE 500 mg/kg, P.O.,

JGE-high: JGE 1,000 mg/kg, P.O.

The data represents the mean ± SE.

* Significance compared with OVX(p < 0.05)

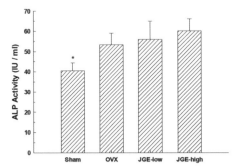

Figure 9. Urine hydroxy-proline content in JGE-treated rats.

JGE-low: JGE 500 mg/kg, P.O.,

JGE-high: JGE 1,000 mg/kg, P.O.

The data represents the mean ± SE.

* Significance compared with OVX(p < 0.05)

Group	Calcium (mg/dl)	Phosphorus (mg/dl)
Sham	10.9 ± 0.94*	6.4 ± 0.95
OVX	9.2 ± 0.32	6.2 ± 0.31
JGE-low	10.1 ± 0.29*	6.5 ± 0.23
JGE-hign	9.9 ± 0.24*	6.6 ± 0.61

Table 2. Serum calcium and phosphoros contents in JGE-treated rats.
JGE-low: JGE 500 mg/kg, P.O.,
JGE-high: JGE 1,000 mg/kg, P.O.
The data represents the mean ± SE.
* Significance compared with OVX(p < 0.05)

3. 이상의 실험 결과로 볼 때, 가미좌귀음(加味左歸飮)은

    (1) 에스트로겐(estrogen)이 결핍되어 생기는 골밀도 감소를 개선하며
    (2) 뼈의 형성을 돕고
    (3) 뼈의 재흡수를 억제하는 효능이 있으므로
    (4) 40~50대 갱년기 여성분들의 폐경기 골다공증의 예방과 치료 그리고
       골절의 치료와 재골절의 예방 등에도

더욱 적극적으로 임상에서 활용될 수 있을 것으로 사료됩니다.

[논문 및 이미지 출처]
대한한방부인과학회지(KCI 등재지) 19권 2호(2006년 5월)
한국학술지인용색인(https://www.kci.go.kr/kciportal/ci/sereArticleSearch/ciSereArtiView.kci?sereArticleSearchBean.artild=ART001009661)

〈골다공증〉 치료를 위한 한약들의 치료적 동화 및 항이화 작용의 유익한 임상적 효과

Therapeutic Anabolic and Anticatabolic Benefits of Natural Chinese Medicines for the Treatment of Osteoporosis.
골다공증 치료(=골절 예방 또는 재골절 예방)를 위한 한약들의 치료적 동화 및 치료적 항이화 작용의 유익한 임상적 효과들에 대해서

[Frontiers in Pharmacology](SCI 저널)(2019년 게재)

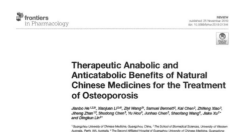

과학적으로 입증된, 대표적인 골다공증 치료(=골절 예방 또는 재골절 예방) 한약들

파극천(巴戟天, Morindae Radix)

보골지(補骨脂, Psoralea corylifolia)(다른 말로, 파고지(破故紙)라고도 함)

선모(仙茅, Curculigo orchioides Gaertn)

두충(杜沖, Eucommia ulmoides Oliv.)

천속단(川續斷, 산토끼꽃, Phlomis umbrosa TURCZ.)

구척(狗脊, Cibotii Rhizoma)

녹용(鹿茸, Cervi Parvum Cornu)

육종용(肉蓯蓉, Cistanche deserticola Y. C. Ma)

토사자(兎絲子, Cuscuta japonica Chois.)

사상자(蛇床子, Torilis japonica)

음양곽(淫羊藿, Epimedii Herba)

단삼(丹蔘, Salvia miltiorrhiza BUNGE.)

갈근(葛根, Pueraria lobata Ohwi)

골다공증(Osteoporosis)은 골량 감소 및 뼈의 미세 구조 분해로 인해서 골절 발생율이 증가하는 것을 특징으로 하는 골격계 질환입니다. 여성 3명 중 1명 그리고 남성 5명 중 1명은 골다공증으로 인해서 만 50세 이후에 1회 이상 골절이 발생하는 것으로 보고되어 있습니다.

호르몬 대체 치료(HRT:hormone replacement therapy) 및 알렌드로네이트

알렌드로네이트(alendronate)는 골다공증 치료제 중 가장 강력한 골흡수 억제제인 비스포스포네이트(bisphosphonate) 제제로서, 골흡수(뼈로부터의 칼슘 유출)를 담당하는 파골세포(osteoclast)의 기능을 억제하고 뼈의 칼슘에 대한 친화력을 강화시켜서 골절 발생율을 감소시키며, 소량이지만 골량을 증가시킴. 골수에서 자리잡은 칼슘 유출을 억제하는 것이 주요 약리작용임)와 같은 골다공증 치료를 위한 1차적인 양방적인 약리학적 전략은 흔히 많은 부작용을 유발할 수도 있기 때문에, 가급적이면 장기간 사용을 권하지 않고 있는 실정입니다.

즉, 장기적인 호르몬 대체 치료(HRT)는 자궁내막암/유방암/관상동맥 질환 및 심혈관계 질환의 위험을 상당히 증가시킬 수 있으며, 비스포스포네이트(bisphosphonate)는 턱뼈의 괴사 등을 포함한 여러 가지 부작용들이 이미 학계에 정식으로 보고되어 있습니다.

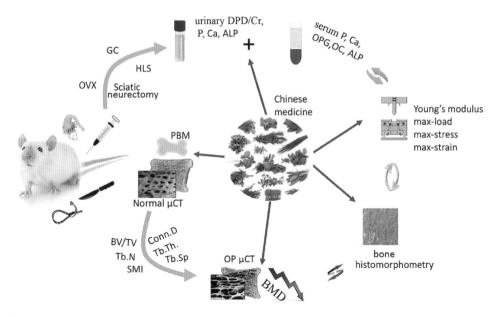

Figure 1.

The therapeutic potential of natural Chinese medicine for the treatment of osteoporosis. The bone quality will be seriously impaired facing the challenges of estrogen or androgen deficiency, excessive hormone drugs, and weightlessness. While some of the natural Chinese medicines could act as potential candidates to improve the skeleton formation and inhibit bone loss. (OVX, ovariectomization; GC, Glucocorticoid; HLS, Hind Limb Suspension).

즉, 이러한 부작용들은 골다공증 치료에 있어 호르몬 대체 치료(HRT)와 비스포스포네이트(bisphosphonate)의 장기적인 임상적 적용을 현실적으로 상당히 제한하고 있는 실정입니다.

따라서 부작용이 적을 가능성이 높은, 그러면서도 안전성과 효과성이 과학적으로 충분히 검증된 골다공증 치료제를 적극적으로 개발하기 위해서라도, 대안적인 골다공증 치료법이 매우 필요한 상황입니다.

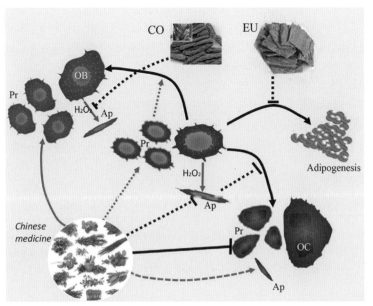

Figure 2.

Natural Chinese medicine could promote the proliferation (Pr) and differentiation of osteoblasts and bone mesenchymal stem cells, enhance the osteogenesis ability, and inhibit the apoptosis (Ap) of osteoblasts induced by oxidative stress. While the osteoclastogenesis and bone-resorption function of osteoclasts are inhibited by their beneficial effects.

TCM	Compound	Animal model	Beneficial effects
Gynochthodes officinalis (F.C.How) Razafim. & B.Bremer (syn. Morinda officinalis F.C.How)	MO extract	OVX rats Disuse OP rats	BMC, BMD, serum P, Ca2+ and OPG↑ AKP and TRAP ↓(Li et al., 2009; Li et al., 2014b)
			tibia BMD, histomorphometrical parameters↑ osteoblasts↑ osteoclast ↓ (Seo et al., 2005)
	polysaccharides Monotropein	OVX rats	BMC, BMD, mineral element levels↑ (Zhu et al., 2008; Zhang et al., 2016c)
Curculigo orchioides	CO extract	OVX rats	BMC, BMD, and serum OPG↑ serum DPD/Cr, TRAcP ↓(Cao et al., 2008)
		rabbits	bone defects↓ (Wong et al., 2007a)
Psoralea corylifolia	PC extract	OVX rats	BMD, ash weight and calcium content↑ (Tsai et al., 2007)
		rachitic rats	serum phosphorus, bone calcification and hyperosteoidosis ↑ (Miura et al., 1996)
	Bavachin, bakuchiol	OVX rats	BMD, trabecular parameters↑ (Lim et al., 2009; Weng et al., 2015)
	Psoralen		BV, Tb. Th, osteocalcin ↑ (Yang et al., 2012)
Eucommia ulmoides	EU cortex extract	OVX rats	BMD, biomechanical parameters and microarchitecture↑ (Zhang et al., 2009; Pan et al., 2014; Zhang et al., 2014)
		disused OP rats	
	TL	OVX rats	
	EU leaf extract	OVX rats	BMD, biomechanical parameters, serum OC↑ (Zhang et al., 2012)
	EU seed extract	healthy rats	BMD, microarchitecture↑ (Li et al., 2011)
Dipsacus inermis	RD extract	healthy rats	bone density, bone histomorphology↑ (Wong et al., 2007b)
	RDE RTS	OVX rats	BMD, BMC, microstructure, Young's modulus, serum OC and ALP↑ (Liu et al., 2009; Niu et al., 2012; Liu et al., 2012b; Niu et al., 2015a)
		Disuse OP rats	
Cibotium barometz	CB extract	OVX rats	BMD, bone strength, bone metaphysis↑ (Zhao et al., 2011)
Velvet Antler	blood	OVX rats	BMD, IGF-1, testosterone↑ (Yang et al., 2010a)
	VA and blood combination	OVX rats	Microarchitecture, strength, serum ALP↑ (Tseng et al., 2012)
	TVAPL	OVX rats	BWC, BMC, BMD, microarchitecture↑ (Zhang et al., 2013)
Cistanche deserticola	CD extract	OVX rats	BMD, BMC, biomechanical parameters↑ (Liang et al., 2011) E₂, Smad1, Smad5, TGF-β1 and TIEG1↑ (Liang et al., 2013)
	Echinacoside	OVX rats	BMD, microarchitecture and biomechanical parameters↑ (Li et al., 2013a)
Cuscuta chinensis	Kaempferol	OVX rats	BMD, Young's modulus↑(Nowak et al., 2017)
Cnidium monnieri	osthole	bone fracture	bone growth, maximum load↑ (Zhang et al., 2017b)
		OVX rats	maximal load↑ (Li et al., 2002)
		heathy rats	peak bone mass, serum OC, micro-architecture, biomechanical parameters↑ (Cheng et al., 2014)
Epimedium brevicornum	Icariin flavonoids	OVX rats C57BL/6 mice and GIOP	BMD, serum ALP, OC, micro-architecture, biomechanical parameters↑(Zhang et al., 2006; Peng et al., 2009; Liang et al., 2012) Serum TRACP 5b, CTX↓(Feng et al., 2013; Zhang et al., 2015)
Pueraria montana	Puerarin Puerarin 6"-O-xyloside	ORX and OVX rats, monkeys	BMD and BMC, serum ALP, OCN↑ (Wang et al., 2005; Kittivanichkul et al., 2016; Yuan et al., 2016)
Salvia miltiorrhiza	Salvianolate Salvianolic acid B	Lupus mice GIOP	bone mechanical parameters, RUNX2 expression↑ Serum TRACP, RANKL, IL-6, ROS↓(Cui et al., 2012; Liu et al., 2016)

They could enhance the BMC, BMD, and biomechanical parameters of the bones in osteoporosis model animals. And some of the osteogenesis makers of phosphorus, Ca²⁺, osteocalcin, osteoprotegerin, and ALP in serum would be alleviated during the dynamic metabolism progress of bone formation and resorption.

Table 1.

Summary of *in vivo* studies for the antiosteoporotic effects of natural Chinese medicine.

전통적으로 뼈 건강(뼈를 튼튼하게 해서 골다공증 치료와 골절 예방에 도움을 주는 작용) 증진에 대해 임상적으로 효과가 있는 것으로 알려진 몇몇 특정한 한약들은, 뼈의 성장·발달에 대한 임상적 가치가 뚜렷하게 있을 뿐만 아니라, 특히 (양방 치료와 비교했을 때) 부작용이 거의 없다라는 이유로 인해, 골다공증 치료와 골절 예방을 위해서 현재 한의학계에서도 매우 널리 사용됩니다.

이러한 "골다공증 치료 한약"들에 대해 현재까지 밝혀진 과학적 증거들을 종합적으로 살펴보면, 다음과 같이 3가지로 간략하게 정리할 수 있겠습니다.

1. 골대사 활성도 증진
2. 파골세포의 과도한 항진 반응 억제
3. (세포 수준에서) 골형성과 골재흡수 사이의 골다공증성 불균형의 완화

전통 한의학으로부터 현대 한의학에 이르기까지 수 없이 많이 임상에서 처방되었던 몇몇 골다공증 치료 (뼈 건강 증진 및 뼈 노화(뼈의 퇴행성 변화) 방지) 한약들은, 뼈 조직의 건강한 성장·발달에 긍정적 영향을 미치고 뼈 손실을 최소화하는 효능을 통해서 골다공증 치료에 특별한 기여를 해왔습니다.

TCM	Compound	Cells	Beneficial effects
Gynochthodes officinalis (F.C.How) Razafim. & B.Bremer (syn. Morinda officinalis F.C.How)	Bajijiasu anthraquinone	OCs	osteoclast formation↓ (Hong et al., 2017a)
		OBs	proliferation↑ (Wu et al., 2009)
		OCs	differentiation, TRAcP activity↓, apoptosis↑ (Wu et al., 2009; Bao et al., 2011)
	Monotropein	OBs	Proliferation, mineralization↑ (Zhang et al., 2016c)
Curculigo orchioides	Curculigoside (CCG)	hAFSCs	osteogenesis, ALP activity, calcium deposition↑ osteoclastogenesis↓ (Liu et al., 2014a)
		BMSCs	Proliferation, differentiation↑ (Shen et al., 2013)
		OBs	oxidative damage↓, proliferation, differentiation↑ (Wang et al., 2012b)
	M2, CCG-A, CCG-B etc.	OBs	proliferation, differentiation↑ (Wang et al., 2017a)
		OCs	TRAcP activity↓ (Jiao et al., 2009; Wang et al., 2013b; Wang et al., 2017c)
Psoralea corylifolia	bavachin and bakuchiol	OBs	Proliferation, differentiation, ALP activity↑ (Lim et al., 2009)
	PSO	MSCs	differentiation, ALP activity↑ (Yang et al., 2012)
	Neobavaisoflavone	OBs	differentiation, ALP activity↑ (Don et al., 2012)
	bavachalcone	OCs	osteoclastogenesis, resorption pits↓ (Chai et al., 2018)
Eucommia ulmoides	5-HMF	MSCs	osteogenesis Mineralization↑ (Tan et al., 2014)
			adipogenesis↓ (Tan et al., 2014)
	AU, GP, GA, TL	OBs	proliferation↑ (Ha et al., 2003; Zhang et al., 2014)
		OCs	proliferation, differentiation↓(Ha et al., 2003; Zhang et al., 2014)
Dipsacus inermis	RDE, RTS	OBs, MSCs	proliferation, differentiation↑ (Liu et al., 2012b; Niu et al., 2015b)
		OCs	osteoclastogenesis ↓ (Niu et al., 2012)
	Asperosaponin VI	OBs	proliferation, differentiation, mineralization↑ (Niu et al., 2011)
	RD extract	MSCs	differentiation↑ (Kim et al., 2011)
Cibotium barometz	RW-Cb	OBs	proliferation, differentiation↑ (Xu et al., 2014)
	CB extract	OCs	Differentiation, TRAcP activity↓ (Nguyen et al., 2009)
Velvet Antler	TVAPL	OBs	Proliferation, ↑ (Zhang et al., 2013)
	FA-, NFA-		Proliferation, mineralization↑ (Lee et al., 2011)
	FA	OCs	Differentiation, TRAcP activity↓ (Choi et al., 2013)
	CE-C		Differentiation, actin ring↓, apoptosis↑ (Li et al., 2007)
Cistanche deserticola	CD extract	OBs	mineralization↑ (Li et al., 2012b)
	Echinacoside	OBs	proliferation, mineralization, ALP activity↑ (Li et al., 2012a)
	CD extract	OCs	Differentiation, actin ring↓, ROS↓ (Song et al., 2018)
Cuscuta chinensis	CC extract	OBs	Proliferation, differentiation mineralization↑ (Yao et al., 2005; Yang et al., 2009)
			ALP activity, collagen synthesis, BMP-2↑ (Yang et al., 2009; Yang et al., 2011)
			oxidative damage↑, apoptosis↓ (Gao et al., 2013)
	Kaempferol, hyperoside	OBs	ALP activity↑ (Yang et al., 2011)
	Campesterol	OCs	osteoclasts activities↓ (Yao et al., 2005)
Cnidium monnieri	Osthole	OBs	Proliferation, ALP, mineralization↑(Jia et al., 2016; Zhang et al., 2017b)
	Bergapten	OCs	Osteoclastogenesis and bone resorption↓ (Chen et al., 2019a)
Epimedium brevicornum	Icariin, etc.	OBs and MSCs	Proliferation, ALP, mineralization, COL1a2, OSX, RUNX-2, BMP-2/Smad4 Notch2↑(Chen et al., 2007b; Mok et al., 2010; Fan et al., 2011; Cao et al., 2012; Liang et al., 2012)
		OCs	Osteoclastogenesis, bone resorption, RANKL, CTSK, TRAcP and MMP9↓(Chen et al., 2007a)
Pueraria montana	Puerarin	OBs, MSCs	proliferation and differentiation, ALP activity↑ (Wang et al., 2013a; Wang et al., 2014)
		OCs	osteoclast differentiation and formation↓(Park et al., 2017)
Salvia miltiorrhiza	Salvianic acid A Salvianolic acid B Tanshinol and Tanshinone IIA	OBs,	ALP, OCN, OPG, Runx2↑(Chin et al., 2011; Cui et al., 2009)
		OCs	Osteoclast formation and function, c-Fos and NFATc1↓(Nicolin et al., 2010; Liu et al., 2018)

They have beneficial osteogenetic effects by enhancing the proliferation and differentiation of osteoblasts and bone mesenchymal stem cells, improving the activity of ALP and the formation of mineralized nodules. While the osteoclastogenesis and function of osteoclasts are inhibited.

Table 2.

Summary of *in vitro* studies for the antiosteoporotic effects of natural Chinese medicine.

최근 발표된 몇몇 과학적 연구 보고서에 따르면, 이러한 골다공증 치료 한약들은

1. 뼈의 형성을 촉진하고,
2. 골다공증성 불균형을 완화시켜 주며,
3. 뼈의 과도한 흡수를 제한하여서
4. (골다공증 치료에 있어서) 치료적 동화 및 치료적 항이화 효과(Therapeutic Anabolic and Anticatabolic Benefits)를 보였으며,
5. 골밀도(BMD : bone mineral density)를 증가시키고 뼈의 생체 역학적 특성을 긍정적으로 개선시켜서, 결국 "뼈의 미세 구조 분해를 통계적으로 유의미하게 감소시키고 있음"을 과학적으로 거듭 확인해주고 있습니다.

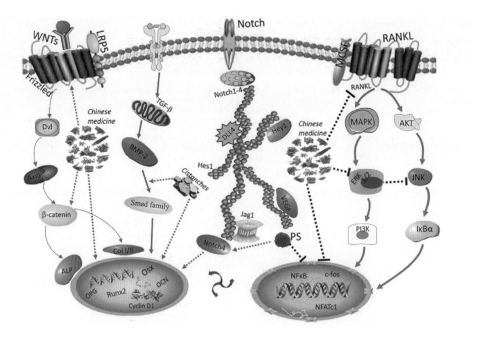

Figure 3.

Signalling pathways involved in the anabolic and anticatabolic effects of natural Chinese medicine to treat osteoporosis, including classical Wnt/β-catenin, TGF-β/Smad, BMP2, Notch, RANKL, MAPK, and NFATc1 families.

또한 시험관 내(In Vitro) 연구 결과를 살펴보면, 이러한 골다공증 치료 한약들이

1. 조골세포(osteoblast)의 증식 및 생존율을 향상시키고 있으며,
2. 골 엽세포와 골 중간엽 줄기세포(MSC)의 분화를 유도할 수 있음을 보여주고 있습니다.
3. 또한 파골세포형성(osteoclastogenesis)과 뼈 흡수의 뼈 이화 작용은 골다공증 치료 한약들을 통해서, 효과적으로 (통계적으로 유의미하게) 억제되었음을 확인하였습니다.

[논문 및 이미지 출처]

https://www.frontiersin.org/articles/.../fphar.2019.01344/full

Europe PubMed Central(https://europepmc.org/backend/ptpmcrender.fcgi?accid=PMC6886594&blobtype=pdf)

[골절·수술에 의한 종창(swelling : 세포수가 증가하지 않은 채로 신체가 국소적 혹은 전신적으로 부어오르는 것)에 대한 "계지복령환(桂枝茯苓丸)"의 효과]

骨折·手術による腫脹に対する桂枝茯苓丸の効果

[漢方醫學] Vol.28 No.3 2004 (대한한의사협회 학술위원회 2014년 번역본 & 2020년 서초아이누리한의원 황만기 원장 편집본)

(참고)

"계지복령환(桂枝茯苓丸)"은 계지(桂枝 : 계피 나뭇가지를 말린 것)와 복령(茯苓 : 소나무에서 자라는 균체), 목단피(牡丹皮 : 목단 뿌리껍질), 도인(桃仁 : 복숭아 열매씨를 말린 것), 작약(芍藥)으로 구성된 매우 유명한 한약 처방입니다.

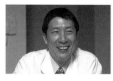

阿部靖之아베야스유키

(熊本中央병원 정형외과 의사)

1987년 熊本대학교 의학부 졸업. 같은 해 정형외과 입국.
1988년 荒尾시민병원.
1994년 熊本대학 대학원 수료. 같은 해 下関후생병원,
1995년 公立玉名중앙병원.
2001년 熊本중앙병원 정형외과 근무.

골절·수술에 의한 종창에 대한 계지복령환(桂枝茯苓丸)의 효과

골절·타박에 의한 종창에 대해서는 이전부터 구어혈제(駆瘀血剤)가 효과적인 것이 알려져 있었지만, 객관적인 평가가 어렵다고 알려져 왔었습니다.

이번에 수술 후 나타나는 종창(부종) 정도를 측정하는 독창적인 방법으로 계지복령환(桂枝茯苓丸)의 유효성을 검증한 아베(阿部) 선생님에게서 말씀을 들었습니다.

골절에 의한 종창의 한약 치료!!!

아베(阿部) 선생이 한의학 치료를 시작한 것은 약 10년 전부터입니다. 한의학 치료를 시작한 계기는, 아베 선생 가족의 심한 생리통에 당귀작약산(當歸芍藥散)이 현저한 효과를 본 것이었다고 합니다.

"정형외과에서도 원인이 잘 알려져 있지 않은 통증이 있습니다. 여러 한약을 시도했을 무렵, 검사에서는 이상이 나타나지 않음에도 불구하고 목구멍의 폐색감과 어깨 결림을 호소하는 환자에게 반하후박탕(半夏厚朴湯)을 처방했더니, 10년 이상이나 계속되던 증상이 극적으로 개선되었습니다. 그 환자는 눈물을 흘리며 감사의 말을 했습니다. 그리고 나서부터 본격적으로 한의학을 공부하게 되었습니다."

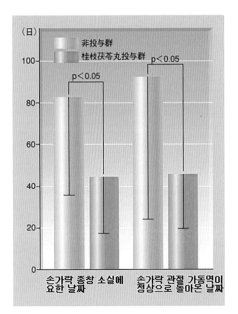

図 1. 요골 원위단 골절에 대한 桂枝茯苓丸의 항종창효과
(n=38)　　出典 : 痛みと漢方, 12 : 62-65, 2002)

골절이 되면 환부가 크게 붓고 족관절이나 수관절의 종창으로 손가락 끝이 둥글게 부어올라, 손가락을 굴곡할 수 없을 때도 있고 일상 생활에도 많은 지장이 생깁니다. 골절 후 종창에 대한 약물 치료로는 일반적으로 소염제, 이뇨제 등을 투여하지만 효과는 낮은 편입니다. 스테로이드 역시 종종 투여되지만, 수술 후 감염증이 문제가 되어서 사실 적극적으로 사용할 수는 없습니다.

"스테로이드를 사용하면 감염증에 이환되는 빈도가 높아집니다. 수술 후 감염은 정말로 어려움을 겪습니다. 그래서 이뇨 작용과 항염증 작용을 함께 가지고 있는 시령탕(柴苓湯)을 투여해 보았는데, 종창에 대해 어느 정도 효과는 확인되긴 했지만 기대한 만큼의 유효율을 거두지는 못했었습니다."

그래서 한의학 공부 모임에 출석했을 때, 松田邦夫 선생님께 상담을 했더니, 구어혈제(駆瘀血剤)인 치타박일방(治打撲一方)이나 계지복령환(桂枝茯苓丸)을 추천하셨다고 합니다. 그리고 나서 족관절·수관절 골절 증례에 대해서 계지복령환(桂枝茯苓丸) 투여를 본격적으로 시작했다고 합니다.

계지복령환(桂枝茯苓丸) 투약으로, 골절 수술 이후의 손가락 종창이 2배 가까이 빠르게 치료됨을 임상통계학적으로 확인함!!!

"계지복령환(桂枝茯苓丸)을 투약하면, 정말로 골절이 되어 있나라고 생각될 정도로 붓기가 적은 환자가 있습니다.

저는 계지복령환(桂枝茯苓丸)의 신속한 종창 완화 효과를 확신하면서, 계지복령환(桂枝茯苓丸)의 종창에 대한 뚜렷한 개선 효과의 임상적 근거를 보여주고 싶은 생각에 임상 연구를 시작했습니다.

대상은 요골 원위단 골절 증례 중 Penning external fixator 사용 38례입니다. 손상 원인은 넘어짐(転倒) 24례, 교통사고 8례 등이었습니다.

수술법은 Penning external fixator 사용만이 19례, 經皮 핀고정 Percutaneous pinning 병용이 7례, plate 병용이 4례, 골 이식 5례였습니다.

골절은 斎藤 분류를 이용하여 세 가지로 분류했습니다.

조사 항목은

　① 수관절을 벗어난 부위(손가락, 손등)의 종창이 소실되기까지의 기간
　② 손가락 가동역이 정상으로 돌아오기까지의 기간
　③ 골절의 치료 성적(斉藤 치료성적 평가 기준을 사용)을 시행했습니다.

평가는 계지복령환(桂枝茯苓丸)(TJ-25) 투여군과 비투여군 두 그룹으로 통계학적인 비교 검토를 했습니다.

계지복령환(桂枝茯苓丸)은 손상 다음날부터 7.5g/day 로, 세 번으로 나누어 투여했습니다. 실제로는 투여 시작이 평균 0.9일째이며, 평균 투여 기간은 34일이었습니다.

이 임상 연구 이후 손상 받은 날부터 투여하는 것이 더 효과적이라는 인상을 받았고, 최근에는 구급 외래에 서도 계지복령환(桂枝茯苓丸)을 상비하여, 손상 직후부터 투여하고 있습니다.

종창은 손상 후 1~2일째가 정점이므로, 붓기 전부터 복용하는 쪽이 효과적입니다."

1. 손가락 종창 소실에 필요한 날짜(기간)는, 비투여군이 평균 81.8±46.1일인 것에 비해서, 계지복령환(桂枝茯苓丸) 투여군은 평균 42.7±25.8일이었으며, 계지복령환(桂枝茯苓丸) 투여군이 (대조군에 비해서) 통계적으로 유의미(p < 0.05)하게 좋은 성적이었습니다.

2. 수지 관절 가동역이 정상으로 돌아온 날짜(기간)에서는, 비투여군이 평균 92.8±68.3일인 것에 비해서, 계지복령환(桂枝茯苓丸) 투여군은 평균 44.6±24.4일이었는데, 이 역시 계지복령환(桂枝茯苓丸) 투여 군이 (대조군에 비해서) 통계적으로 유의미(p < 0.05)하게 좋은 성적이었습니다.

아울러 최종 관찰시 치료 평가는 동등했다고 합니다.

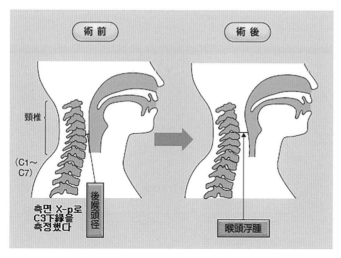

図 2. 後喉頭径(retropharyngeal distance)の計測法

"골절이 관절 내 또는 관절 근방인 경우에는 종창 정도가 심하던가, 치유가 지연되면 관절구축 등 기능 장애의 원인이 됩니다. 특히 손가락 종창이 심하면 굴곡 훈련을 할 때 환자의 고통도 심하고 훈련 진행이 느립니다.

또한 (여러 가지 이유로) 종창 호전 반응이 자칫 지연되면, 관절낭이나 측부인대 그리고 기타 섬유성 탄성 성분의 종창, 비후, 단축이 생겨서, 최종적으로는 조밀한 탄성력이 상실된 섬유 조직으로 치환됩니다.

이렇게 되면 해당 골절 환자에게 중대한 기능 장애를 남기게 되어서, 결국, 치료 초기에 신속하게 종창을 소실시키는 계지복령환(桂枝茯苓丸) 등과 같은 적절한 한약 치료(특히, 구어혈제(駆瘀血劑))를 시행하는 것은, 골절 치료상, 임상적 메리트가 상당히 크다고 할 수 있겠습니다."

계지복령환(桂枝茯苓丸)은 후두 부종도 경감시킵니다!!!

종창의 크기를 정확히 측정하는 것은 상당히 곤란합니다. 지금까지 시도된 측정법으로는 아르키메데스 측정을 이용하여 환부를 수조 안에 넣고, 증감된 물의 용적을 측정하여 종창의 크기 변화를 시간 흐름에 따라 측정하는 방법이나, 발등 등 환부를 직접 자로 측정하는 방법이 있습니다. 그러나 모두 물에 담그는 위치나 자의 측정 위치가 조금이라도 어긋나면 용적이 크게 변화하기 때문에 개략적인 방법이라고 할 수밖에 없습니다.

"계지복령환(桂枝茯苓丸)이 수지 골절에 의한 종창의 소실을 빠르게 한다는 것을 통계학적으로 증명할 수 있었습니다. 그러나 종창(부종)의 크기를 숫자로 평가하는 방법은 아직 확립되어 있지 않습니다. 그래서 골절시 종창과 동일한 메커니즘으로 발현하는 후두 종창을 대상으로 X선 사진으로 효과를 판정하는 방법을 시도했습니다.

대상으로 경추 전방 수술에서는 후두 부종이 반드시 생깁니다. 그 이유는 식도, 기관, 근육군을 압박한다든지, 출혈 방지로 정맥을 메스로 소작한다든지 해서 생기는 것으로 생각됩니다. 이는 외상으로 종창이 나타나는 것과 동일한 원리라고 생각합니다."

후두 부종이 크면 숨이 가쁘다고 느끼고 음식이 후두를 통과하지 못합니다. 이것으로 곤란함을 느끼는 환자가 많다고 합니다. 경추 전방 수술의 대상이 되는 질환은 경추증성 척수증(CSM)나 경추 추간판 탈출증이 많습니다.

구마모토 중앙병원에서는 연간 150례 경추 수술이 시행된다고 합니다. 이번에 68례의 수술 환자(남자 40례, 여자 28례, 평균 연령 51.16±13.91)를 대상으로 계지복령환(桂枝茯苓丸) 투여군 37례와 비투여군 31례에 대해서 비교 검토했습니다.

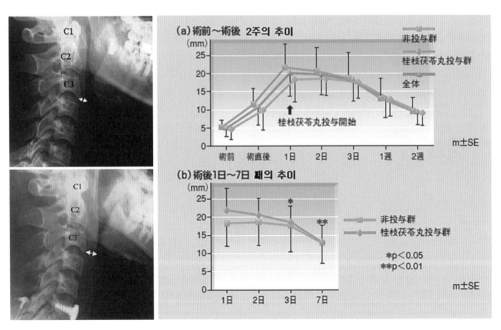

図3. C3下縁 수준에서의 後喉頭径
　　上：術前　下：術後

図4. 後喉頭径(retropharyngeal distance)의 推移(桂枝茯苓丸投与群37例, 非投与群31例)　出典：整形外科 と 災害外科, 52 : 603-606, 2003)

"X선 검토는 C3 하연下緣 수준에서의 後喉頭径(Retropharyngeal distance)를 수술 전, 수술 직후 1일, 2일, 3일, 1주, 2주에 측정하여 검토했습니다.

後喉頭径 추이에서 후두 부종은 직후에는 그다지 나타나지 않고, 수술 후 1일째부터 2일째에 정점이 되며, 3일째부터 경감됩니다.

계지복령환(桂枝茯苓丸) 투여군과 비투여군의 경과를 비교하면, 내복 시작 시점에서는 투여군이 비투여군보다 종창이 고도高度였음에도 불구하고, 2일째, 3일째 경쾌되고 4일째 이후에서는 투여군 수치가 역전됩니다.

가장 愁訴가 많은 수술 후 1일째~3일째, 7일째 종창의 경감 길이를 측정했더니 투여군은 비투여군에 비해서 3일, 7일째에 유의하게 종창이 경감되었습니다."

손가락 골절과 마찬가지로 경추 전방 수술에서도 계지복령환(桂枝茯苓丸) 투여 시작이 빠를수록 효과적이었습니다. 그러나 수술한 날은 전신마취 때문에 계지복령환(桂枝茯苓丸) 복용은 무리이며, 다음날 아침도 복용할 수 없었습니다. 겨우 낮 무렵부터 계지복령환(桂枝茯苓丸)을 복용할 수 있게 되었고, 평균적으로는 수술 후 약 24시간부터 계지복령환(桂枝茯苓丸) 복용을 시작할 수 있게 된다고 합니다.

"구어혈(駆瘀血) 작용"이 "종창을 신속하게 소실"시킴을 확인!!!

임상한의학에서 수 천년 동안 활용되어온 대표적인 구어혈제(駆瘀血剤) 중 하나인 계지복령환(桂枝茯苓丸)이, 골절 수술 이후의 종창 완전 소실 날자를 통계적으로 유의미하게(2배 가까이 빨리) 앞당긴다는 것이, 현대과학적으로도 이미 확인되었습니다.

종창에 대한 빠른 치료 효과는, 계지복령환(桂枝茯苓丸)이 정맥 혈전을 잘 생기지 않도록 만드는 약리학적 기전을 통해 발현되는 것으로 추정됩니다.

계지복령환(桂枝茯苓丸)은 약리학적으로 혈소판 응집 억제 작용과 항혈전 작용을 가지고 있음이 이미 현대과학적으로 입증되어 있습니다. 대표적인 구어혈제(駆瘀血剤) 중 하나인 계지복령환(桂枝茯苓丸)은 말초 순환을 개선시킴으로써, 골절 수술 이후의 종창을 (통계적으로) 신속하게 경감시키는 것으로 생각됩니다.

"골절 수술 이후 종창은 염증보다도 울혈이 위주가 아닐까 생각합니다. 염증만이라면, 소염제가 유효하다고 생각합니다. 그러나 다음 날부터 퉁퉁 붓는 것은, 아마도 미소 혈관의 미소 혈전이 그(종창의) 원인일 것으로 추정됩니다. 즉, 정맥 흐름이 불량해져서 혈전이 생기는 것 같습니다. 결국 그러한 병리적 기전 때문에, 항염증제의 효과는 실제로 낮은 것이고, 말초 순환을 개선시키는 계지복령환(桂枝茯苓丸)의 임상적 효과가 실제로 높은 것으로 생각됩니다.

임상한의학에서 말하는 〈어혈(瘀血)〉이라는 것이, 바로 그러한 미소 순환 장애에 의한 병태이기 때문에, 결국 계지복령환(桂枝茯苓丸)이 골절 수술 이후 종창에, 임상적으로 매우 유효하다는 것은, 논리적으로도 충분히 합당하다고 생각합니다."

아베(阿部) 선생은 향후 연구 과제로, 탈출증herniation(경추 혹은 요추)의 통증, 요부 척추간 협착증의 통증, 저림 등에 대한 한의학적 치료를 시도하고, 그 임상적 유효성을 과학적으로 검토하는 것을 계획한다며 앞으로의 목표를 밝혔습니다.

논문 결과 요약

1. 골절 유합(회복) 기간의 (통계적으로) 유의미한 단축
2. 부종(종창, swelling)의 (통계적으로) 신속한 완화
3. 통증의 (통계적으로) 유의미한 완화

2013년 6월 제1권 제11期 · 论 著 ·

中医药治疗桡骨远端骨折的临床疗效观察

梁树峰
广西壮族自治区桂平市中医医院, 广西桂平 537200

[摘要] 目的 观察中医药治疗桡骨远端骨折的临床疗效。方法 对我院3275例桡骨远端骨折患者, 按照患者意愿选择不同的治疗方式分为两组进行治疗观察。其中观察组1693例, 采用手法复位, 卫生纸小夹板外固定, 小夹板外固定, 外用口服中药、功能锻炼等治疗, 对照组1582例患者, 采用手法复位石膏外固定治疗, 待骨折达临床愈合后解除石膏用热水外洗仍练习锻炼, 对两组患者进行治疗的效果比较并随访观察。结果 观察组患者骨折愈合时间明显少于对照组, 而且患者疼痛消退及肿胀改善明显优于对照组且差异有统计学意义(P < 0.05)。观察组患者在术后患肢肿胀消退及疼痛改善明显优于对照组, 差异有统计学意义(均P < 0.05)。观察组患者优良率是96.81%, 对照组患者优良率为75.54%, 观察组患者疗效明显优于对照组(P < 0.05)。结论 中医药治疗桡骨远端骨折疗效显著, 值得临床推广应用。
[关键词] 桡骨远端骨折; 中医药; 手法复位
[中图分类号] R274.9 [文献标识码] A [文章编号] 2095-0616(2013)11-21-04

Clinical effect observation of barton fracture by traditional Chinese medicine therapy

HOU Shufeng
Guiping Hospital of Traditional Chinese Medicine,Guiping 537200,China

[Abstract] Objective To observe the clinical effect of barton fracture by traditional Chinese medicine therapy. Methods 3275 cases with barton fracture were divided into two groups according to the wishes of patients with different treatments.1693 cases of observation group were treated with manipulative reduction, toilet paper board, external fixation of small splints,topical treatment such as oral Chinese herbal medicine, functional exercises,while 1582 cases of control group were treated with the plaster external fixation after manipulative reduction,then released the plaster after clinical healing of fracture and washed the wound limbs with hot water and practiced.The clinical effect of two groups were compared and observed with follow-up. Results The fracture healing time of observation group was less than that of control group,and the difference was statistically significant(P < 0.05).The swelling subside and pain improvement of affected limb in patients of two groups after the operation were better than those on admission or at the end of manipulative reduction,the swelling subside and pain improvement of affected limb in observation group were better than those in control group, and the differences were statistically significant(P < 0.05).The excellent rate of observation group was 96.81%,while the excellent rate of control group was 75.54%,and the difference of observation group was better than that of control group(P < 0.05). Conclusion The clinical effect of barton fracture by traditional Chinese medicine therapy is significant and worthy of clinical application.
[Key words] Barton fracture;Traditional Chinese medicine;Manipulative reduction

桡骨远端骨折为骨科临床最常见的疾病之一, 约占所有骨折的6.7% ～ 11%[1-2]。导致骨折的原因多为间接暴力, 多发生跌倒时上肢外展、手掌着地, 但也可因直接暴力所致。我国老年人群随着人口老龄化的加速, 骨质疏松发病率平上升, 桡骨远端骨折作为重度骨质疏松的常见骨折部位, 发病率较高[3], 我院1990年10月～2012年10月在随访愈合

例根据骨折患者意愿进行的不同治疗观察, 按照患者自愿选择不同的治疗方式将所有患者分为两组。其中观察组1693例, 采用手法复位, 卫生纸, 小夹板外固定, 外用口服中药、功能锻炼等治疗, 对照组1582例患者, 采用手法复位方法整复后石膏外固定, 待骨折达临床愈合后解除石膏用热水

中医药治疗桡骨远端骨折的临床疗效观察
원위 요골 골절에 대한 한약의 임상 치료 효과 관찰 (2013년)

[China Medicine and Pharmacy](2013년 6월 게재)

원위 요골 골절 환자들에게, 골절의 신속한 회복에 도움을 주는 한약 처방을 투여했더니 (대조군에 비해서) 통계적으로 약 23% 정도 골 유합 시간이 단축되었다는 것을 입증한 과학적 임상 논문

组别	n	骨折愈合时间
观察组	1693	44.3±5.0*
对照组	1582	52.4±5.8

注: 与对照组比较, $t=4.569$, *$P < 0.05$

表1. 两组患者骨折平均愈合时间比较 ($\bar{x}\pm s$, d)

第18卷 第11期 中医药导报 2012年11月
Vol.18 No.11 Guiding Journal of Traditional Chinese Medicine and Pharmacy November.2012

中医药疗法治疗无神经损伤胸腰椎压缩骨折53例临床观察

肖茂武, 黎新宪, 罗 娟, 高 林, 张向辉
(浏阳市人民医院, 湖南 浏阳 410300)

[摘要] 将笔者采用中医药疗法治疗无神经损伤胸腰椎压缩骨折患者的临床疗效。方法 将90例无神经损伤胸腰椎压缩骨折患者按意愿分为治疗组53例和对照组37例, 治疗组给予中医药综合治疗及功能锻炼治疗, 对照组给予骨科常规治疗及VAS评分, 和Cobb's角分对两组进行比较观察。结果 两组患者在治疗后患肢疼痛明显改善而疼痛的VAS评分(P<0.05); 两组患者在治疗后Cobb's角改善明显(P<0.05); 治疗组治疗后Cobb's角改善明显优于对照组(P<0.05); 24个月随访, 治疗组Cobb's角改善明显优于对照组(P<0.05); 治疗组和治疗后患椎体前缘高度改善优于对照组(P<0.05), 两组患者在治疗后椎体前缘高度都有改善, 差异有统计学意义(P<0.05)。结论 采用中医药疗法治疗无神经损伤胸腰椎压缩骨折, 疗效确切, 减少患肢功能障碍, 减少患椎体后凸畸形, 成为经济有效的一种有效治疗方法。
[关键词] 中医药疗法; 胸腰椎压缩骨折; 脊柱功能
[中图分类号] R274.1 [文献标识码] B [文章编号] 1672-951X(2012)11-0042-02

笔者2005年1月至2009年12月采用中医药疗法治疗无神经损伤胸腰椎压缩骨折患者53例, 取得较好临床疗效, 现报告如下。

1 临床资料

1.1 诊断标准[1] (1)有外伤史; (2)骨折部位肿胀, 疼痛, 压痛, 叩击痛; (3)活动受限或畸形; (4)X线片: 椎体楔形改变骨折后凸畸形、脊柱连线中断; (5)CT和或MRI可见椎节段椎管内占位。

1.2 纳入标准 (1)符合上述诊断标准者; (2)骨折部位为胸腰段(T11-L2); (3)为单节段骨折者; (4)新鲜骨折(伤后小于等于3周)的新鲜骨折患者; (5)椎体压缩性骨折及小关节矢状< 35°者; (6)伤后无神经损伤的患者; (7)纳入临床病例签署者。

1.3 排除标准 (1)年龄<20岁或>60岁者; (2)曾经脊柱骨折的患者; (3)病理性及其他骨折的患者; (4)合并神经损伤者; (5)椎体压缩性骨折大于35度者; (6)按照Denis分类及陈旧性的胸腰椎骨折者; (7)依从性差或不能完成随访观察者; (8)纳入的患者因各种原因未完成随访的患者; (9)依从性差, 失访和或资料搜集不全者。

2 研究方法

2.1 分组治疗

2.1.1 治疗组 (1)中药内服: 入院后即予预防性服用消肿止痛活血化瘀中药, (山西华康药业有限公司, 20050704), 1丸/次, 早晚各1次, 10日为1疗程。根据患者疼痛肿胀的情况使用番泻叶泡水代茶饮; 入院第2天开始按照第三

中医药疗法治疗无神经损伤胸腰椎压缩骨折53例临床观察
신경 손상은 없는 흉·요추 압박 골절 환자 총 53 케이스에 대한 임상한의약적 고찰(2012년)

[Guiding Journal of Traditional Chinese Medicine Pharmacy](2012년 11월 게재)

신경 손상은 없는 흉·요추 압박 골절 환자들에게 골절의 신속한 회복에 도움을 주는 한약 처방을 투여했더니 (대조군에 비해서) 통계적으로 약 25% 정도 통증이 완화되었다는 입증한 과학적 임상 논문

组别	例数	治疗前	治疗后
观察组	53	7.3±1.1	0.9±0.2[a][b]
对照组	37	7.2±1.3	1.2±0.5[a]

注: 与治疗前比较, [a]P < 0.05; 与对照组比较, [b]P > 0.05

表1. 两组腰背部疼痛缓解情况比较 ($\bar{x}\pm s$, 分)

도홍사물탕(桃紅四物湯)이 골절 유합에 미치는 실험적 연구(Experimental Study of Taohongsiwu-tang(桃紅四物湯) on Fracture Healing)

[Journal of Korean Medicine Rehabilitation Vol. 30 No. 2, April 2020](KCI 등재지)

Journal of Korean Medicine Rehabilitation Vol. 30 No. 2, April 2020
pISSN 1229-1854 eISSN 2288-4114
https://doi.org/10.18325/jkmr.2020.30.2.47

Original Article

桃紅四物湯이 골절 유합에 미치는 실험적 연구

하현주·오민석
대전대학교 한의과대학 한방재활의학과실

Experimental Study of *Dohongsamul-tang* (*Taohongsiwu-tang*) on Fracture Healing

Hyun Ju Ha, K.M.D., Min-Seok Oh, K.M.D.
Department of Korean Medicine Rehabilitation, College of Korean Medicine, Daejeon University

Objectives The purpose of this study is to evaluate the bone healing effect of *Dohongsamul-tang* (*Taohongsiwu-tang*, DH) on femur fractured mice.
Methods Mice were randomly divided into 4 groups (naive, control, positive control and DH). All groups except naive group were subjected to bone fracture on both hind limb femurs. Naive group received no treatment at all. Control group was fed with normal saline, and positive control group was orally medicated with tramadol. DH-treated group was orally medicated with DH. We analysed the levels of *BMP2, COX2, Col2a1, Sox9, Runx2,* and *Osterix* genes on 3, 7 and 14 days after fracture. Alkaline phosphatase, aspartate aminotransferase, alanine aminotransferase, blood urea nitrogen, creatinine, total cholesterol, and triglyceride levels were measured for safety assessment.
Results In morphological, histological analysis, callus formation process of DH-treated group was faster than the control group. *BMP2, Sox9* gene expression were significantly increased at 7 days after fracture compared to the control group. *COX2, Col2a1* gene expression were significantly increased at 14 days after fracture compared to the control group. Total cholesterol was significantly increased by DH at 3 days. Triglyceride was significantly decreased by DH at 3, 7 days after fracture compared to the control group.
Conclusions *Dohongsamul-tang* promoted bone healing process after fracture by stimulating the bone regeneration factors. And DH shows no hepatotoxicity, nephrotoxicity and serum lipid abnormality. In conclusion, it seems that DH helps to promote fracture regeneration after bone fracture by regulating gene expressions related to bone repair. (J Korean Med Rehabil 2020;30(2):47~66)

This research was supported by the Daejeon University fund (2019).

RECEIVED March 17, 2020
REVISED March 26, 2020
ACCEPTED April 1, 2020

CORRESPONDING TO
Min-Seok Oh, Department of Korean Medicine Rehabilitation, College of Korean Medicine, Daejeon University, 75, Daedeok-daero, 176beon-gil, Seo-gu, Daejeon 35235, Korea

TEL (042) 470-9424
FAX (042) 470-9006
E-mail ohmin@dju.ac.kr

〈도홍사물탕(桃紅四物湯)〉은 사물탕(四物湯)의 변방(變方)으로서, 중국 청(淸)나라 시대(1742년) '오겸(吳謙)'을 포함한 당대의 유명한 의학자들이 황제(건륭(乾隆))의 명(命)을 받아서 정부에서 편찬한 대형 의학 총서(叢書)인 [의종금감(醫宗金鑑)]이라는 책(총 90권, 15종) 중에서 〈부과심법요결(婦科心法要訣)〉이라는 파트에 처음으로 기재된, 매우 유명한 한약 처방입니다. 특히 임상적으로는 〈여성·부인과 질환(한의학적으로는 주로 '어혈성(瘀血性)' 질환)〉에서 아주 많이 활용되는 처방입니다.

골절 관련 한의학적 문헌으로는 [외대비요(外臺秘要)]에 '救急療救骨折, 接令如故'라 하여 골절의 치료방법으로 고정(固定)의 중요성을 제시하고 있습니다.

치료법으로는 [태평혜민화제국방(太平惠民和劑局方)]에 '接骨續筋止痛活血法'라 하여 활혈법(活血法)의 원칙을 소개했습니다. 또 '接骨各有方劑存言, 當按症施治'라 하여 골절에 대한 한약 치료 원칙을 정리해 놓았습니다.

정리하자면, 골절에 대한 한의약적 치료법으로,

1. 초기에는 화어활혈(化瘀活血)
2. 중기에는 접골속근(接骨續筋)
3. 후기에는 보기양혈(補氣養血)과 건장근골(健壯筋骨)

의 처방을 임상적으로 널리 활용하고 있습니다.

한의약적 골절 치료 지침(매뉴얼)에서도 위와 같이 언급되어 있듯이, 주로 〈어혈(瘀血)의 병태〉를 보이는 〈골절 초기〉에 도홍사물탕(桃紅四物湯)을 충분히 잘 활용할 수 있을 것으로 생각됩니다.
도홍사물탕(桃紅四物湯)은 양혈(養血), 조혈(調血) 작용을 하는 사물탕(四物湯)에서 백작약(白芍藥)을 적작약(赤芍藥)으로, 숙지황(熟地黃)을 생지황(生地黃)으로 바꾸어 화어(化瘀), 활혈(活血), 량혈(凉血) 작용을 보다 높이도록 하였고, 여기에다가 강력한 활혈(活血) 거어(祛瘀) 한약인 도인(桃仁)과 홍화(紅花)를 가미한 처방입니다.

〈도홍사물탕(桃紅四物湯)이 골절 유합에 미치는 실험적 연구(Experimental Study of Taohongsiwu-tang(桃紅四物湯) on Fracture Healing)(2019년/대전대학교/하현주)〉라는 최근 논문을 살펴보면, 도홍사

물탕(桃紅四物湯)(DH)이 골절 유합에 미치는 임상적 효과를 과학적으로 확인하기 위해서 생쥐의 대퇴골에 인위적으로 골절을 유발시킨 후에, 골절 유합 관련 유전자를 분석하고, 형태·조직학적 검사 및 안전성 검사 등을 시행하여서, 통계적으로 매우 유의미한 결과를 다음과 같이 얻은 것으로 보고하고 있습니다.

1. 형태학적 분석(morphological analysis)에서, DH 처치군의 callus(가골(假骨) : 뼈가 골절이나 그 밖의 손상으로 상해를 입었을 경우, 이것을 보수하기 위해 손상 부위에 새로 생긴 불완전한 골조직) 형성 과정(callus formation process)이 대조군에 비해 통계적으로 유의미하게 빠른 것으로 나타났습니다.

2. 조직학적 분석(histologic analysis)에서, DH 처치군이 대조군보다 연골 형성 과정(cartilage formation process)이 통계적으로 유의미하게 빨랐음을 확인하였습니다.

3. 조직학적 분석에서, DH 처치군의 TGF-β1 발현이 대조군에 비해 높았습니다.

4. BMP2 유전자 발현(BMP2 gene expression)은 골절 후 3일째 DH 처치군에서 유의미하게 감소하였습니다. 그러나, 골절 후 7일째에 대조군에 비해 유전자 발현이 유의미하게 증가하였습니다.

5. COX2 유전자 발현(COX2 gene expression)은 3일째부터 증가하였고, 골절 후 7일, 14일째에는 대조군에 비해서 유의미하게 증가하였습니다.

6. Col2a1 유전자 발현(Col2a1 gene expression)은 3, 7일째에 유의하게 감소하였으나, 골절 후 14일째에는 대조군에 비해 유의미하게 증가하였습니다.

7. Sox9 유전자 발현(Sox9 gene expression)은 7일째에 유의하게 증가하였으나, 골절 후 14일째에 대조군에 비해 감소하였습니다.

8. Runx2 유전자 발현(Runx2 gene expression)은 3, 7일째 증가하였으나, 골절 후 14일째에 대조군에 비해 감소하였습니다.

9. Osterix 유전자 발현(Osterix gene expression)은 대조군에 비해 골절 후 3, 7, 14일째에 증가하였습니다.

10. ALP는 3일째, 7일째 대조군과 통계적으로 유의미한 차이가 없었으나, 골절 후 14일째에는 대조군에 비해서 유의미하게 감소하였습니다.

11. DH 처치군의 혈장 AST와 ALT의 농도는, 대조군과 비교했을 때, 통계적으로 유의미한 차이가 없었습니다.

12. DH 처치군의 혈장 BUN(Blood Urea Nitrogen : 혈중요소질소)과 creatinine의 농도는 대조군과 비교했을 때, 통계적으로 유의미한 차이가 없었습니다.

13. 총 콜레스테롤(Total cholesterol)은 3일째 DH(도홍사물탕)에 의해서 유의미하게 증가하였으나, 골절 후 7일, 14일째에는 대조군에 비해서 유의미하게 감소하였습니다.

14. 중성 지방(Triglyceride)은 골절 후 3일째에 대조군에 비해서 유의미하게 감소하였습니다.

정리해 보면, 〈도홍사물탕(桃紅四物湯)이 골절 유합에 미치는 실험적 연구(Experimental Study of Taohongsiwu-tang(桃紅四物湯) on Fracture Healing)(2019년/대전대학교/하현주)〉 논문의 결론은 다음과 같았습니다.

As described above, Dohongsamul-tang promoted bone healing process after fracture by stimulating the bone regeneration factors. And DH shows no hepatotoxicity, nephrotoxicity and serum lipid abnormality. In conclusion, it seems that DH helps to promote fracture regeneration after bone fracture by regulating gene expressions, which were related to bone repair.

이상의 결과와 같이, 도홍사물탕(DH)은 골재생인자(bone regeneration factors)를 자극하여 골절 후 뼈의 치유 과정(bone healing process)을 촉진하였습니다. 그리고 도홍사물탕(DH)은, 간독성·신독성·혈청 지질 이상 문제를 전혀 나타내지 않았습니다.

결론적으로, 도홍사물탕(DH)은, 뼈의 회복(bone repair)과 관련된 유전자 발현을 조절함으로써(by regulating gene expressions), 골절 후, 골절 재생(fracture regeneration)을 촉진하는 데 도움이 될 것으로 보입니다.

自拟桃红四物汤加味配合手术治疗胫腓骨骨折25例
경골·비골 골절 환자(총 25명) 대상 도홍사물탕 가미방(桃紅四物湯 加味方)과 수술 치료의 복합 병행 요법의 임상적 효과에 대한, 대조군(총 25명)과의 비교 연구

[陝西中医学院学报 Vol. 31 No. 3 May 2008]

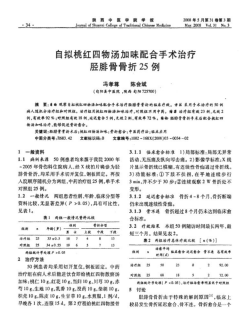

도홍사물탕(桃紅四物湯)과 관련해서, 이번에는 해외 (중국) 근거 논문(2008년 3월/협서중의학원(陝西中醫學院) 논문집에 게재) 한 편을 짧게 더 살펴보겠습니다.

논문 제목은 〈경골·비골 골절 환자(총 25명) 대상 도홍사물탕 가미방(桃紅四物湯 加味方)과 수술 치료의 복합 병행 요법의 임상적 효과에 대한, 대조군(총 25명)과의 비교 연구〉입니다.

즉, 경골·비골 골절상으로 인해 모두 수술적(1차) 처치를 받은 총 50명의 골절 환자를 대상으로 임상 연구를 진행하였는데, 무작위 배정(無作爲 配定(randomization) : 연구 진행에 있어 치우침(bias)이 없도록 실험 대상 집단을 연구 대상군에서 같은 확률로 배정하는 것) 과정을 통해서, 다음의 2개 그룹(group)으로 분류한 뒤 각각 치료 및 관리를 시행하였습니다.

물론, 2개 그룹(group) 사이에 연령/성별/골절 부위(상단,중단,하단)와 형태에 있어서의 유의미한 통계적 차이는 없었습니다. (p 〉 0.05)

1. 도홍사물탕 가미방(桃紅四物湯 加味方)을 복용한 Group(총 25명)

　수술적(1차) 처치 직후부터 30일 동안에는 도홍사물산어탕(桃紅四物散瘀湯)을 1일 2회 복용하였고, 그 이후 15일 동안에는 도홍사물접골탕(桃紅四物接骨湯)을 1일 2회 복용하였습니다. 각각의 1일 용량은 다음과 같았습니다.

　　– 도홍사물산어탕(桃紅四物散瘀湯) : 도인·홍화·당귀·천궁·작약·생지황·유향·몰약·시호·지각·진피·감초 10g
　　– 도홍사물접골탕(桃紅四物接骨湯) : 도인·홍화·당귀·천궁·작약·숙지황·골쇄보·보골지·우슬·녹각교·누중·산약·자연동·자감초 10g

2. 수술적(1차) 처치 이후 아주 기본적인 섭생과 관리만 총 45일 동안 시행받았던(즉, 수술 이후, 도홍사물탕 가미방을 전혀 처방받지 않았던) Group (총 25명)

[평가 항목]은 다음과 같았습니다.

총 45일 동안의 임상적 치료 결과를 크게 3가지(임상적 유합/지연 유합/(뼈의 틈 또는 뼈의 사이가) 연결되지 않음) 상황으로 나누어서 평가했습니다. 또한 치료 종결까지의 평균 소요 시간도 함께 평가하였습니다.

'임상적 유합'은 다음의 상황을 의미합니다.

즉, 국소부의 이상 소견이 없으며, 압통이 존재하지 않고, X-ray 촬영상 명확한 골절선의 모호함이 확인될 수 있으며, 2주 동안 골절 부위 변형이 없고, 기능적 측면에서 환자가 걸을 때 다른 사람의 부축 도움 없이 (30보 이내로) 평지에서 연속 보행이 3m 이상 가능한 것입니다.

'지연 유합(delayed union)'은 다음의 상황을 의미합니다.

즉, 골절상 이후 4~8개월이 지났음에도 불구하고, 골절단에 아직 명확한 유합이 없는 경우를 말합니다.

'연결되지 않음'은 다음의 상황입니다.

즉, 골절상 이후 만 8개월이 지났음에도 불구하고, 치료 기준에 전혀 도달하지 못한 상태입니다.

[최종적인 임상시험 결과]는 다음과 같았습니다.

도홍사물탕 가미방(桃紅四物湯 加味方)을 복용한 Group(총 25명)은 총 유효율 92%로서, '임상적 유합' 92% / '지연 유합(delayed union)' 0% / '연결되지 않음' 8% 의 최종 결과를 보여서, 총 유효율 72%를 보인 대조군('임상적 유합' 72% / '지연 유합(delayed union)' 20% / '연결되지 않음' 8%)과 비교했을 때 통계적으로 확실하게 유의미한 차이값($p<0.05$)을 보이면서, (대조군과 비교했을 때) 뚜렷하게 우월한 임상적 치료 결과를 나타냈습니다.

치료 종결까지의 평균 소요 시간 비교에서도,

도홍사물탕 가미방(桃紅四物湯 加味方)을 복용한 Group(총 25명)은 총 50일, 수술적(1차) 처치 이후 아주 기본적인 섭생과 관리만 총 45일 동안 시행 받았던 (즉, 수술 이후 도홍사물탕 가미방을 전혀 처방받지 않았던) Group (총 25명)은 총 68일을 나타냄으로써, 도홍사물탕 가미방(桃紅四物湯 加味方)을 복용한 Group(총 25명)에서 통계적으로 유의미한 골절 회복 속도를 보인다는 것을 과학적으로 다시 한번 재검증 (확인)할 수 있었습니다.

[논문 및 이미지 출처]
한방재활의학과학회지(KCI 등재지) 30권 2호(2020년 4월)
陝西中医学院学报 31권 3호 (2008년 5월)
한국학술지인용색인(https://www.kci.go.kr/kciportal/ci/sereArticleSearch/ciSereArtiView.kci?sereArticleSearchBean.artId=ART002580669)

Effects of Chinese Herbal Medicines on the Risk of Overall Mortality, Readmission, and Reoperation in Hip Fracture Patients

[Frontiers in Pharmacology](SCI 저널)(2019년 6월 게재)

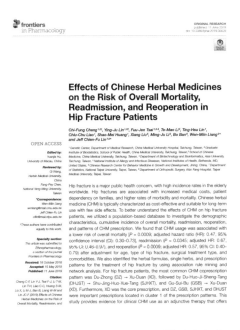

논문 해설

저명한 국제학술지 [프론티어스 약리학(Frontiers in pharmacology)](2019년 6월)에서 출간된 (대만 (Taiwan) 코호트(총 1,112명) 스터디) 논문입니다.

〈고관절 골절(Hip Fracture)〉은 (비단 우리나라 뿐만이 아니라) 전 세계적으로, 특히 어르신(노인)들의 발병률이 매우 높은, 아주 중요한 공중 보건&사회 문제입니다.

고관절 골절은

1. 의료비 증가
2. 가족에 대한 환자들의 의존성 대폭 증가
3. 사망률 증가

와 높은 관련성이 있습니다.

〈CHM(Chinese Herbal Medicine(한의약적 치료법)))〉은 일반적으로 비용 효과적이며, 특히 부작용이 거의 없기 때문에, (특히 노인 분들의 고관절 골절과 같이) 장기적인 치료와 관리가 꼭 필요한 환자들에게 있어서 매우 적합합니다.

고관절 골절 환자들에 대한 CHM(한의약적 치료법)의 임상적 효과를 통계적으로 더욱 잘 이해하기 위해서 ('대만(Taiwan)') 인구 기반 데이터베이스(National Health Insurance Research database (NHIRD; http://nhird.nhri.org.tw/) of the National Health Insurance (NHI) program)를 사용(CHM을 치료에 활용한 환자 총 556명 VS CHM을 치료에 활용하지 않은 환자 총 556명)하여 인구통계학적 특성/전체 사망 누적 빈도/재입원율/재수술율 등을 확인하였고, 마지막으로 (고관절 골절 환자들에 유의미한) 한의학적 처방 패턴을 함께 연구하였습니다.

논문 결론

이번 논문 연구 결과는 다음과 같이 요약됩니다.

A. 즉, CHM을...고관절 골절 치료에 적극적으로 활용하는 것은,

1. 전체 사망률 감소
2. 재입원율 감소
3. 재수술율 감소

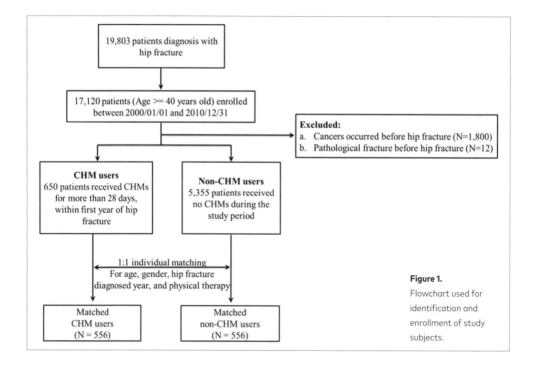

Figure 1.

Flowchart used for identification and enrollment of study subjects.

와 통계적으로 모두 유의미한 상관성이 있었습니다.

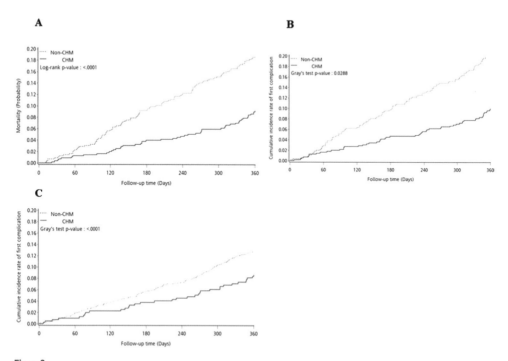

Figure 2.

Comparison of the cumulative incidence between Chinese herbal medicine (CHM) and non-CHM users in hip fracture patients. (A) Cumulative incidence of the overall mortality. (B) Cumulative incidence of readmission. (C) Cumulative incidence of reoperation.

B. 고관절 골절 환자들에게서 가장 많이 처방된 CHM 처방 패턴은 두충(DZ) → 속단(XD)이었으며, 독활기생탕(DHJST) → 소경활혈탕(SJHXT)과 골쇄보(GSB) → 속단(XD)이었습니다.

C. 결국 속단(XD)이 (고관절 골절 치료에 있어) 가장 핵심적인 한약이었으며, 두충(DZ)/골쇄보(GSB)/소경활혈탕(SJHXT)/독활기생탕(DHJST) 등은 처방 패턴 '클러스터 1'에서 꽤 중요한 역할을 하는 한약 처방이라고 할 수 있었습니다.

D. 이번 연구는, 고관절 골절 환자들에게 유의미한 치료적 혜택을 제공하는 CHM(한의약적 치료법)의 보조적 치료법으로의 임상적 가치를 증명하는 명백한 증거를 제공합니다.

(A)

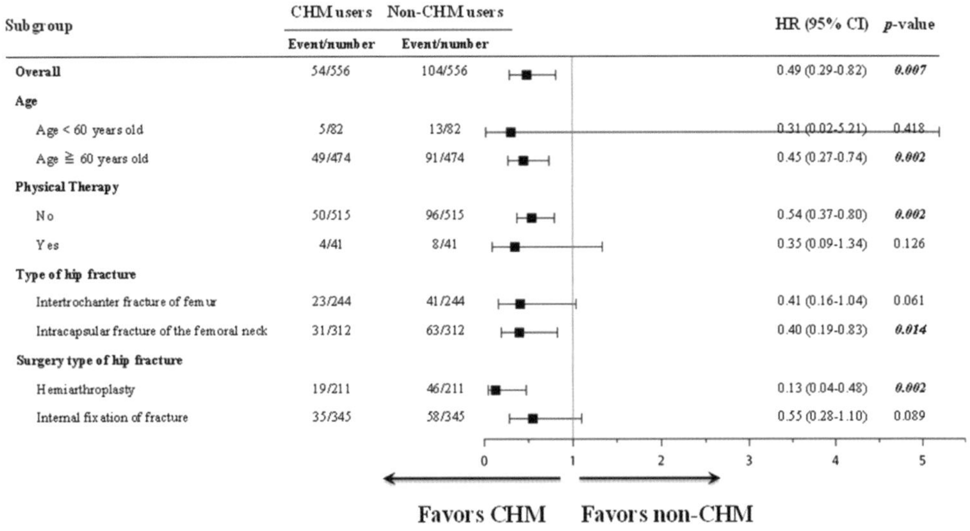

(B)

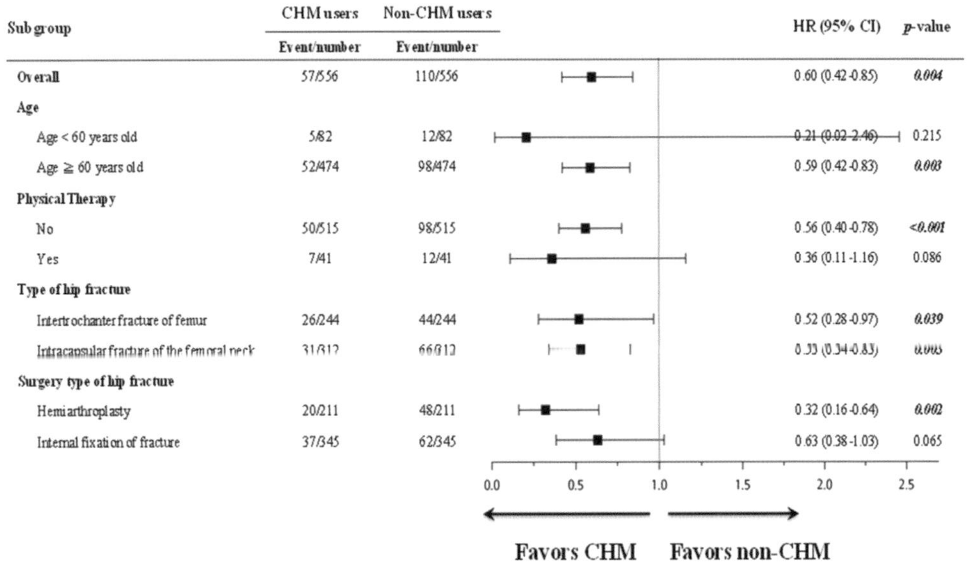

(C)

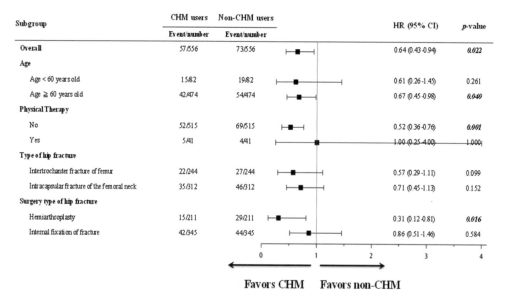

Subgroup	CHM users Event/number	Non-CHM users Event/number	HR (95% CI)	*p*-value
Overall	57/556	73/556	0.64 (0.43-0.94)	*0.022*
Age				
Age < 60 years old	15/82	19/82	0.61 (0.26-1.45)	0.261
Age ≧ 60 years old	42/474	54/474	0.67 (0.45-0.98)	*0.040*
Physical Therapy				
No	52/515	69/515	0.52 (0.36-0.76)	*0.001*
Yes	5/41	4/41	1.00 (0.25-4.00)	1.000
Type of hip fracture				
Intertrochanter fracture of femur	22/244	27/244	0.57 (0.29-1.11)	0.099
Intracapsular fracture of the femoral neck	35/312	46/312	0.71 (0.45-1.13)	0.152
Surgery type of hip fracture				
Hemiarthroplasty	15/211	29/211	0.31 (0.12-0.81)	*0.016*
Internal fixation of fracture	42/345	44/345	0.86 (0.51-1.46)	0.584

Favors CHM   Favors non-CHM

Figure 3.

Subgroup analysis for the risk of overall mortality, readmission, and reoperation in hip fracture patients. (A) Hazard ratios (HRs) and 95% confidence intervals (CI) for overall mortality were adjusted for confounding factors and stratified by age, physical therapy, type of hip fracture, and surgery type. The event and total number of each subgroup between CHM and non-CHM users are also shown. (B) HRs and 95% CI for readmission were adjusted for confounding factors and stratified by age, physical therapy, type of hip fracture, and surgery type. The event and total number of each subgroup between CHM and non-CHM users are also shown. (C) HRs and 95% CI for reoperation were adjusted for confounding factors and stratified by age, physical therapy, type of hip fracture, and surgery type of hip fracture. The event and total number of each subgroup between CHM and non-CHM users are also shown.

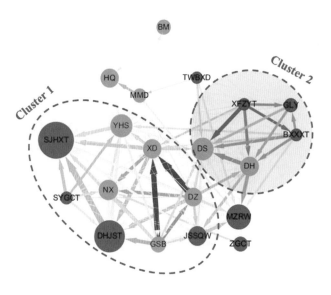

Figure 4.

The CHM network for hip fracture patients. The red circle represents herbal formulas; the green circle represents single herbs. The size of the circle represents the frequency of prescription for each CHM. A larger circle represents a higher frequency of prescription. The lines connecting the CHMs represent the confidence value for the different CHM combinations. The thicker line means a higher value of confidence. The blue line color represents the life value for the different CHM combinations. The darker blue color means a higher value of lift

[논문 및 이미지 출처]

https://www.ncbi.nlm.nih.gov/pmc/articles/PMC6581068/

Europe PubMed Central(https://europepmc.org/backend/ptpmcrender.fcgi?accid=PMC6581068&blobtype=pdf)

한약 치료를 통한 〈골다공증〉 환자의
골절 발생 빈도 감소에 관한 연구

Decreased fracture incidence with traditional Chinese medicine therapy in patients with osteoporosis : a nationwide population-based cohort study

〈골다공증 환자〉들에게, 〈한약 치료(ex. 두충/단삼/속단/우슬/현호색/계혈등/골쇄보/독활기생탕/향사육군자탕/소경활혈탕 등)〉를 통한 〈골절 발생률(골절 발생 빈도)의 감소〉에 관한 연구 : 전국(대만) 인구 기반 〈코호트 스터디〉

[BMC Complementary and Alternative Medicine (2019년2월)](SCI(E) 국제 학술지)

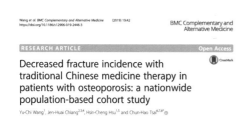

Wang et al. BMC Complementary and Alternative Medicine (2019) 19:42
https://doi.org/10.1186/s12906-019-2446-3

BMC Complementary and Alternative Medicine

RESEARCH ARTICLE | Open Access

Decreased fracture incidence with traditional Chinese medicine therapy in patients with osteoporosis: a nationwide population-based cohort study

Yu-Chi Wang[†], Jen-Huai Chiang[2,3,4], Hsin-Cheng Hsu[1,5] and Chun-Hao Tsai[6,7,8*]

Abstract

Background: There are no published studies regarding the efficacy of traditional Chinese medicine (TCM) for the prevention of osteoporotic fracture. Therefore, we conducted this nationwide, population-based cohort study to investigate the probable effect of TCM to decrease the fracture rate.

Methods: We identified cases with osteoporosis and selected a comparison group that was frequency-matched according to sex, age (per 5 years), diagnosis year of osteoporosis, and index year. The difference between the two groups in the development of fracture was estimated using the Kaplan-Meier method and the log-rank test.

Results: After inserting age, gender, urbanization level, and comorbidities into the Cox's proportional hazard model, patients who used TCM had a lower hazard ratio (HR) of fracture (adjusted HR: 0.47, 95% CI: 0.37–0.59) compared to the non-TCM user group. The Kaplan-Meier curves showed that osteoporosis patients who used TCM had a lower incidence of fracture events than those who did not (p < 0.00001). Our study also demonstrated that the longer the TCM use, the lesser the fracture rate.

Conclusion: Our study showed that TCM might have a positive impact on the prevention of osteoporotic fracture.

Keywords: National Health Insurance Research Database, Osteoporotic fracture, Traditional Chinese medicine

Background

Osteoporosis is defined as a skeletal disorder that occurs with the decrease in bone density and quality, leading to an increased risk of fracture [1]. The most frequent fracture areas are the hip, wrist, and spine. In the United States, 1.5 million osteoporotic patients over 50 years of age suffer from hip fractures each year [2] and over 3.5 million fragility fractures occur each year in Europe [3]. Osteoporotic fracture is an economic burden which cost US$17 billion annually in the United States in 2005 and €37 billion in Europe in 2010 [3, 4]. In Taiwan, the incidence of hip fracture increases 9.3% annually, with 13,892 women and 8616 men over 50 years of age

suffering from hip fracture in 2010. According to the data from Health Promotion Administration, approximately 40% of women over the age of 70 need long-term bed rest and care due to hip fracture, and 10% die from hip fracture in Taiwan. In Taiwan, every case requires more than NT$100,000 during the acute phase, and more resources are needed in the long run [5]. The incidence of fractures is expected to increase over the next 30 years because of the increase in the aged population [6]. Half of all hip fractures will occur in Asia by 2050 where the amount of older people will be most markedly increased [7].

There are numerous drugs available for treating osteoporosis; however, only bisphosphonates and denosumab have been demonstrated to have antifracture efficacy. Besides, only teriparatide and intact Parathyroid hormone (PTH) are approved to stimulate bone formation; the others are antiresorptive agents. In view of this,

* Correspondence:
[8]Department of Orthopedics, China Medical University Hospital, Taichung, Taiwan
[5]School of Medicine, China Medical University, Taichung, Taiwan
Full list of author information is available at the end of the article

논문 해설

SCI(E) 저널인 [BMC Complementary and Alternative Medicine]에 실린 2019년 2월 출간 논문입니다.

〈대만〉의 NHIRD(National Health Insurance Research Database) 자료(2000~2010년)를 분석하였는데, 2000~2010년 사이에 새롭게 골다공증 진단을 받은 만 18세 이상 환자를 대상으로 하였고, 〈한약 치료를 받은 골다공증 환자의 골절 발생률 감소를 확인한 내용〉입니다.

이번 논문 연구 결과는 다음과 같이 요약됩니다.

1. Cox 's harzard model estimated hazard ratios(HR)

한약을 사용했던 환자 그룹은 한약 비사용군 환자 그룹보다 통계적으로 유의미하게 낮은 골절 위험도를 보였습니다.

TCM used (days per year)	N	No. of Event	Hazard Ratio (95% CI) Crude	Hazard Ratio (95% CI) Adjusted[†]	Hazard Ratio (95% CI) Crude	Hazard Ratio (95% CI) Adjusted[†]
Non-TCM users or Chinese herb users < 30 days per year	1245	269	1(reference)	1(reference)	–	–
Chinese herb users (≥ 30 days per year) [‡]						
30–180 days per year	270	43	0.63 (0.46–0.87)**	0.60 (0.43–0.84)**	1(reference)	1(reference)
180 days per year	93	11	0.42 (0.23–0.78)**	0.37 (0.20–0.68)**	0.65 (0.33–1.25)	0.63 (0.32–1.24)

Crude HR[*] represented relative hazard ratio; Adjusted HR[†] represented adjusted hazard ratio: mutually adjusted for age, gender, baseline comorbidity, and urbanization level in Cox proportional hazard regression
*p < 0.05, **p < 0.01, ***p < 0.001

Table 3.

Hazard Ratios and 95% confidence intervals of fracture risk associated with cumulative use day of traditional Chinese herb medicine among osteoporosis patients

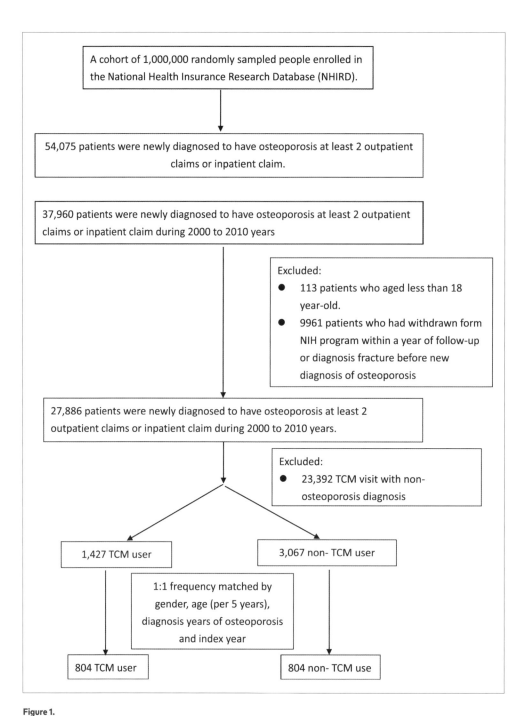

Figure 1.

The recruitment flowchart of subjects from the one million samples randomly selected from the National Health Insurance Research Database (NHIRD) in Taiwan. There were a total of 54,075 osteoporosis patients registered in the NHIRD, with 37,960 patients diagnosed between 2000 and 2010. After ruling out patients with missing information and aged > 18 years, as well as matching 1:1 by sex, age, diagnosis year of osteoporosis, and index year, both groups contained 804 patients

2. Kaplan-Meier 곡선

한약을 사용했던 환자 그룹은 골절 발생율 빈도가 한약 비사용군 환자 그룹보다 통계적으로 유의미하게 낮다는 것을 그래프가 잘 보여주고 있습니다.

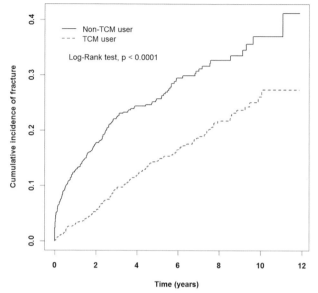

Figure 2.
Kaplan–Meier curve of the difference between the TCM user and non-TCM user groups in the development of fracture

3. 한약 복용 기간에 따른 골절 위험도(HR) 차이

1년 중 만 30일 미만으로 한약을 복용하였던 그룹,
1년 중 만 30일~180일 동안 한약을 복용하였던 그룹,
1년 중 만 180일 이상 한약을 복용하였던 그룹,

즉 총 3 그룹으로 나누어서 비교 분석했을 때,

1년 중 만 30일 미만으로 한약을 복용하였던 그룹보다, 1년 중 만 30일 이상 한약을 복용하였던 두 그룹에서 골절 위험도가 통계적으로 유의미하게 감소하였습니다.
다만, 1년 중 만 30일~180일 동안 한약을 복용하였던 그룹보다, 1년 중 만 180일 이상 한약을 복용하였던 그룹에서는 골절 위험도가 통계적으로 유의미하게 감소하지는 않았습니다.

논문 결론
결론적으로, 골절 위험도를 실질적으로!!! 그리고 (경제적 측면에서도 가성비 높게!!!) 감소시키기 위해서는,

"적어도 1달~6달 정도의 꾸준한 한약 복용이 과학적으로 추천할 만하다"
(ex. 두충/단삼/속단/우슬/현호색/계혈등/골쇄보/독활기생탕/향사육군자탕/소경활혈탕 등)

라는 연구 분석 결과입니다.

즉, "적절한 기간(최소 1달 이상) 동안"의 "뼈 건강에 유의미한 효과가 있는 한약 집중 치료"는 골다공증으로 인한 골절 예방에 통계적으로 유의미한 임상적 효과가 있다는 것이 과학적으로 충분히 입증되었고, 아시아인들이 아닌 다른 인종들에게서도 유사한 임상적 효과가 나타날 수 있는지에 대해서는 추가적인 보충 연구가 필요하다고 합니다.

[논문 및 이미지 출처]

https://www.ncbi.nlm.nih.gov/pmc/articles/PMC6360787/

Europe PubMed Central(https://europepmc.org/backend/ptpmcrender.fcgi?accid=PMC6360787&blobtype=pdf)

〈늑골(갈비뼈) 골절〉에 대한
한약과 양약의 치료 효과 비교

Comparison of the Effects on Rib Fracture between the Traditional Japanese Medicine Jidabokuippo and Nonsteroidal Anti-Inflammatory Drugs: A Randomized Controlled Trial

"늑골(갈비뼈) 골절(Rib Fracture) 치료시, 한약(=치타박일방(治打撲一方))이 양약(Loxoprofen, diclofenac 등의 NSAIDs)보다 우수한 효과!!!" (민족의학신문/2013년 1월 17일 기사)

http://www.mjmedi.com/news/articleView.html?idxno=24106

[Evidence-Base Complement Alternat Med. 2012; 2012: 837958. Epub 2012 Jul 24](SCI(E) 국제 학술지)

Hindawi Publishing Corporation
Evidence-Based Complementary and Alternative Medicine
Volume 2012, Article ID 837958, 7 pages
doi:10.1155/2012/837958

Research Article

Comparison of the Effects on Rib Fracture between the Traditional Japanese Medicine Jidabokuippo and Nonsteroidal Anti-Inflammatory Drugs: A Randomized Controlled Trial

Hajime Nakae,[1,2] Aya Yokoi,[2] Hiroyuki Kodama,[3] and Akira Horikawa[4]

[1] Department of Emergency and Critical Care Medicine, Akita University Graduate School of Medicine, 1-1-1 Hondo, Akita 010-8543, Japan
[2] Department of Traditional Japanese Medicine, Akita University Hospital, 1-1-1 Hondo, Akita 010-8543, Japan
[3] Division of Orthopedics, Minamiakita Orthopedic Clinic, 96-2 Kaidoshita, Syowanukaho, Katagami 018-1401, Japan
[4] Division of Orthopedics, Yuzawa Clinic, 3-22 Sande Cho, Yuzawa 012-0826, Japan

Correspondence should be addressed to Hajime Nakae, nakaeh@doc.med.akita-u.ac.jp

Received 25 April 2012; Accepted 11 June 2012

Academic Editor: Raffaele Capasso

Jidabokuippo is a traditional Japanese medicine used for contusion-induced swelling and pain; jidabokuippo is composed of the herbs Nuphar Rhizome (*Nupharis Rhizoma*), Quercus Bark (*Quercus Cortex*), Cnidium Rhizome (*Cnidii Rhizoma*), Cinnamon Bark (*Cinnamomi Cortex*), Clove ... . We compared the duration of treatment and healthcare expenditure between both groups until the visual analogue scale score decreased ... promising analgesic agent based on the medical economic viewpoint.

1. Introduction

Jidabokuippo is a herbal mixture created in Japan for contusion-induced swelling and pain; jidabokuippo is composed of the herbs Nuphar Rhizome (*Nupharis Rhizoma*), Quercus Bark (*Quercus Cortex*), Cnidium Rhizome (*Cnidii Rhizoma*), Cinnamon Bark (*Cinnamomi Cortex*), Clove ... including free radicals. Therefore, antioxidant activity is also likely to be involved in the alleviation of swelling. Usually, nonsteroidal anti-inflammatory drugs (NSAIDs) are used for the treatment of pain associated with trauma. However, NSAIDs sometimes induce gastrointestinal symptoms even in patients concomitantly treated with antiulcer drugs and thus hinder the continuation of NSAID treatment [14–

개요

늑골(갈비뼈) 골절(Rib Fracture)이 발생했을 경우 통증 및 염증의 조절을 위하여 '비스테로이드성 항염증 제제(Nonsteroidal Anti-Inflammatory Drugs, NSAIDs)'가 일반적으로 많이 처방되고 있습니다.

본 연구에서는 외상성의 부종이나 통증에 대한 치료 목적으로 일본에서 특히 다용되어온 한약 처방인 〈치타박일방(治打撲一方)〉을 NSAID 대신 사용하여서, NSAID 적용군과의 치료 효과를 비교&연구하였습니다.

논문 해설

본 연구는 2009년 1월부터 2011년 5월까지 약 2년 5개월간 3개의 병원을 통하여 모집된 늑골(갈비뼈) 골절 환자 170명을 대상으로 시행되었습니다.

무작위로 85명씩 나누어 한 군은 Loxoprofen, diclofenac 등의 NSAID 약물을, 다른 한 군은 〈치타박일방(治打撲一方)〉을 처방하였습니다.

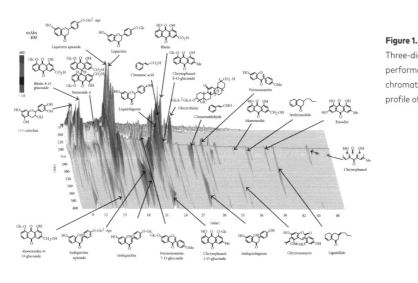

Figure 1.

Three-dimensional high-performance liquid chromatography (HPLC) profile of jidabokuippo.

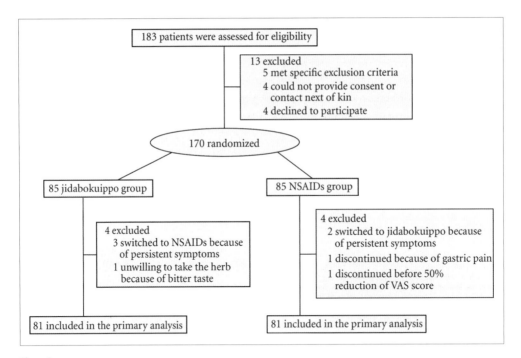

Figure 2.
Study flow diagram.

각 약물의 투여는 통증이 VAS 기준 50% 이상 감소될때까지 시행되었고, 환자가 이전부터 복용하고 있던 각종 약물들, 즉 항고혈압제제, 항부정맥제제, 고지혈증 치료제, 항혈소판제제, 신경정신계, 위장관계 약물 등은 그대로 유지되었습니다.

각 군에서 최종적으로 연구를 종료한 인원을 대상으로 분석한 결과, 양쪽 군에서 연령이나 성별, 중증도 등에서 차이가 없었음에도 불구하고 치료기간이 〈치타박일방(治打撲一方)〉을 복용한 군에서 (통계적으로) 유의미하게 감소하였고, 치료 비용도 역시 NSAID 군보다 (통계적으로) 유의미하게 낮았습니다.

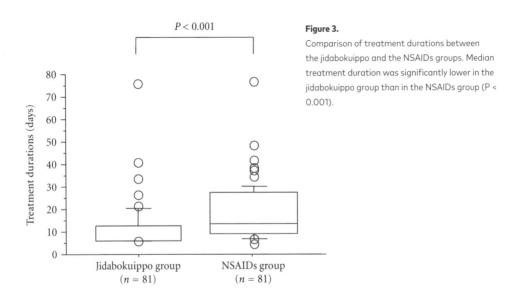

Figure 3.
Comparison of treatment durations between the jidabokuippo and the NSAIDs groups. Median treatment duration was significantly lower in the jidabokuippo group than in the NSAIDs group (P < 0.001).

필진 의견

〈치타박일방(治打撲一方, 일본명 Jidabokuippo)〉은 천궁(川芎) 박속(樸樕, 상수리나무 가지) 천골(川骨, 가시연꽃의 뿌리) 계지(桂枝) 각 3g, 정향(丁香) 대황(大黃) 각 1g, 감초(甘草) 1.5g 등으로 구성된 처방으로, 일본에서는 쯔무라 등에서 제제약으로 출시되어 있습니다.

늑골(갈비뼈) 골절(Rib Fracture)에 대하여 기존의 관례처럼 사용되었던 NSAID 제제보다 치료 기간을 단축시키는 새로운 약물로 사용될 수 있을 것으로 보입니다.

[논문 및 이미지 출처]
https://www.ncbi.nlm.nih.gov/pmc/articles/PMC3409613/
https://www.ncbi.nlm.nih.gov/pmc/articles/PMC3409613/pdf/ECAM2012-837958.pdf/?tool=EBI

2

접골탕 관련 동영상 QR

(1) 접골탕

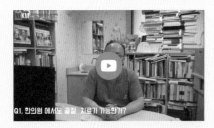

NCKM국가한의임상정보포털
**황만기원장 접골탕 1편 –
한의원에서도 골절 치료가
가능한가요?**

2019.07.19

www.youtube.com/
embed/vQvLrx8Si04

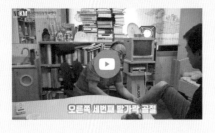

NCKM국가한의임상정보포털
**황만기원장 접골탕 2편 –
접골탕의 기본 방제와 가감의
원리는?**

2019.07.21

www.youtube.com/
embed/H2fpfhaBqCY

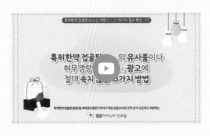

서초아이누리한의원
**특허한약 접골탕(接骨湯)을
처방받기 전, 13가지 필수 확인
사항**

2022.03.04

www.youtube.com/
watch?v=LfAORaEMo-
w&t=20s

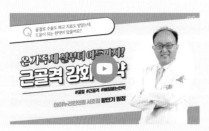

Doctalk
**골절로 수술도 하고 치료도
받았는데, 도움이 되는 한약이
있을까요? | 근골격강화한약**

2021.04.27

www.youtube.com/
embed/48GHjJNCvi4

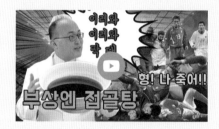

김경식의 허준 보감

골절 때 접골탕을 먹어야 하는 EU

2020.09.17

www.youtube.com/
embed/SxZjWjpu6Js

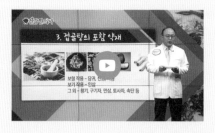

매일경제 TV

**[(생방송) 건강한의사]
특허 한약 접골탕(接骨湯)**

2020.05.01

www.youtube.com/
embed/2s5Kg0T06LQ

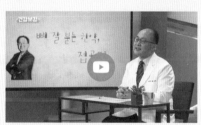

원음방송(WBS)

**[건강보감 18회]
뼈 잘 붙는 한약, 접골탕**

2020.04.06

www.youtube.com/
embed/TprslERNqDY

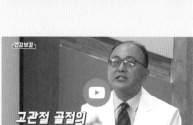
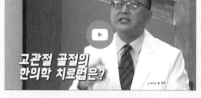

원음방송(WBS)

**[건강보감 18회]
뼈 잘 붙는 "특허 한약",
"접골탕(接骨湯)"**

2020.04.06

www.youtube.com/
embed/1HZflDRiLI4

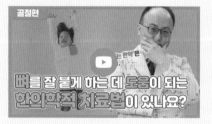

아이누리 TV

**접골탕 –
뼈를 빨리 잘 묻게 하는
특허 한약**

2020.03.26

www.youtube.com/
embed/3ier_eS6QJ8

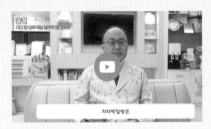

Doctalk

**뼈를 빨리 잘 붙게 하는 데
도움이 되는 한의학적 치료법이
있나요?**

2020.03.19

www.youtube.com/
embed/heivBbpl85s

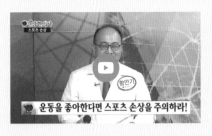

매일경제 TV

**[(생방송) 건강한의사]
접골탕(接骨湯)**

2020.02.11

www.youtube.com/
embed/WeXs_B1MrPA

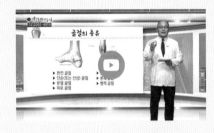

매일경제 TV

**[(생방송) 건강한의사]
접골탕**

2019.10.15

www.youtube.com/
embed/7Rtq_O3el64

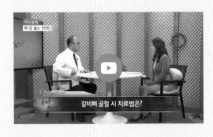

원음방송(WBS)

**[(생방송) 몸 건강 마음 건강]
과학적 논문 근거를 충분히 갖춘
뼈 잘 붙는 한약, 접골탕**

2019.10.14

www.youtube.com/
embed/Z1S3bhjmKN8

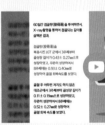

카드뉴스

접골탕

2018.03.17

www.youtube.com/
embed/DlsfhTjH6NY

186

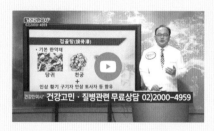

매일경제 TV
[건강한의사]
접골탕의 동물실험 및
골절 치료의 한의학적 3원칙

2017.07.01

www.youtube.com/
embed/NCOosHfnadE

(2) 고관절 골절

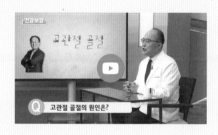

원음방송(WBS)
[건강보감 143회]
고관절 골절

2020.12.21

www.youtube.com/
embed/Dfr_89Ut_kk

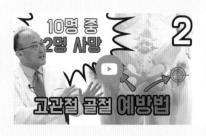

김경식의 혀준 보감
[사망률 25~30%]
고관절 골절이 진짜 위험한
이유 2

2020.11.17

www.youtube.com/
embed/B0Vn1iJx42U

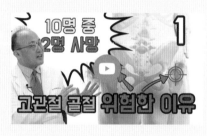

김경식의 혀준 보감
[사망률 25~30%]
고관절 골절이 진짜 위험한
이유 1

2020.11.12

www.youtube.com/
embed/nCC-q1cxHlA

(3) 골다공증

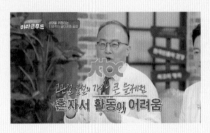

JTBC
[위기의 순간 미라클 푸드 152회]
텅텅 뼈! 중년 건강을 위협한다
- 골다공증·골절

2022.03.12

tv.jtbc.joins.com/replay/
pr10011033/pm10052299/
ep20156946/view

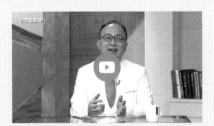

원음방송(WBS)
[건강보감 83회]
골다공증의 한의학 치료

2020.07.07

www.youtube.com/
embed/EGYoM-Hdjsc

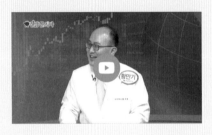

매일경제 TV
[(생방송) 건강한의사]
골다공증(osteoporosis)

2020.05.16

www.youtube.com/
embed/XvWUH3H2KJs

(4) 갈비뼈 골절

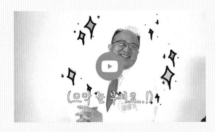

김경식의 혀준 보감

한의사가 갈비뼈 골절 (rib fracture)을 치료하는 방법!!

2022.01.24

www.youtube.com/
embed/XxaHLkIfalE

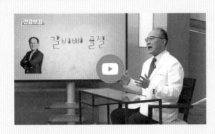

원음방송(WBS)

**[건강보감 153회]
갈비뼈 골절**

2020.12.21

www.youtube.com/
embed/70irUyyvAuk

(5) 연골 보호

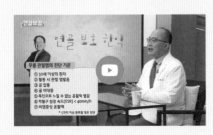

원음방송(WBS)

**[건강보감 128회]
연골 보호 한약**

2020.10.24

www.youtube.com/
embed/1APH6KHRblc

(6) 근감소증

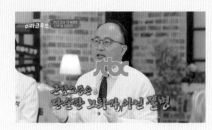

JTBC
**[위기의 순간 미라클 푸드 160회]
내 몸의 건강 연료를 채워라!
- 근감소증**

2022.05.07

tv.jtbc.joins.com/replay/
pr10011033/pm10052299/
ep20161698/view

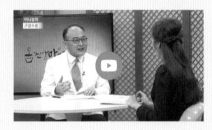

원음방송(WBS)
**[(생방송) 몸 건강 마음 건강]
근감소증(sarcopenia)에 대한
한의학적 치료법**

2019.02.19

www.youtube.com/
embed/tqyoR4nir7s

(7) 스포츠 한의학

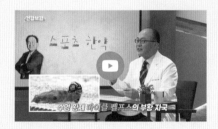

원음방송(WBS)
[건강보감 8회]
스포츠 한약

2020.03.27

www.youtube.com/
embed/8SryTnHDRR0

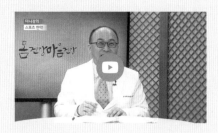

원음방송(WBS)
[(생방송) 몸 건강 마음 건강]
스포츠 한약

2020.02.24

www.youtube.com/
embed/VIfCDmHWH7I

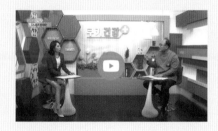

쿠키 TV
[데일리 건강]
스포츠 한의학(Sports Korean
Medicine) 클리닉

2018.03.09

www.youtube.com/
embed/IB_9ZQLfkFI

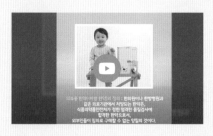

카드뉴스
운동(스포츠) 선수들에 대한
한약 처방의 안전성과
유효성

2018.02.09

www.youtube.com/
embed/3M-oyl_DLcs

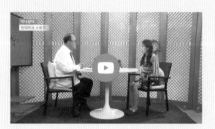

원음방송(WBS)
[(생방송) 몸건강 마음건강]
스포츠 한의학, 아침식사,
당귀의 효능

2018.01.12

www.youtube.com/
embed/nJQVbAphjPg

5

근골격계 질환의
건강 및 예방 이야기

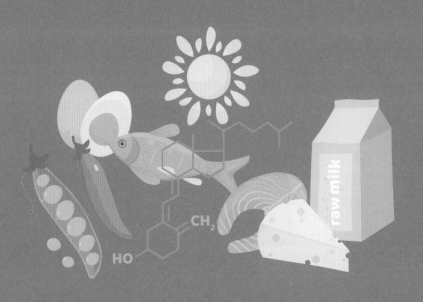

1

뼈골절 회복에 좋은 음식들
(Best Foods For Your Broken Bones)

한의원 진료실에서는 골절(fracture) 환자를 상당히 자주 치료하게 되는데, 거의 대부분의 환자나 환자 보호자 분들께서 공통적으로 하시는 핵심적인 질문이 하나 있습니다. 그 질문은 바로, 골절된 뼈를 더 빨리 그리고 제대로 잘 회복시키는데 도움이 되는 좋은 음식을 꼭 좀 추천해 달라고 하는 것입니다.

어린이나 청소년 골절 환자는 물론이고, 특히 뼈가 평소에 약한 편이고 골감소증이나 골다공증을 기저질환으로 가진 중년 여성분들이나 어르신(노인)들의 골절 상황에서는 아주 진지하고 또 심각한 분위기에서 소위 '뼈골절에 좋은 음식'에 대한 질문을 던지시게 됩니다.

뼈는 지속적으로 생성(조골세포)과 파괴(파골세포)의 과정을 반복하는데, 나이가 들면서 골밀도가 점점 약해집니다. 즉, 뼈의 질이 나빠지면, 아주 가벼운 충격에도, 실금이 생길 수 있고, 심하게 골절된 경우, 빠르게 잘 회복하기가 너무 어렵고, 재골절 확률이 유의미하게 높아지며, 재수술/재입원/사망율 증가와도 통계적으로 매우 유의미한 상관성이 있기 때문에(특히 고관절 골절이나 척추 골절), 한마디로 골절 후유증은 대단히 심각하고 중요한 치료적 대상이 됩니다.

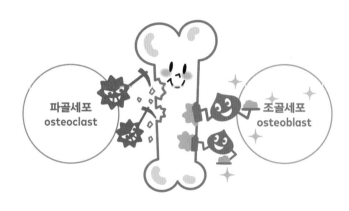

양방 진료실에서 매우 흔하게 환자들에게 처방되고 있는 양약인 골흡수억제제(비스포스포네이트(Bisphosphonate) 제제)는, 어느 정도 골다공증 골절의 예방에 기여하고는 있지만, 드물게는 턱뼈 괴사나 비전형 대퇴골골절 및 척추 체내 균열(골다공증성 골절 환자의 뼈가 정상적으로 붙지 못하고 척추 주변 조직의 괴사로 척추 사이 틈이 생긴 것) 등의 심각한 부작용이 생길 수 있기 때문에, 반드시 전문가와의 심도 깊은 상담 후에, 처방받으셔야 합니다. 또한 스테로이드제/항경련제/위산과다 억제제/항정신병제 등의 양약들도, 오랜 기간 장기적으로 복용하면, 오히려 골다공증의 중요한 원인이 될 수도 있으므로, 해당 환자가 내분비(호르몬) 질환이나 위장관 질환 등 대사성 질환을 겪고 있다거나 스테로이드제와 같은 양약을 오랫동안 복용하고 있었다면, 반드시 골다공증과 뼈건강에 대한 정기적인 검사와 체크를 받으셔야 합니다.

소아(어린이)와 청소년의 성장판은 뼈보다 약한 연골로 구성되어 있어서 외력에 약한 편인데, 성장판이 골절 사고 등으로 인해서 손상되면, 아이가 점점 성장함에 따라서 다친 팔이나 다리의 길이가 짧아지거나 휘어지는 등의 변형이 나타날 수 있습니다. 소아(어린이)와 청소년 골절 환자의 약 15~20%에게서 성장판 손상으로 인해서 팔·다리가 짧아지는 골절 후유증이 나타난다는 임상 논문 보고도 있기 때문에, 어른과 어린이 모두, 한번 골절 사고가 있게 된 다음에는, 골절 사고 초기부터 골절 후유증 예방을 위해서 최선을 다해 충분한 집중 치료가 필요합니다.

이와 같은 기본적인 관점에서, 뼈골절 회복에 좋은 음식을 아래에 정리해서 말씀드려 보겠습니다.

① 치아가 안 좋으신 노인(어르신) 분들에게 골절 후유증 관리에 도움이 되고, 뼈골절 회복에도 좋은 음식으로는, 우선 '자두'를 추천드릴 수 있습니다.

자두에는 뼈 건강에 좋은 비타민 K가 풍부합니다. 비타민 K는 뼈가 만들어지는 대사 과정을 촉진해서, 골밀도를 높여주어서, 골절을 회복하고 골절 후유증을 극복하는데 있어 많은 도움이 됩니다. 또한 자두에는 항산화 물질 중 하나인 폴리페놀도 많이 함유되어 있는데, 폴리페놀은 뼈를 파괴하는 파골세포의 수를 줄여줍니다.

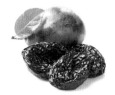 특히 말린 자두 '푸룬'은 국제 골다공증재단(NOF)에서 '뼈 건강을 위한 음식'으로 선정하기도 했으며, 비타민 K, 구리, 붕소 등의 미네랄과 비타민이 풍부합니다. 실제로 미국 플로리다 주립대학교의 최근 연구 결과에 따르면, 폐경기(갱년기) 중년

여성 160명이 말린 자두 '푸룬'을 12개월 동안 꾸준하게 먹은 결과, 골밀도가 1년 전에 비해서 통계적으로 유의미하게 향상되었습니다.

② 두유도 함께 추천드릴 수 있습니다. 두유는, 액체 성분이라서 몸에서 쉽게 잘 흡수되고, 소화도 잘 됩니다. 일반 두유보다는 검은콩으로 만든 검은콩 두유가, 칼슘 함유량이 더 높습니다. 단, 두유를 먹을 때 당분 함량이 높은 음식은 칼슘 배설을 촉진하기 때문에, 가급적이면 함께 먹지 않는 것이 좋겠습니다.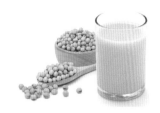

③ 콩은 식물성 단백질이 풍부한 음식으로 잘 알려져 있습니다. 그 중에서도 '병아리콩'은 일반적인 콩 종류보다 단백질과 칼슘이 더 풍부하게 많이 함유되어 있습니다. 특히 칼슘 함량은 100g당 45mg으로, 완두콩보다 약 2배 정도 더 많습니다. '병아리콩'은 열량도 낮은 편이라서 '슈퍼 곡물'로 불리기도 합니다. 밥에 넣어서 먹어도 좋고, 으깬 뒤에 아보카도나 크림치즈를 섞어서 빵에 발라 넣으면 색다른 맛을 즐길 수도 있습니다.

④ 견과류도 뼈골절 회복에 좋은 음식입니다. 견과류에 많이 들어 있는 오메가3 지방산은, 뼈 건강에 큰 도움을 줍니다. 오메가3는 우리 몸에서 뼈를 만드는 역할을 수행하는 조골세포 형성에 상당한 도움을 줍니다. 또한 견과류에는 칼슘과 단백질 성분도 풍부합니다. 견과류를 먹을 때에는 한 가지 견과류를 먹는 것 보다는, 다양한 견과류를 먹는 것이 좋습니다. 다만, 견과류는 열량이 높은 편이므로, 하루에 한 줌 정도만 먹는 것이 바람직합니다.

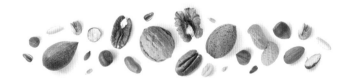

⑤ 치즈도 뼈골절 회복에 도움이 되는 음식입니다. 기본적으로 모든 유제품에는 칼슘과 단백질이 풍부합니다. 특히 그 중에서도 치즈는 소화·흡수율이 다른 유제품들보다 높아서, 장이 약하고 예민한 영유아나 어린이 및 노인(어르신)분들이 섭취하기에도 매우 적합합니다. 치즈에 들어간 비타민 B2는 근육 조직을 유지하고 세포 성장을 돕는 역할을 수행합니다. 다만 치즈는 포화지방 함량이 높은 편이라서, 비만이나 고지혈증이 있는 경우에는 저지방 치즈 제품을 선택하는 것이 좋겠습니다.

⑥ 홍화씨는 국화과 식물인 홍화(紅花)의 씨앗으로서, 백금·칼슘·마그네슘 성분이 많아서 뼈에 금이 가거나 골절 부상으로 뼈가 부러졌을 때 먹으면 골절 회복에 일정 부분 도움이 됩니다.

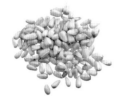 한의학적으로 홍화씨는 기본적으로 뭉친 어혈(瘀血)을 풀어 주는 등 해독(解毒) 작용을 하면서 혈액 순환을 개선시켜 줌으로써, 골절 초기(염증기) 회복에 도움이 된다고 알려져 있습니다.

홍화씨는 혈중 콜레스테롤 농도를 의미있게 저하시키는 작용을 함으로써 동맥경화증, 고지혈증, 고혈압 등 순환기 질환의 예방과 치료에도 효과가 있습니다. 또한 뼈를 튼튼하게 해서 골절, 골다공증, 골형성부전증 등에도 어느 정도 치료 효과가 있습니다.

홍화씨가 골밀도를 높인다는 과학적인 연구 결과도 발표되었습니다. 부산대학교 구강생물공학연구소가 골다공증 및 골감소증 환자들에게 홍화씨 추출물을 매일 90~120mg씩 제공한 이후 3개월이 지나자, 환자들의 골밀도가 통계적으로 유의미하게 개선되기 시작했고, 약 12개월 뒤에는 환자들의 골밀도가 약 31%까지 증가했습니다.

단, 홍화씨는 달여 먹거나 곱게 갈아 먹어야 위장에 부담이 덜 합니다. 평상시 위장관의 소화력이 약한 사람들이 먹을 경우에는, 설사나 복통과 같은 소화기 계통의 부작용이 나타날 수도 있습니다. 특히 임신한 여성분들은, 가급적 홍화씨를 먹지 않는 것이 좋겠습니다.

2

운동 선수들에 대한 한약 처방의 도핑 안전성과 과학적 유효성 – 현대과학에 기반한 스포츠 한의학 클리닉

Q

현직 운동 선수인 제 아들 관련 한약 상담입니다. 사실 제 아들은, 2021년 7월 23일부터 일본(동경)에서 개최되는 제 32회 하계 올림픽에 출전 예정인, 대한민국 축구 국가대표 선수입니다. 컨디션 조절과 체력 보강을 위해서, 저희 아들은 지금까지 5~6년 동안 꾸준하게 한약 처방을 복용하고 있었는데요, 그동안 단 한 번도 도핑 검사(한국과학기술연구원(KIST) 도핑 컨트롤 센터(DCC) 등에서 시행 – 참고로, 한국과학기술연구원(KIST) 도핑 컨트롤 센터(DCC)는, 세계반도핑기구(WADA:World Anti-Doping Agency)로부터 공인받는 국내 유일의 도핑 감시 센터임)에서 문제가 된 적이 전혀 없었습니다.

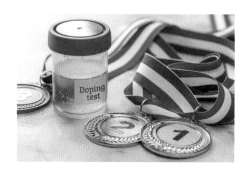

하지만, 많이 예민하고 소심하고 강박적인 성격의 저희 아들로서는 이번 동경 올림픽이 본인 장래를 위해서 여러 가지로 굉장히 중요한 기회가 되는 만큼, 아무래도 만에 하나라도 혹시나 문제가 될 만한 요소들을 완전히 원천 차단하고 싶어합니다. 아들의 그 간절한 마음은 물론 십분 이해가 되지만, 다른 한편으로는 지난 5~6년 동안 한약을 계속 복용하면서 각종 중요한 국제 경기를 뛰면서도 단 한 번도 도핑 검사에서 문제가 되지 않았었는데, 그리고 제 수위에서도 대한민국 한의사 선생님으로부터 처방된 한약 복용 이후에 도핑 검사에서 문제가 되었던 실제 사례도 전혀 없었었는데, 우리 아이가 너무 유난스럽게 호들갑을 떨고 있는 것은 아닐까 하는 생각도 들고, 더군다나 그나마 좋은 한약 처방 덕분에 지금까지 엄청나게 강도 높은 훈련 과정에서도 크게 지치지 않고 좋은 컨디션을 잘 유지해 왔었을 것인데, 갑자기

이렇게 한약을 임의로 중단하게 되면, 오히려 갑작스러운 체력 저하 때문에 제대로 된 경기력을 못 보이게 되는 것은 아닐까 하는 걱정도 사실 많이 됩니다.

대한민국 한의사 선생님으로부터 직접 상담과 진찰을 받아서 복용하는 운동 선수들에 대한 한약 처방은 도핑에 100% 안전하다라고 저는 알고 있는데요, 소심대마왕 우리 아들이 본인 스스로가 확실히 믿고 올림픽 경기가 끝날 때까지 안심하고 한약을 계속 잘 복용할 수 있게 끔, 원장님께서 좋은 설명을 좀 해 주시면 너무나 감사하겠습니다. 한약의 도핑 안전성에 대해서, 꼭 좀 상담 부탁드려요.

A

우선, 스포츠 한의학(Sports Korean Medicine)의 개념부터 설명을 드려보도록 하겠습니다. 스포츠 한의학이란, 여러 가지 한의학적 방법들(침, 뜸, 부항, 한약, 추나 등)을 활용해서 스포츠 활동에서 비롯되는 각종 부상의 예방과 치료 및 재활에 실제적인 도움을 주고, 더 나아가서 운동을 통해 건강한 삶을 이룰 수 있는 요소를 개발하고 연구하는 전문적인 학문 분야입니다. 우리나라에서는 1980년대 초중반부터 스포츠 분야에 응용되기 시작한 분과 학문으로서, 좁은 의미로 보자면 스포츠 활동을 하다가 발생되는 부상을 예방, 치료하거나 재활을 돕는 학문이고, 넓은 의미로 보자면 운동 생리학, 운동역학, 생화학, 영양학, 운동치료학 등 다양한 학문을 종합적으로 포괄하고 있습니다. 그러므로 단순하게 운동 선수들의 부상에만 국한된 것이 아니라, 운동이 부족하여 발생할 수 있는 일반인들의 여러 질병들의 예방 및 치료와도 깊이 연관되어 있습니다. 또한 스포츠 한의학의 주요 연구 목표는, 각각의 스포츠 종목마다 잘 발생되는 부상 유형에 대한 한의학적인 맞춤형 체질 치료법을 정립하고, 컨디션을 조기에 회복하여 운동 능력을 향상시킬 수 있는, 현대과학적 근거에 기반한 한약 등을 개발하는 것입니다.

운동 선수들이 스포츠 활동을 하는 도중에 흔히 발생되는 염좌, 요통, 슬관절 부상, 타박상, 근육 경련 등이 생겼을 때 응급 처치로서 스포츠 한의학을 활용한 각종 침구 재활 요법(침치료 + 뜸치료 + 부항 치료 + 추나 치료 + 약침 치료 + 봉침 치료 + 첩대 요법 + 전기 자극 병행 치료)이 실제 스포츠 현장에서 굉장히 많이 시행되고 있고, 권투나 레슬링 등과 같은 체급별 스포츠 선수들의 경우에는 부작용 없는 한의학 다이어트 요법을 적극적으로 활용하기도 합니다. 또 시합을 앞두고 긴장하기 쉬운 선수들을 심리적으로 안정시키기 위한 처방으로서 한약을 통한 심신 안정 약물 요법 및 두침 요법 등과 함께 한의학적 호흡법 및 도인안교법 등이 병행되고 있습니다.

자연 친화적인 한의학적 치료 수단을 최대한 적극적으로 활용함으로써, 부작용이나 몸에 전혀 무리 없이 또한 도핑 염려 없이도 안전하게 부상을 예방하고 컨디션을 유지시키고 재활을 돕는다는 점이 스포츠 한의학만의 커다란 특성이자 차이점입니다. 또한 스포츠 한의학은, 개인의 특징을 무시하고 천편일률적으로 치료하는 것이 전혀 아니라, 각각의 스포츠 선수들의 체질적 편향성에 따른 세세한 신체적·심리적 특성 까지도 한약 처방에 충분히 반영하는 그야말로 체질별 맞춤 치료라는 점이 (양의학과 비교했을 때) 매우 다르다고 할 수 있겠습니다.

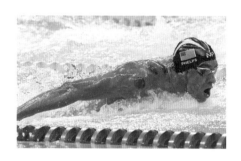

운동 선수들의 신체적인 부상 회복 뿐 아니라, 심리적인 긴장 완화를 위해서도 스포츠 한의학이 스포츠 현장에서 굉장히 많이 활용되고 있는데, 예를 들어, 올림픽 개인 통산 19번째 금메달을 딴 수영 황제 마이클 펠프스가 2016년 리우 올림픽에서 심신 긴장 완화를 위해 시행했었던 양쪽 어깨 주위의 많은 부항 자국이 매우 큰 화제가 되기도 했었고, 집중력 향상 및 스트레스 완화를 위해서 머리에 한의사 주치의 선생님으로부터 침(鍼)을 맞으면서 바둑 경기를 하는 대한민국 대표 바둑 기사들(이세돌, 이창호, 김윤영 선수가 2010년 중국 광저우 아시안 게임에서 남녀 바둑 단체전 금메달을 싹쓸이 할 때) 이야기를, 언론 보도를 통해 다시 한번 눈으로 재확인할 수 있을 것입니다.

한의학은 기본적으로 체질적 편향성에 따른 개인별 맞춤 치료라는 명백한 특징이 있기 때문에, 스포츠 한의학 클리닉 분야에서도 마찬가지로 각 선수별 신체 및 심리 상태의 부조화를 최대한 빨리 정상화 시키는데 있어 상황별 접근과 치료를 전개합니다. 예를 들어, 경기를 바로 앞두고서는 교감신경 흥분성 때문에 신체적인 긴장감이 컨디션을 무너뜨릴 수 있다는 점에 보다 초점을 맞춰서 한약 처방을 진행하고, 평상시에는 정상 컨디션을 최대한 최고 레벨로 경기 일정에 맞춰 끌어올리는데 초점을 맞춰서 한약 처방을 상황에 따라 진행합니다.

김연아 선수가 청소년(주니어) 국가대표 시절에 관절 및 척추 부상을 낭해서, 한의학적 치료 방법인 추나 치료로 신체적인 어려움을 성공적으로 극복한 사례 그리고 박지성 선수가 맨체스터 유나이티드 주전 선수 시절 한의학적인 방법으로 컨디션을 적극적으로 관리하면서 최고의 기량을 선보였던 사례가 가장 대표적인 스포츠 한의학의 모범적인 사례라고 할 수 있겠습니다. 골프 선수 최경주 선수도 마찬가지였습니다.

피로 회복과 컨디션 조절, 긴장 완화, 스트레스 조절, 골절을 포함한 근골격계 부상의 조기 회복 등이 스포츠 한의학이 임상적으로 가장 효과를 발휘하는 분야들이기 때문에 또한 이에 대한 현대과학적인 논문 근거가 꾸준히 축적되었기 때문에, 매우 오랫동안 각종 공신력 있는 국제 스포츠 대회에서 스포츠 한의학 클리닉이 참가 선수들과 임원들의 엄청난 호응 속에 적극적으로 활용되었습니다. 2018 평창 올림픽, 1988 서울 올림픽, 1986 및 2002 아시안 게임, 유니버시아드 대회, 2011 대구 세계 육상 선수권 대회 등 국제 경기가 열릴 때마다 많은 한의사들이 선수촌 병원 스포츠 한의학 클리닉에 직접 참여하여 선수 및 임원 그리고 경기 진행 요원과 관람객 분들에 대한 한의학적 건강 관리에 최선을 다해왔습니다. 특히 지난 1988년 9월 17일부터 10월 2일까지 전 세계 159개국에서 8465명의 선수단이 참가한 가운데 개최된 제24회 서울 올림픽 대회는 스포츠 한의학 클리닉이 스포츠의학의 당당한 하나의 분과로서 확실히 자리매김하는 계기가 되었습니다.

『Korean Journal of Sport Science』이라는 저널에 엘리트 운동 선수들의 한약 복용 실태와 도핑 안전성 검증이라는 논문을 찾아보면, 엘리트 운동 선수들이 적극적으로 한약을 복용하는 이유로는, 운동 후 피로 회복이 가장 주된 목적이었습니다. 실제 임상적으로 스포츠 한약 처방 중에는, 심폐기능 개선 및 지구력 향상, 피로 회복, 강한 집중력과 정신력을 도와주는 한약 등 매우 다양한 효능을 가진 한약 처방들이 이미 준비되어 있습니다.

한약 복용과 운동 선수들의 도핑 검사(테스트)와 무관한지에 대한 질문이 의외로 많은데요, 결론부터 말씀드려 보자면, 대한민국 한약 공정서에 수재된 한약 중에서, 도핑 상시 금지 약물은 전혀 없으며, 여태까지 우리나라에서 대한민국 한의사 선생님이 직접 처방하신 전문적인 스포츠 한약으로 인한 도핑 위반 사례는 아예 단 한 건도 없었습니다. 다만, 한국도핑방지위원회(KADA) 홈페이지에는, 2019년 8월, 한약재 성분 분석 및 도핑 관련 물질 연구 보고서를 바탕으로 해서, 한약 도핑 관련 정보[1](다빈도 사용 한약재 167종에 대한 문헌조사 결과인 「한약재 성분분석 및 도핑관련물질 연구」와 대한스포츠한의학회지 제15권 1호에 게재 된 「2015년 한약의 도핑관리」를 검토 요약한 자료)가 모두 공개(도핑 금지 성분을 포함할 수 있는 한약재 관련 정보)되어 있는데,

---

1) 한국도핑방지위원회(KADA) 홈페이지 – KADA 소식 공지사항(2019.08.23) 「도핑금지성분을 포함할 수 있는 한약 관련 자료」
   https://www.kada-ad.or.kr/boardView?where=alm/alm_kada_notice_view&board_seq=853&board_kind=notice

도핑 금지 성분을 포함할 가능성이 아주 약간이나마 있는 한약재로서, 마황·마인·
호미카·보두 딱 4개를 언급하고는 있습니다.

연번	생약명 도핑금지성분	2015년 대한스포츠한의학회지 『2005년 한약의 도핑관리』	『한약재 성분분석 및 도핑관련 물질 연구』
1	**마황** Ephedrae Herba S6. strychnine	일일복용량 10g, 단기간 복용 시 경기 3~4일전부터 중단, 장기간 복용 시 경기 6~7일전부터 중단	도핑금지성분 포함할 가능성이 있는 한약재
2	**반하** Pineliae Tuber S6. ephedrine	일일복용량 3~9g, 단기간 복용 시 경기 3~4일전부터 중단, 장기간 복용 시 경기 6~7일전부터 중단	도핑금지성분을 미량 함유하고 있을 가능성이 있는 한약재
3	**마자인** Cannabis Semen S8. cannabinol	도핑금지성분 포함할 가능성이 있는 한약재	도핑금지성분 포함할 가능성이 있는 한약재
4	**호미카** Nux Vomica S6. strychnine	도핑금지성분 포함할 가능성이 있는 한약재	도핑금지성분 포함할 가능성이 있는 한약재
5	**보두** Strychni LgnatiiSemen S6. strychnine	도핑금지성분 포함할 가능성이 있는 한약재	도핑금지성분 포함할 가능성이 있는 한약재
6	**자하거** Hominis Placenta S9. cortisone	자하거는 한약조제용 자하거추출물로 허가된 원료의약품만 사용 가능함	도핑금지성분을 포함할 가능성이 있는 한약재를 원료로 제조한 의약품
7	**귀판** Testudinis Chinemis Plastrumet Crrapx S1. Steroid	귀판의 천연스테로이드 성분은 도핑에서 금지하는 동화작용제나 부신피질호르몬과 같은 스테로이드 성분이 아님	도핑금지성분을 미량 함유하고 있을 가능성이 있는 한약재

도핑금지성분을 포함할 가능성이 있는 한약재 (한약공정서 수재품)

연번	한약명	내용
1	**인태반(자하거), 인뇨**	유통금지한약으로 섭취량에 따라 도핑양성반응이 나올 수 있음
2	**아편, 백약자, 앵속, 앵속각, 여춘화과실**	마약류로 유통금지
3	**우신, 쇠의 전남(고우나낭), 물개 및 히프물개의 수킷 생식기(해구신)**	유통금시한약으로 섭쉬량에 따라 도빙양성반응이 나올 수 있음
4	**심화황화염**	에페드린 함유, 유통금지
5	**구골수피, 구골엽, 고정다, 오동자, 다수근, 다엽**	Caffeine 함유로 현재는 도핑과 무관함

유통금지 또는 유통제한 한약

물론 다행스럽게도, 우리나라 한약 공정서 수재 한약들 중에는 아나볼릭 스테로이드 (anabolic steroid) 등과 같은 도핑 상시 금지 약물은 전혀 없기 때문에, 운동 선수 분들 께서는 평소에, 대한민국 한의사로부터 직접 처방된 전문 한약을, 100% 안심하고 복용 하셔도 괜찮습니다. 오히려, 질병 치료와 운동성 피로 회복 및 체력 강화 및 부상 방지 그리고 재활 기간 단축과 스트레스 완화 및 집중력 향상 등의 구체적인 목적을 위해서, 적절한 처방 한약의 적극적인 복용이 매우 권장됩니다.

즉 위에서 잠시 언급해드린 딱 4가지 한약(마황·마인·호미카·보두)만, 경기 직전과 경기 중에만 복용을 일시적으로 피하시면 되는데요, 먼저 감기약이나 비만 치료제로 매우 오랫동안 널리 처방되어 온 마황(麻黃)은 흥분제 금지 약물인 에페드린을 약 1~2% 정도 함유하고 있습니다. 에페드린의 반감기 즉 성분이 1/2로 줄어드는 시간은 약 3~6시간인데, 과학적인 실험에 의하면, 마황이 함유된 한의학 감기약인 소청룡탕 (小靑龍湯) 과립제를 1일 3회, 3일간 복용한 경우, 에페드린이 48시간 내에 100% 배출되었고, 완전 소실기는 반감기의 약 10배이므로 단기간 복용시에는 3~4일, 장기간 복용 시에는 6~7일의 약물 휴지기만 시합 전에 가져 주신다면, 도핑 문제로부터 충분히 안심하셔도 됩니다.

대마의 씨인 마인(麻仁)은 도핑 금지 약물인 THC(tetrahydrocannabinol)을 일부 함유 하고 있는데, 산지에 따라 함유량의 차이가 큽니다. THC(tetrahydrocannabinol)가 거의 검출되지 않는 것도 있고, 이웃 나라인 일본에서는 마인이 도핑 금지 약물에 해당되지 않습니다.

테트라하이드로칸나비놀(Tetrahydrocannabinol)의 화학 구조

THC(tetrahydrocannabinol)는 지용성으로 반감 기가 약 4일이고, 우리나라에서는 주로 변비약 으로 많이 처방되는데요, 일반적으로 유통되는 껍질이 제거된 약용 마인은 도핑에 안전합니다. 또 위장약이나 진통제로 임상적으로는 매우 드 물게만 사용되는 호미카와 보두는, 약 1~2%의 스트리키닌(strychnine)을 함유하고 있으며 지용 성이고 반감기가 약 53시간에 이르는데 이들은 일반적으로 독성이 심해서 사용하는 경우가 거의 없기 때문에, 도핑에 문제가 될 소지가 사실상 0%에 가깝습니다. 특히 운동 선수들에게 체력 보강이나 컨디션 조절 및 부상 방지 등을 위해서 가장 많이 처방되는 '공진단(拱辰丹)'을 비롯한 일반적인 보약들은, 도핑에 있어 100% 안전합니다.

스포츠 한의학(Sports Korean Medicine)은, 스포츠 활동 중에 굉장히 많이 나타나는 각종 급성 통증인 두통, 복통, 근육통, 관절통, 사지통을 비롯해서 급체(식체), 급성 염좌, 급성 경련 등에 작약감초탕(芍藥甘草湯)과 같은 한약 치료 및 침 치료 등을 통해서 운동 중의 응급 상황에도 아주 잘 대처하고 있습니다.

또한 경기 중에 쥐가 잘 나거나 정신적 긴장으로 근육이 잘 뭉치는 상황을 대비해서는, 모과차(木瓜茶)와 같은 부드러운 한방차를 평소에 많이 먹으라고 선수들에게 권유하고 있습니다. 특히 침구 요법은, 운동 선수의 응급 처치 및 상해 치료에 탁월한 임상적 효능이 있으며, 부상 현장에서 한의사의 간단한 시술만으로도 즉각 선수를 경기에 복귀시킬 수 있을 뿐 아니라, 경락에 적절한 자극과 조절 작용으로 선수들의 경기력 향상과 체력 증강에 기여할 수도 있습니다. 스포츠 응급 상해 중에서도 특히 급성 염좌, 경부근 좌상, 요통, 슬관절 질환, 타박상, 근육경련, 견관절 질환, 테니스 엘보 등의 상황에서 한의학적 치료가 매우 효과적입니다.

놀랍게도, 2013년 최정상급 SCI 국제의학저널인 『Pain』에 급성 요통의 경우, 침 치료 환자군이 양방 진통 주사를 맞은 환자군보다 부작용 없이 통증 감소 효과가 37.3% 더 높았다는 최신 현대과학적 연구 결과도 있었습니다.

쌍화탕(雙和湯)의 운동 수행 능력 개선에 대한 과학적 논문들을 살펴보면, 조혈 작용과 유영(游泳) 시간 증가에 매우 효과적이고, 부신 피질 기능부전 개선에 어느 정도 효과적이며, 운동 선수의 운동 능력 및 피로 회복에 통계적으로 유의미하다라는 논문 결과가 있습니다.

그리고 보중익기탕(補中益氣湯)의 운동 수행 능력 개선에 대한 논문들을 살펴보면, lactate 농도 감소 및 glucose & pyruvate 농도 증가에 유의미하고, 축구 선수들의 근력, 유연성, 민첩성 및 환기량의 증가와 심박수 및 최대심박수의 감소에 효과적이며, 근대 5종 선수들의 조혈 기능 및 최대 산소 섭취량 향상에 효과적이고, 장거리 선수들의 FFA와 lactate 및 전해질 대사에 유의미한 차이 발생시키는데 효과적이었으며, 심근의 insulin 저항성 감소 및 glucose 운반 대사를 활성화 시키는데 효과적이라는 결과가 있었습니다.

또한 생맥산(生脈散)의 운동 수행 능력 개선에 대한 논문들을 살펴보면, 유영 시간 증가와 간장 보호 작용에 효과적이고, 운동 지속시간의 연장 및 심박수 저하에 효과 적이며, 근육내 glycogen 함량 증가와 LDH 활성도 감소에 효과적이고, 젖산 내성과 운동 지속 시간에 긍정적 영향이 있었으며, 항산화와 운동성 피로 회복에 효과적이라는 결과를 알 수 있습니다.

더불어서, 사물탕(四物湯) 및 팔진탕(八珍湯)의 운동 수행 능력 개선에 대한 논문들을 살펴보면, glucose 사용 증대 및 lactate 축적 억제와 빠른 회복 그리고 CPK의 빠른 회복과 lipase 안정화에 유의미한 효과가 있고, 여자 필드하키 선수들에 대한 헤모글로빈 및 최대산소섭취량 수준 향상에 효과적이며, 고교 남자 농구 선수들의 고강도 훈련시 6주 동안 사물탕(四物湯)을 투여하여 에너지 기질(total protein, albumine, glucose, FFA)과 혈청 효소(LDH, CPK, lipase)에서 유의미한 긍정적 변화 유도에 효과적이고, 고교 여자 농구 선수들의 고강도 훈련시 6주 동안 사군자탕(四君子湯)을 투여하여 에너지 기질과 혈청효소에서 유의미한 긍정적 변화 유도에 효과적임이 과학적으로 증명되었습니다.

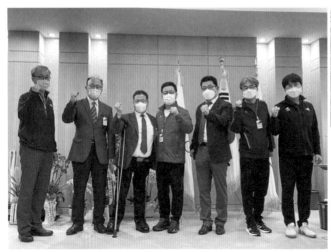

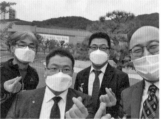

자랑스러운 우리 대한민국 국가대표 선수들이 맹훈련하고 있는 진천 선수촌에서 유인탁 선수촌장, 이병진 훈련본부장, 김재형 의과학부장과 함께 스포츠 한의학(스포츠 한약) 발전 방향에 대한 심도 깊은 대화를 나눈 뜻깊은 자리에 참석한 글쓴이.

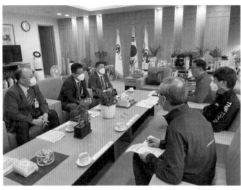

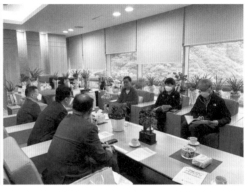

체중조절 태권도 선수에게 보중치습탕(補中治濕湯) 투여 후 신체 조성과 전해질 및 renin 등의 호르몬 변화에 유의미한 변화 유도에 효과적이라는 결과가 있고, 청서익기탕(淸暑益氣湯) 장기 투여 후 심박수, glucose, lactate, lipid profile, acid-base balance, catecholamine 등에 유의미한 변화 유도에 효과적이라는 논문도 있으며, 십전대보탕(十全大補湯)을 운동선수에게 투여 후, 운동지속능력과 혈액화학적 변화에 유의미한 변화 유도에 효과적이라는 결과 및 체중 조절 중인 레슬링 선수들에게 보혈안신탕(補血安神湯) 투여가 epinephrine, norepinephrine, cortisol 등 스트레스 관련 호르몬 수준을 유의미하게 낮추는데 효과적이라는 결과도 있습니다.

그리고 역도 선수와 마라톤 선수에게 강활승습탕(羌活勝濕湯) 독활기생탕(獨活寄生湯) 팔진탕(八珍湯) 4주간 투여 후 심폐지구력 향상 및 운동 피로 회복에 효과적이고, 독활기생탕(獨活寄生湯)이 근위축 예방과 근 재생에 효과적이라는 결과도 있습니다.

특히나 격렬한 운동 경기 도중에 선수들의 뼈가 부러지는 경우도 종종 생기게 되는데, 한약 중에서 뼈를 빨리 잘 붙도록 도와주면서, 현대과학적으로도 이미 그 효과가 충분히 입증된 유명한 한약 처방도 존재합니다. 운동 선수들의 가속화(加速化) 재활 프로그램에 가장 크게 도움이 되는 특허한약 '접골탕(接骨湯)'이 바로 그것입니다.

약 2배 정도 빠른 골절 회복 속도를 현대과학적인 동물 실험 논문을 통해 입증해서, 이미 대한민국 특허 등록도 완료(특허번호 제 10-0731160호)한 한약 처방이 바로 특허 한약 접골탕(接骨湯)인 것입니다.

X-ray 측정을 통해서, 골절된 흰쥐의 뼈 성장과 회복 속도를 살펴보았을 때, 접골탕(接骨湯)을 복용한 흰쥐에서, 약 2배 가량 빠르게 골절 상태가 회복되는 통계적으로 유의미한 효과를 보였습니다. 두 군의 시기별로 골 성장 길이를 터키 비교(Tukey's comparison)를 이용하여 산출한 결과 통계적으로 유의하게 더 빠른 속도의 성장을 보인 것입니다.

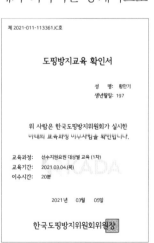

노빙(Doping) 100% 안선성(Doping 100% Free)을 100% 보장하는 특허 한약 접골탕(接骨湯)은, 보혈(補血) 작용을 하는 당귀(當歸)·천궁(川芎)·녹용(鹿茸)이 주요 한약재가 되어서, 보기(補氣) 작용을 하는 인삼(人蔘) 등과 더불어 골절 치료에 효과가 있는 몇 가지 다른

한약재를 엄밀한 비율로 잘 조합(황기(黃芪)·구기자(枸杞子)·만삼(蔓蔘)·토사자(菟絲子)·속단(續斷)·석곡(石斛)·보골지(補骨脂))해서, 골절 회복에 임상적으로 큰 효과를 보이는 매우 유명한 특허 한약입니다.

그리고 2021년 2월, 접골탕(接骨湯)은 Jeopgol-tang(JGT)이라는 명칭으로, 미국 FDA(미국 식품의약국 Food and Drug Administration - 식품(건강식품 포함), 의약품, 화장품 및 의료기기가 의료소비자에게 안전하고 위생적이며 효과적인지를 확인하는 미국 Department of Health and Human Services(보건복지부)의 산하 기관)로부터 등록확인서(Category-Food for Human Consumption)를 공식적으로 발급받음으로써, 안전성(safety)에 대한 신뢰를 더욱 강하게 확보할 수 있게 되었습니다.

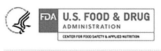

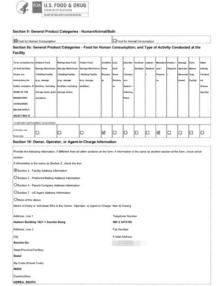

3

여름철 무리한 다이어트,
젊은 여성들의 뼈 건강을 위협한다.

코로나바이러스감염증-19(COVID-19) 유행 시기 이후, '확찐자'라는 말이 크게 유행했습니다. 코로나19 감염 우려로 외출을 자제하면서 또는 재택근무 등으로 집안에서만 생활하다 보니, 운동량(활동량)이 급감해 '살이 확 찐 자'가 되었다는 의미로 사용되는 신조어이죠.

비말 감염 형태로 전파되는 코로나19의 특성상, 다른 사람들과의 접촉을 최대한 피하기 위해 외출을 삼가고 가급적 집안에서만 계속 머무르려는 사람들 소위 '집콕족'이 점점 늘면서 '코로나 비만'이 사회보건학적 문제로 대두하고 있는 것입니다.

현실적으로는 이렇게 점점 비만 경향을 보이게 되는 사람들이, 스마트폰으로 매일 2~3시간 이상, 인스타그램이나 유튜브 등 인터넷이나 SNS에 등장하는 매우 비현실적인 마르고 날씬한 몸매를 가진 '몸짱' 연예인급 인물들을 바라보면서 결국 본인의 불어난 체중과 몸매에 대해 많은 정신적 스트레스를 받게 되고, 이에 대한 대응책으로, 특히 여름철로 접어들면서부터는, 무리를 좀 많이 해서라도 단기간 내에 체중감량을 강하게 시도하려는 젊은 여성분들이, 최근 폭발적으로 증가하고 있습니다.

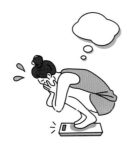

하지만, 이렇게 단기간에 진행되는 무리한 다이어트(특히, 초절식 다이어트나 원푸드 다이어트 등)로 인해 20~30대 젊은 여성들의 뼈가, 전혀 의식하지 못하는 사이에, 심각하게 망가지고 있음을 깨달아야 합니다.

무리한 다이어트는 체내에 분포되어 있는 지방을 지나치게 부족하게 만들어서 여성호르몬이 급격히 감소되는 결과를 초래하고 결국은 뼈를 파괴(재흡수)하는 세포인 파골세포 활성도를 증가시켜서 골감소증이나 골다공증이 유발되는 것입니다.

여성들의 경우, 젊을 때(20~30대) BMD(bone mineral density, 골밀도)를 최대로 형성해 두지 않으면, 폐경기 이후 골다공증에 노출될 위험성이 급격히 높아집니다. 뼈의 단단함 정도를 나타내는 골밀도는, 20~30대에 최고 수치에 도달하고, 그 이후에는 매년 0.5%씩 감소하며, 특히 여성은 폐경기 이후 매년 2~3%씩 급격히 감소합니다.

그런데 놀랍게도, 골밀도가 거의 최고 수치여야 될 20대가 오히려 40대보다도 골밀도가 낮은 것으로 확인된 통계 조사도 있었습니다. 2009년, 전국 8개 대학병원에서, 골다공증이 없는 여성 2,228명을 대상으로 골밀도를 측정한 결과, 20대 골밀도가 1.135g/cm², 30대 1.176g/cm², 40대 1.147g/cm²으로 나타난 것입니다. 너무 과도하고 무리한 다이어트 열풍이 부른 뼈에 대한 부작용의 단적인 예라고 할 수 있습니다.

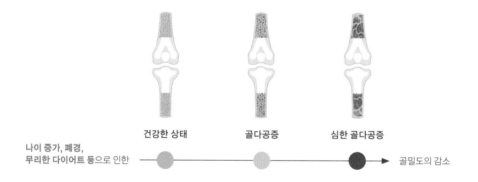

건강한 상태　　　　골다공증　　　　심한 골다공증

나이 증가, 폐경,
무리한 다이어트 등으로 인한　　　　　　　　　　　　　　　　골밀도의 감소

이렇게 무리한 다이어트로 뼈가 상당히 약해져 있는 상황에서, 영양 부족이나 영양 불균형으로 인한 빈혈 증세(특히 어지러움)가 겹치면서 갑자기 바닥에 넘어지거나 주저앉을 때, 골반뼈(엉덩이뼈)나 갈비뼈, 쇄골, 척추뼈(허리뼈) 또는 다리뼈(고관절이나 대퇴골, 무릎뼈나 발목뼈 등)나 손목뼈, 손가락뼈, 팔꿈치뼈 등에 골절 부상을 입게 되면, 상당한 시간이 흘러도 계속 뼈가 잘 붙지 않는 '골절의 지연 유합(delayed union)'이나 '골절의 불유합(Nonunion)' 상황도 흔하게 생길 수 있으니, 각별히 주의해야 합니다.

귤(橘)의 노란색을 띠게 하는 카로티노이드 성분 중 베타-크립토잔틴(β-cryptoxanthin)은 골다공증 예방 효과를 보이는 핵심 성분입니다. 이 성분은 골다공증 예방과 더불어서,

베타-크립토잔틴
(β-cryptoxanthin)의
화학 구조

파골 세포의 과잉활동성을 억제해서 뼈의 항상성 회복에 큰 도움을 줍니다. 귤(橘)에 들어있는 베타-크립토잔틴은, 오렌지의 약 45배 그리고 레몬의 약 160배에 달합니다. 단, 베타-크립토잔틴 성분은 귤의 알맹이보다는 귤의 껍질에 훨씬 더 많이 함유되어 있으므로, 귤껍질을 잘 세척해서 귤피차(진피차)로 만들어 먹거나, 귤을 껍질까지 통째로 섭취할 수 있는 청을 만들어 먹으면 더욱 좋습니다.

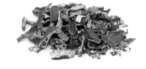

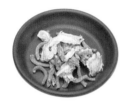

또한 골다공증 및 골절 치료(2배 빠른 골절 회복에 대한 과학적 효과 입증) 모두에 큰 임상적 효과를 보이는, 특허 한약(대한민국 특허청 특허번호 제 10-0731160호) '접골탕(接骨湯)'의 중요한 성분 중 하나인 당귀(當歸)는 뼈세포 증식 효능이 최근 생화학적 연구를 통해 입증된 바가 있습니다. 당귀는 직접적으로 뼈세포증식(proliferation), 염기성인산분해효소(alkaline phosphatase, ALP) 활성, 단백질 분비(protein secretion)을 자극합니다. 성장기 어린이나 성인 골절에서 ALP 수치가 높을수록 각각 성장과 골절 치유에서 좋은 지표라고 할 수 있습니다. 또 용량비례적으로 골전구세포에 의한 1형 콜라겐 합성(type I collagen synthesis of OPC(osteoprecursor cells)-1)을 촉진해 뼈세포 증식에 기여한다고 보고된 바도 있습니다. 뼈가 약한 여성분들에게는 특히 당귀차를 추천하고 싶습니다.

결국, 체중 관리와 미래 건강을 위해 다이어트를 진행하면서도, 뼈건강을 함께 챙기기 위해서는, 위에서 소개한 '진피차'와 '당귀차'를 하루 1~2잔씩 곁들이거나, 과학적 근거를 충분히 갖춘 뼈 건강(골다공증 및 골절 등)에 도움이 되는 특정한 한약('황련해독탕(黃連解毒湯)'이나 '접골탕(接骨湯)' 등)을, 가까운 한의원에서 체질적 편향성과 병증 심각도에 따라서 (대면 진료가 어려운 경우에는, 비대면 원격 전화 진료 등을 통해서라도) 함께 처방받기 바랍니다.

6

실제 접골탕 상담 사례 이야기

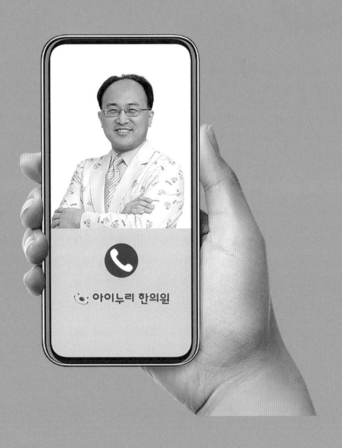

특허한약 접골탕 실제 대면 및
비대면 원격 전화상담 임상케이스

❶ 충청남도 천안시, 만 82세, 여자

저희 어머님이 척추관협착증 골다공증 등
평소에도 뼈에 문제가 좀 있으셨습니다.
7~8개월 전에,왼쪽 1개 갈비뼈에 금이
갔었는데요, (당시, 집안 가구 모서리에
부딪히심)
최근에 무리를 좀 하셔서 그런지 다시 갈비뼈
부위에 통증이 생기셨습니다. 옆으로 누워서
주무셔서 더욱 그런 듯 싶습니다.
손자 결혼식 때 많이 무리를 해서 걸으셨던
것 같습니다. 최근 들어서 갈비뼈를 중심으로
해서 여기저기 통증이 나타나셨어요.
욱신욱신거리는 느낌이라고 하십니다.
그리고 치매 초기(경도 인지 장애) 증세도 좀
있으십니다.
부지런하게 집안일을 좀 많이 하시는
스타일이십니다.
균형이 잘 안 잡힌 느낌으로 약간 기우뚱
기우뚱 하는 모양새로 걸으시고 계십니다.
약 20~30년 전에 어깨 수술과 발목
수술도 하셨었어요. 전체적으로 뼈가 다 안
좋으십니다.
중간 이상 심각도의 골다공증이라고
병원에서 제가 들었었구요. 고관절도 평소에
많이 아파하십니다.
그래서 물리치료도 자주 받으러 다니세요.
그리고 뒷다리가 자주 땡기는 편이십니다.
그래도 평소에 식사는 잘 하셨는데 최근
들어서는 약간의 식욕부진이 있으셨습니다.
내과적인 기저질환은 다행히 없으십니다.
병원에서 신장이 좀 약한 편이라고
들었는데요. 평소에 특별한 소변 문제는
없으십니다. 약간의 소변빈삭 정도이십니다.
156cm 56kg이시구요. 녹내장도 약간 있고
청각도 약간 떨어지신 상태이세요.
천식도 약간 있으십니다.

❷ 경기도 안산시, 만 62세, 남자

건설 노동 현장에서 일하다가 5~6개월 전에
3미터 높이 아시바에서 떨어져서 우측 7군데
갈비뼈 골절이 되었습니다.
약 10일 전에 다시 엑스레이 촬영을 했는데요.
아직까지 (그나마 4번과 5번 갈비뼈는 다행히
붙었고) 6번 7번 8번 9번 10번 갈비뼈는
아직도 거의 안 붙었다고 얘기를 들었습니다.
평소 고혈압이 약간 있습니다. 그래서
고혈압약을 복용 중입니다. (약 4~5년 전부터
고혈압약 복용중) 65kg 168cm입니다.

❸ 경기도 김포시, 만 46세, 남자

10여일 전에 굉장히 큰 교통사고로 인해서
거의 10군데(좌측 갈비뼈 3군데,
좌측 대퇴골, 좌측 무릎, 좌측 정강이뼈 2군데,
좌측 발가락, 우측 발목)나 다발성 골절이
되었습니다. 7일 전에 수술을 받았구요.
상대편 차량의 (갑작스러운) 중앙선 침범으로
주행 중에 정면 충돌을 당한 것입니다.
그나마 에어백이 터져서 그정도 상황이예요.
에어백이 만일 터지지 않았더라면 진짜
심각한 상황이 되었을 것 같습니다.
진통소염제 복용 중이구요. 182cm 95kg이고
기저질환은 평소 전혀 없었습니다.
평소 약간 흡연(전자담배)을 합니다.
병원에서는 진단 주수가 14주나 나왔습니다.

④ 경기도 시흥시, 만 17세, 남자

축구 선수(청소년 국가대표)인데요. 지난 토요일에 시합을 뛰다가 상대편이 발로 밟아서 뼈가 심하게 부러진 상태입니다. 현재 프로축구 구단에 가계약된 상태예요. 빨리 뼈가 회복되어야 하는 상황입니다. 평소 장이 좀 약한 편입니다.

키는 174cm 체중은 70kg입니다.

제 2021-011-113361JC호

도핑방지교육 확인서

성 명: 황만기
생년월일: 1971.10.07

위 사람은 한국도핑방지위원회가 실시한 아래의 교육과정 이수자임을 확인합니다.

교육과정: 선수지원요원 대상별 교육 (1차)
교육기간: 2021.03.04.(목)
이수시간: 20분

2021년 03월 05일

한국도핑방지위원회위원장

접골탕, 도핑 100% 안전
Jeopgol-tang(JGT), Doping 100% Free
특허 한약(대한민국 특허청 특허번호 제 10-0731160호) '접골탕(接骨湯)'은 한의학적으로 보혈(補血) 작용을 하는 당귀(當歸), 천궁(川芎), 녹용(鹿茸)이 중심이 됩니다. 여기에다가, 보기(補氣) 작용을 하는 인삼(人蔘)과 골절 치료에 효과가 있다고 전승되어 온 황기(黃芪), 구기자(枸杞子), 만삼(蔓蔘), 토사자(菟絲子), 속단(續斷), 석곡(石斛), 골지(補骨脂) 등을, 정해진 처방 구성 비율로 정성껏 배합해서 골절 심각도와 체중, 그리고 기저 질환 등을 잘 고려해서, 개별적으로 '맞춤 처방'됩니다. 한국도핑방지위원회(KADA)에서 규정한 '도핑 금지 성분을 포함할 수 있는 한약재'가 전혀(단 1개도) 포함되어 있지 않기 때문에, 국가대표 선발전이나 올림픽, 아시안 게임, 월드컵 축구대회, 세계선수권대회 등과 같이 늘 매우 중요한 시합을 앞두고 있는 엘리트 스포츠 선수들(대한민국을 대표하는 국가대표급 선수들)에게도 경기 전후에 오랫동안 꾸준히 복용을 해도 100% 도핑에 안전한(Doping 100% Free) 그리고, 과학적인 근거를 충분히 갖춘 특허 한약입니다.
뼈가 부러졌거나(골절, 뼈가 약해서 늘 골절 부상이 걱정이신 분들(엘리트 스포츠 선수 분들 포함)께서는, 100% 도핑에도 안전하고 충분히 과학적인 특허 한약 접골탕(接骨湯)을 앞으로 적극적으로 잘 활용해 보세요.

⑤ 인천광역시 부평구, 만 60세, 남자

우측 다리(비골)의 골절. 그리고 어깨 관절 염좌 및 긴장입니다.

지인과 싸움하는(투닥거리는) 상황에서 인도에서 넘어져서 다치게 되었구요. 약 6주 전에 부상을 입었고 수술을 한 것은 약 20일 정도 되었습니다. 현재 퇴원한 상태예요. 11톤짜리 트럭을 운행하는 운전사가 직업입니다.

수술 경과는 나름 좋은 편이라고 얘기 들었습니다.

발목 운동을 이제부터는 조금씩 하라고 얘기 들었구요. 기저질환은 전혀 없습니다. 나름 건강한 편이에요.

대장 용종 제거술 1회와 치질 수술 1회 말고는 내과적인 문제는 전혀 없었습니다. 흡연도 안 합니다.

다만 불면증이 약간 있는 편입니다. 수면제를 조금씩 처방 받았었어요. 입면은 물론 수면 유지에도 좀 문제가 있어요.

하루 3~4회 정도 깨는 상태예요. 평소에 피로감이 많이 있습니다.

160cm 53kg 약간 왜소한 체형입니다.

⑥ 대전광역시, 만 30세, 남자

지금 현재 저희 아들이 수술중입니다. 왼쪽 쇄골 분쇄골절.

지난 주 목요일 자전거 타고 가다가 낙상으로 인해서 심하게 바닥에 넘어졌습니다.

쇄골에 철심을 대야 하는 상태라고 얘기 들었구요. 왼쪽 엄지 손가락 골절도 동반되었다고 합니다. 왼쪽 엄지 손가락에도 핀을 박아야 되는 상황이라고 하네요.

예전에 중학교 다닐 때 체육 시간에도 한번 우측 쇄골이 부러졌었어요. 그 때는 심한 상태는 아니었고 약간 금이 간 정도라서 압박 붕대만 시행했었어요. 현재 6주 진단 받았습니다. 178cm 90kg입니다.

❼ 대구광역시 북구, 만 69세, 여자

아이들을 돌보아 주시다가 우측 발목을
단순하게 좀 접질리신 상황이셨었는데요.
계속 통증이 지속되고 계속 부어 있어서
엑스레이를 촬영해 보니까 골절상이
확인되었습니다.

분쇄골절은 아니고 선상골절 상황인데 끝
부분의 균열이 생긴 상태로 보였습니다.
사실 이전에도 뼈가 좀 많이 약하셔서 골절
부상이 잦으셨습니다.

지금까지(이번 우측 발목 골절 제외하고도)
좌측 발목 골절 2회,손목 골절 1회
있었습니다. 손목 골절은 아직도 손목에
철심을 유지하고 있는 상태예요.우측 발목
수술도 고려했었지만 당뇨와 고혈압과 같은
기저질환도 있으신 상황이라서 수술을
당장은 진행하지 않고 일단 경과를 보도록
하자고 병원 담당 선생님으로부터 말씀을
전해 들었습니다.

아무래도 나이도 있으시고 뼈가 원래 약한
편이시라서 골절 회복이 좀 오래 걸리게
되실 것 같습니다. 당뇨병·고혈압·고지혈증
있으시구요. 예전에는 하지정맥류도
있으셨어요.

158cm 69kg이시구요. 변비도 있으십니다.
물을 잘 안 드세요. 화장실 가기
불편하시다고(현재 엉금엉금 기어서
화장실에 출입하고 계심) 오히려 평소보다도
더 물을 안 챙겨 드십니다.

❽ 경기도 성남시, 만 61세, 남자

지난 3월 24일 새벽 6시경에 성남에서 새벽
4시에 오토바이를 몰고 출발해서 세종시까지
약 2시간 동안 주행을 했는데요.

세종시 인근에서 과속방지턱을 넘다가 그만
우측으로 심하게 좀 넘어지면서
우측(외측) 복숭아뼈 위쪽의 비골(+경골
일부) 복합골절상을 당하게 되었습니다.
당일에 병원으로 이송되어서 바로 1차

수술을 받았고 1주일 이후에 다시 2차
수술을 받았는데요 철심을 약 3~4개 넣은
상태입니다.

4/30 퇴원 했구요. 깁스는 하지 않은
상태입니다. 통증은 없고 수술한 부위
중심으로 아리는 느낌은 있습니다.

기저질환은 없습니다. 175cm 75kg(골절된
이후 최근 살이 3~4kg 빠진 상태)입니다.
사실은 제가 85년도 경찰관으로서 데모
진압을 많이 나갔었는데요. 그 때에도 한번
왼쪽 다리(경골) 골절이 있었습니다.
85년도에는 골절 부상이 별로 크게 심하지
않아서 수술은 받지 않았습니다.

❾ 경상북도 경산시, 만 81세, 남자

왼쪽 갈비뼈 6개 골절. 어제 저녁에 부상을
당했어요.

농기계를 사용하다가 후진 기어를 넣고 운행
중에 브레이크를 못 잡고 그만 건물벽에
심하게 부딪히면서 골절이 되었습니다.

병원에서 MRI 촬영을 했는데요. 철심 등과
관련된 시술이나 수술 얘기는 없었습니다.

골다공증은 평소 전혀 없었습니다.
건강 검진상에서도 일반적으로 다
건강하다고 나왔었구요. 다만 전립선/폐가 안
좋아서 현재 전립선약/허리 통증약/불면증약
등 총 3개의 양약을 복용하고 있습니다.

177cm 74kg입니다. 너무너무 통증이 심해요.

❿ 서울특별시 동작구, 만 65세, 여자

왼쪽 손목뼈 골절. 손목뼈가 5~6조각이 나서
수술(10일-토요일)을 받았습니다. 4월 7일에
화장실에서 미끌어지면서
머리가 다치는 것을 순간적으로 피하기
위해서 손을 머리쪽으로 갖다대면서
넘어져서 손목이 다치게 된 것입니다.
그나마 천만다행이었어요. 이번에 골밀도
검사를 받았는데요. 골다공증이 좀 심하게
있었다고 얘기를 들었습니다.

현재 철심을 박은 상태입니다. 진통제와 항생제 복용 중인데도 통증이 계속 좀 많이 있습니다.
또한 찌릿찌릿하고 좀 욱신욱신거리는 느낌도 있구요. 30년 전에 아이를 낳고 나서도 손목이 불편했던 적이 있었구요.
얼마 전에도 테니스와 골프를 치다가 손목이 좀 붓고 시큰거리는 증상들이 있었습니다.
현재 63kg 157cm입니다.

❶❶ 경기도 성남시, 만 71세, 남자

우측 대퇴골 골절. 작년 9월달에 낙상으로 넘어져서 철심을 길게 1~2개 정도 박은 상태입니다.
당시 병원 집도의 선생님께서 적어도 약 1년 정도의 시간이 지나야 뼈가 완전히 붙을 것으로 예후를 말씀하셨습니다.
골다공증은 없구요. 그런데 이번 3월달에 철심 하나가 지나친 운동과다 상황에서 빠졌습니다.
무릎 인공관절을 제가 아주 예전에 했었는데요.
그 무릎 인공관절 했었던 부분과 대퇴골 골절 부분 또는 철심이 빠진 것이 어느 정도 좀 연계가 되었는지 통증이 간헐적으로 나타나고 있습니다.
골진은 아주 약간만 분비되고 있다고 합니다. 골절의 빠른 회복을 원해서 전화드렸습니다.
175cm 74kg입니다. 고혈압 양약 복용중입니다.
홍화씨와 비타민 D 칼슘제 같이 먹고 있구요, 산골도 먹었습니다. 아직도 뼈의 균열 상태가 관찰된다고 병원에서는 말씀하셨습니다.

❶❷ 대전광역시, 만 66세, 남자

저희 아버님이 최근에 쇄골뼈 골절이 되었습니다. 2주 전 낙상으로 우측 쇄골 골절이 있었는데요.

그나마 다행스럽게도 철심을 박아넣는 수술은 안 해도 되는 상황이었습니다. 현재 통증이 별로 심하지는 않은 상태입니다.
손은 그래도 좀 움직이시는 상태이구요.
팔걸이(부목)을 8자 밴드 형태로 하고 있습니다.
진통소염제는 간헐적으로 조금씩 복용중이고 기저질환으로는 고혈압과 당뇨병이 있어요.
현재 90kg 172cm입니다.

❶❸ 경기도 안양시, 만 48세, 남자

골절상으로 다친 것은 굉장히 오래 되었는데요. 뼈가 아직도 안 붙어 있어서 이번 3월 29일(월)에 본인의 골반뼈를 긁어서 이식수술 했습니다.
최근에 손목 운동 과다 때문인지 손목 주위가 계속 뻐근하고 붓는다고 해서 병원에 가보니까 염증이 잔뜩 끼어 있다고 하시더라구요.
몸에 대해서 굉장히 무심한 편입니다. 현재 핀도 같이 박은 상태예요.
하루 1회, 진통제 주사 맞고 있습니다. 최근에 골프를 치다가 흉추 골절(금이 간 상태)도 생겼었어요.
원래 좀 뼈가 약한 느낌을 받습니다.
기저질환은 특별히 없어요.
평소에 소화기관이 좀 약한 편인 것 같아요.
역류성 식도염도 좀 있다고 해요. 60kg 173cm 입니다.
현재 손목 부위 엄지손가락 손목 꺾이는 부위가 이식 수술을 받은 부위이구요.
현재 뻣뻣하게 못 움직이게 엄지 쪽을 고정시킨 상태입니다.

❶❹ 서울특별시 중구, 만 70세, 여자

놀이터에 애기랑 놀러 갔다가 요추 압박골절(2군데)부상을 당했습니다. 그네에 앉으시려다가 그만 바닥에 엉덩방아를 찧었어요.

평소에 골다공증이 있습니다. 다만 지금까지 골절상은 없었습니다. 150cm 56kg 예전에 무릎 관절 수술 1회 있었습니다.
수술을 받지 않았고 그냥 병원에서 진통 주사만 3회 맞았습니다. 통증은 현재 그렇게 크지는 않습니다.

❶❺ 부산광역시, 만 64세, 남자
여행지 호텔 숙소 화장실에서 갑자기 미끄러지면서 욕조에다가 좌측 가슴팍을 심하게 찧어서 갈비뼈 3개가 부러졌습니다. 정확한 골절 부상의 부위는 기억나지 않는데요, 왼쪽 폐보다는 아랫쪽 부위의 갈비뼈 3개가 연속해서 부러진 상태라고 합니다. 175cm 85kg 정도고 고혈압 양약을 복용 중입니다. 진통소염제 같이 복용 중이고 현재 입원 중입니다.

❶❻ 서울특별시 강남구, 만 75세, 여자
좌측 늑골(2번) 미세(단순) 골절. 10일 전에 스크린 골프장을 1년 반 만에 가게 되었었는데요.
드라이버를 너무 크게 휘두르다 보니 갈비뼈 골절이 되고 말았습니다. 제가 평소 골다공증(골밀도 수치는 -2.5)이 좀 있었습니다.
현재 진통소염제 복용 중입니다. 4월 4째 주에 중요한 라운딩이 예정되어 있는 상태입니다. 161cm 51kg입니다.
지병으로는 이형천식이 약간 있는 정도 밖에 없구요. 가끔씩 팬티에 지리는 대변 실금이 좀 있는 정도예요.
예전에 소변 실금도 있었는데요. 수술을 해서 현재 소변 문제는 없어졌습니다. 맹장 수술을 1회 했구요.
녹내장도 약간 있다고 해요. 망막에도 문제가 있어서 안과 치료를 받았어요. 눈이 안 좋아서 안과를 자주 가게 되는 상황입니다.
10년 전에도 갈비뼈 골절 1회 있었구요.

최근 5년 동안 주로 낙상으로 해서 여러 차례 팔다리뼈의 골절상이 있었습니다.
제가 뼈가 약해서 그런지 제가 뼈를 좀 잘 다치는 상황이예요.

❶❼ 전라북도 전주시, 만 66세, 여자
작년 9월달에 집안에서 넘어지면서 척추 골절이 되었었는데요.
어느 정도 회복이 되어 가다가 최근에 갑작스러운 요통으로 다시 병원에 가서 MRI 촬영을 했더니 요추 1번 골절이 생겼다고 합니다.
이번에 골밀도 검사를 받게 되었는데 요추 4번이 -2.5로 제일 안 좋았구요.
요추 1번은 -1.4 요추 2번은 -0.2 요추 3번은 -0.1 상태로 설명을 들었습니다.
정형외과 병원에서 양약 처방을 해주셔서 꾸준하게 양약을 복용하고 관련된 주사도 간헐적으로 맞고 있는 상황입니다.
158cm 58kg입니다. 평소 기저질환은 없습니다.

❶❽ 서울특별시 광진구, 만 47세, 여자
꼬리뼈 골절. 계단에서 내려오다가 미끄러지면서 바닥에 엉덩이를 찧게 되었습니다. 엑스레이 촬영을 했었는데요. 꼬리뼈에 금이 갔다고 정형외과에서 얘기 들었습니다. 진통소염제 처방을 받은 상태예요.
자세를 좀 바꿀 때마다 꼬리뼈 부위에 통증이 있습니다. 병원에서는 약 3달 정도 후면 뼈가 다 붙을 수도 있다고 얘기는 들었습니다.
3달 후에 얼마나 붙을런지는 그 때 가 봐야 알 수 있다고 해요. 158cm 70kg입니다.
기저질환은 전혀 없습니다.
다만, 혈압도 그렇고 고지혈증도 그렇고, 약간 경계선상에 놓여 있다라는 검사 결과를 늘 받았습니다.

❶❾ 인천광역시 서구, 만 60세, 남자

왼쪽 갈비뼈 8,9,10,11번 골절. 3군데 철심을
박은 상태입니다.
3미터 높이의 사다리에서 부주의로
떨어지면서 바닥에 있는 철판 모서리에
왼쪽 갈비뼈가 세게 부딪히면서 골절이
되었습니다.
중환자실에서 3일 동안 있었구요. 골절상을
당한 지 약 7일 후에 철심 박는 수술을
했습니다.
평소에 우측 어깨가 안 좋은 편이라서
한방병원에서 회전근개 파열로 오랫동안
치료도 받았습니다. 우측 어깨가 안 좋다 보니
늘 왼쪽으로 잠을 잤었는데요. 지금은 왼쪽
갈비뼈 골절로 인해서 잠자는 것이 굉장히
불편해졌습니다.
몇 년 전에 간수치가 높다고 해서 약 2~3년
동안 양약 복용도 했었습니다. 1월달에
건강검진 받았었구요. 재검사 예정되어
있습니다.
161cm 59kg입니다. 왼쪽 갈비뼈가
욱신욱신거리는 상황입니다. 전반적으로
건강한 편이예요. 식사도 잘 하고 소화도 잘
됩니다.
제가 늘 하지부 근육이 항상 마르고 야윈
편입니다.

❷⓿ 강원도 춘천시, 만 67세, 여자

비스듬한 길에서 미끌어져 넘어지면서
골절이 되었습니다.
사실 처음에는 그냥 다리가 삐었다
정도로만 생각해서 평상시 활동을 그대로
다 했었는데요. 계속 낫지 않고 더 심해져서
가까운 한의원 가서 침치료를 받았는데요.
한의사 선생님께서 골절일 수도 있으니
사진을 찍어보라고 해서 정형외과에 가게
되었습니다. 그랬더니 정말로 정형외과에서
왼쪽 외측 복사 골절로 진단을 받게
되었습니다. 5~6일 전에 통깁스를 했습니다.

처음에는 반깁스를 2회에 걸쳐 했었구요.
의사 선생님께서 현재 소견으로는 수술은
해도 괜찮고 안 해도 괜찮다라고
약간 애매하게 얘기를 하셨습니다. 골밀도
검사상 골감소증으로 진단되었어요. 160cm
55kg입니다.
제가 2004년도에 유방암으로 수술을
받았었고 지금까지 정기적으로 검사를 받고
있는데요. 아직은 암 관련 경과는 괜찮습니다.
또한 5~6년 전에 특발성 혈소판 감소증
진단도 받았어요. 하지만 겉으로 봤을 때에는
출혈이 안 멈춘다거나 한 적도 없고 멍이 잘
든다는 것도 없었습니다.
검사상으로만 그렇게 나왔을 뿐이예요.

❷❶ 경기도 시흥시, 만 16세, 남자

우측 갈비뼈 1개(4번 또는 5번)의 미세골절.
2주 전에 진단 받았어요. 현재 축구
선수입니다. 기침할 때 통증을 호소하고
있습니다.
일단은 1달 뒤에 다시 검사를 해보자라고
말씀하셨습니다.
골진이 나와야 되는데 아직은 충분히 안
나오고 있으니까 조금 더 상황을 지켜보면서
기다려야 된다고 하셨습니다.
원래 예전에 운동 시합 도중에 지면에
부딪히는 낙상 충격으로 인해서 갈비뼈
골절이 되었었는데 당시에는 그냥 일반적인
타박상 정도로만 생각하고 계속 무리한
운동을 했던 것이 골절 상황을 더 악화시킨 것
같아요. 현재 175cm 65kg입니다.

❷❷ 서울특별시 종로구, 만 55세, 여자

오른쪽 3번째 발가락이 골절되었어요. 제가
발가락 골절이 지금까지 벌써 4번째일 정도로
발가락이 자주 부러집니다.
작년 6월달에는 우측 새끼 발가락에도 골절이
있었습니다. 요추 부위에 골감소증 진단을
받았습니다.

뼈가 부러졌을 때, 골절(fracture) 회복에 많은 도움이 되는,
과학적으로 검증되어 특허까지 취득한

접골탕 接骨湯

서초아이누리한의원 원장 황만기

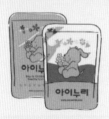

주로 탁자나 테이블에 부딪히면 골절이
됩니다. 현재 균열이 있는 상태라고 들었구요.
현재 반깁스 상태입니다.
작년에도 3개월 정도 깁스를 했어요. 핀을
박는 수술을 할 수도 있다라고도 얘기
들었습니다.
모두 다 제 부주의 때문에 생긴 골절이었어요.
사실 통증은 별로 없어요. 멍은 500원짜리
동전 정도로 있구요.
평소 미란성 위염 있고 소화가 평소에 잘 안
되는 편입니다. 체형은 155cm 49kg인데요.
최근 진통소염제 조금 먹었어요.
우측 손마디에 퇴행성 관절염이 있고 손발이
찬 편입니다.

❷❸ 서울특별시 양천구, 만 67세, 여자
눈길에 크게 낙상되었습니다. 평소 155cm
72kg이구요. 좌측 다리 골절로 현재 전혀
거동을 못 하고 있는 상태입니다.
10년 이상 당뇨병으로 인해서 인슐린 주사를
맞고 있습니다. 1달이 경과가 되었는데 뼈가
거의 붙지 않았다고 최근 얘기 들었습니다.
골진이 거의 안 나오는 상태라고
하시더라구요.

❷❹ 서울특별시 금천구, 만 67세, 남자
우측 갈비뼈(총 5개) 골절. 자전거를 타고
가는 도중에 승용차와 부딪히는 다소

큰 교통사고가 있었습니다. 자동차가
도로에서 우측 옆쪽으로 해서 자전거를 크게
들이받았었구요.
공중에 붕하고 떴다가 바닥에 떨어지면서
부상이 더 심해진 것 같습니다. 현재 우측
갈비뼈 3~7번까지 골절이 되었구요.
3번 갈비뼈와 7번 갈비뼈에는 금이 간
정도라고 들었고 4~6번 갈비뼈는 완전히 뚝
부러졌다고 설명을 들었습니다.
우측 폐에 살짝 스크래치가 났다고
하셨습니다. 평상시 온갖 성인병은 다 가지고
있는 매우 불건강한 상황이예요.
그래서 해당 양약을 꾸준하게 복용중입니다.
171cm 78kg입니다. 통증이 심한 상태입니다.
잠도 숙면을 못 취하고 앉아서 자야 할
정도입니다.

❷❺ 광주광역시, 만 61세, 여자
몇년전에 우측 고관절 골절이 있었습니다.
3개의 철심을 박은 상태가 지속되고 있구요.
골감소증 상태라고 합니다.
6년 전에는 제가 유방암 수술을 받았구요.
방사선 치료도 받았습니다.
몇년전에 우측 고관절 골절의 형태는 실금이
머리카락처럼 생긴 상태라고 들었었는데요.
별 것 아니겠지 싶어서 종합병원이 아니라
소규모 양방 병원에서 수술을 한 것이예요.
현재 걷는 데에는 거의 불편함이 없는
상태입니다. 다만 감각적으로 욱신거림이
심해요.
실내에서 자전거를 많이 타는 상태인데요.
사타구니 부위가 갈리는 것처럼 아픈
상태이기도 합니다. 골반뼈 윗쪽의 허리
부위도 좀 불편하구요. 현재 162cm 60kg
체형입니다. 변비가 평소에 있구요. 다행히
소화력은 좋은 편이예요.
2월달에 검사를 받았는데요. 건강
검진상으로는 전체적으로 좋은 상태였어요.
뼈가 막 에이는 듯한 느낌이 많아서 너무

불편합니다. 무릎 연골도 평소 좀 안 좋아요. 연골 보호 한약도 좀 같이 넣어주세요. 고관절 근력도 좀 저하된 것 같아요.

②⑥ 서울특별시 마포구, 만 54세, 여자

우측 4번째 발가락 골절. 원래는 제가 실수로 물건을 떨어뜨려서 실금만 살짝 가 있는 상태의 아주 경미한 부상이었었는데요. 남편이 부주의하게도 골절된 제 발가락 위로 엉덩방아를 찧게 되는 과정에서 갑자기 금이 확 심하게 많이 가게 되었습니다. 그래서 통깁스를 바로 했어요. 현재 80% 밖에 안 아문 상태라고 하고 최소 6개월 정도는 더 시간이 필요하다고 했습니다. 그 때 엉덩방아 사건 이후로 1달 반 정도 이후에 통깁스는 풀게 되었구요. 가벼운 운동화를 신고 모처럼 기분좋게 한강을 가려고 현관에 있었는데요. 그 때 다시 남편의 실수로 3번째 충격이 생겼어요. 엑스레이 촬영상 다시 재균열이 갔다고 해서 석고를 다시 했습니다. 하루 반 공기 정도의 밥만 먹을 정도로 만성 식욕부진 상태라 너무나 기운도 없어요. 골감소증이 있구요. 5년 전에 유방암 수술도 받았어요. 156cm 47-48kg입니다. 제가 조영제 알레르기가 있어요. 약간 불면 경향도 있구요.

②⑦ 전라북도 정읍시, 만 61세, 남자

장화를 신고 뛰어 내리다가 좌측 발바닥 상접골 부위 총 6군데에 뼈에 금이 좀 갔다고 합니다. 병원에서 3주 정도 입원했어요. 현재 통깁스를 하고 있습니다. 통증과 붓기는 현재 없구요. 평소에 역류성 식도염 약간 있는 것 말고는 기저질환 없었습니다. 음주를 평소 많이 해서 간수치가 좀 높을 것 같긴 합니다. 현재는 165cm 70kg입니다. 병원에서는 앞으로 2달 정도면 붙을 것 같다고 얘기했습니다.

②⑧ 전라남도 순천시, 만 73세, 여자

좌측 갈비뼈(9번과 10번) 골절. 딸 집에 다녀가기 위해서 자동차로 이동중이었는데 자동차 사고를 당했습니다. 처음에 엑스레이 찍고 괜찮다고 해서 별 것 아니겠지 싶어서 그냥 있었는데요. 계속 점점 더 아파오기 시작해서 다시 CT 찍어보니 좌측 갈비뼈 2대가 부러진 것이 확인되었어요. 현재 통증이 많습니다. 왼쪽 엄지손가락과 왼쪽 팔목 통증도 있지만 특히 갈비뼈 쪽으로 통증이 심해요. 가만히 있을 때는 그나마 통증이 괜찮지만 움직일 때마다 통증이 심해요. 하품을 하거나, 기침하거나, 깊은 숨을 들이마실 때 특히 통증이 심합니다. 제가 C형 간염으로 6~7년 전에 세브란스에서 1년 치료를 받았어요. 그리고 주기적으로 검사를 받았는데요. 작년까지도 검사상 전혀 이상이 없었습니다. 그리고 제가 쇼그렌 증후군도 있어서 류마티스 내과에서 진료받고 있습니다. 기관지염도 있는 것 같아요. 또한 골다공증까지는 아니었지만 골밀도 수치가 위험한 수준이라고 얘기는 들었어요. 제가 운동 매니아입니다. 20년 동안 꾸준하게 운동했습니다. 지금도 많이 못 움직이니까 몸이 좀 답답해요. 159cm 59-61kg입니다. 평소에 소화가 잘 안 되는 편이예요. 신물이 넘어오지는 않지만 역류성 식도염도 있다고 들었어요. 가스가 많이 차는 편입니다. 그래서 계속 유산균도 먹고 있어요. 2년 전에 목욕탕에서 미끌어지면서 새끼발가락 골절상이 잠시 있었습니다.

②⑨ 서울특별시 강남구, 만 46세, 여자

꼬리뼈 골절. 어깨 통증 때문에 침을 맞으러 갔다가 계단쪽으로 내려 가는 도중이었는데요.

청소 하시는 아주머님이 계단에서
물걸레질을 하고 계셨어요. 그 날이
무척 추웠기 때문에 살얼음이 좀 끼어서
그랬었는지
완전히 우당탕탕 소리를 내면서 계단의 맨
아랫쪽까지 굴러 떨어졌습니다.
그나마 다행히도 난간을 잡으면서 조심조심
내려가는 상황이라서 그나마 부상이 덜했던
것 같아요.
정형외과에 바로 가서 CT를 찍었는데요.
1군데는 약간의 탈구가 있고 꼬리뼈 3군데가
부상을 입게 되었다고 하더라구요.
그 정형외과에서는 수술하기도 애매하고
깁스를 하기도 좀 애매한 상황인데 그래도
움직임 최소화 및 안정을 위해서
입원을 권유했는데 외래로 진료받겠다고
하고 그냥 집으로 왔습니다. 체형은
호리호리한 편이예요. 164cm 48kg입니다.
골다공증이라고 딱 진단을 받은 것은
아니지만 검사를 해보면 골다공증 위험이
있을 것이라고 생각됩니다.
소화력이 약한 편이예요. 굉장히 잘 체합니다.
변비와 설사가 반복되는 교대변 양상이예요.
디스크도 약간 있다고 하네요.

❸⓿ 부산광역시, 만 82세, 여자
우측 팔목 분쇄골절. 골절 부상은 캄캄한
시골길에서 돌부리에 걸려 넘어지시면서
발생되었습니다.
바로 병원에 갔더니 너무 잘게 쪼개진 상태라
큰 병원에 가서 수술하라고 하셨습니다.
농사일을 많이 하셔서 허리도 많이
굽어 계시고 뼈가 좀 약한 편이였어요.
글루코사민을 몇 년째 복용하고 있습니다.
수술 후 퇴원은 바로 한 상태예요. 진통제
복용 중이구요. 평소 고혈압약 복용중입니다.
당뇨는 없구요.
몇 년 전부터 면역력이 많이 떨어져서 그런지
대상포진을 간헐적으로 앓았습니다. 현재

162cm 40대 후반 체중입니다.
한약은 예전에 많이 먹었는데요. 특별한 한약
부작용은 전혀 없었어요.

❸❶ 충청북도 제천시, 만 40세, 남자
상대방 차가 눈길에 미끌어지면서 중앙선을
넘으면서 주행중이던 저희 차를 박은
상황이었습니다.
주로 왼쪽으로 부상이 집중되었는데요.
MRI 촬영을 해보니 왼쪽 골반/왼쪽 고관절
탈구/경추 골절/왼쪽 팔 골절/좌측 갈비뼈
4~7번 골절 등 복합 골절이었습니다.
수술도 잘 했고 현재 핀도 박은 상태입니다.
현재 왼쪽 골반의 아랫쪽 부위가 저리다고
얘기합니다. 평상시 기저질환은 없었습니다.
복용 중인 양약도 없었구요. 예전의
수술력이나 입원력도 전혀 없었습니다.
178cm 78kg입니다.

❸❷ 경기도 고양시, 만 58세, 여자
계단에서 내려오다가 미끌어지면서 넘어져서
현재 왼쪽 복숭아뼈에 1~2cm 정도 금이 간
상태라고 하는 정형외과 진단을 받았습니다.
병원에서는 뼈가 붙는데 아마도 최소 한달
정도는 소요될 것 같다고 얘기했습니다. 현재
반깁스를 한 상태예요.
부상 당했던 당일날 골절되었다고 인식을
전혀 못하고서 계속 서서 일을 하느라
움직였습니다. 그래서 더 많이 심해진 것
같습니다.
골절이 옆으로 금이 가 있는 형태라고 들었고
인대도 같이 늘어진 상태라고 하시더라구요.
일을 빨리 복귀해야 되는 상황이라서 뼈가
빨리 붙어야 합니다. 153cm 51~52kg입니다.
골다공증이나 골감소증은 전혀 없었구요.
기저질환도 전혀 없었습니다. 특별한
수술력이나 입원력도 없습니다. 오늘까지
진통제 처방 받았습니다.

❸❸ 광주광역시, 만 82세, 여자

작년 추석 직전에 실내 낙상으로 왼쪽 대퇴골
골절이 발생되었습니다.
평소에 골다공증이 있어서 양약 처방을 받고
있었던 상황이었구요.
바로 응급 수술을 받았고 다리뼈가 현재
그래도 꽤 많이 붙어가고 있는 상태라고
들었습니다. 예후가 나름 생각보다는 좋다고
하셨어요. 현재 재활 치료 받고 있습니다.
핀을 박았는데요. 1년 후에 제거한다고
하시더라구요.
보행은 현재 못 하구요. 휠체어 타고
다닙니다. 근력이 많이 위축된 상태입니다.
근감소에 대해서 접골탕에다가 잘 감안해서
넣어주세요. 황만기 박사님이 개발하신
시험총명탕(두뇌보호한약)도 잘 가미해
주세요. 155-6cm 60kg입니다.
통증이나 부종은 현재 크게 문제가 되지는
않는 상황이예요.

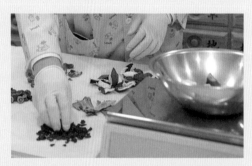

환자의 일상생활 복귀를 빠르게 하기 위해 개발된 접골탕
특허한약 접골탕은 골진 분비를 촉진해 뼈 붙는 기간을 2배 가량
단축하는데 도움을 줍니다.

❸❹ 경기도 안산시, 만 33세, 여자

아들을 돌보는 과정에서 넘어지면서 우측
검지(2번째) 손가락 분쇄골절 부상을 입게
되었어요.
핀 4개를 박았고 관절 부위라서
뼈이식(?)까지 추가로 수술받은 상태입니다.
이전에도 허리(척추) 4.5번 치료받은 적이
있구요.

대체적으로 뼈가 좀 약한 편인 것 같아요.
50~51kg이구요. 164cm입니다. 현재 통증은
별로 없구요. 진통제 복용도 하지 않고
있습니다. 붓기도 많이 빠진 상태예요.

❸❺ 충청북도 청주시, 만 45세, 여자

비오는 날 산에서 내려오다가 하산길에
심하게 넘어지면서 무려 전치 14주 진단의
골절상을 입었습니다.
병원으로 바로 가서 검사를 받고 다음 날에
수술을 받았습니다. 경골과 비골 그리고
발목뼈 골절인데요.
경골에서 아직 골진이 충분히 잘 안 나오는
상태라고 담당 선생님으로부터 얘기를
들었습니다. 현재 반깁스 상태이구요.
10년 전쯤 골프하는 과정에서 갈비뼈 골절이
잠깐 있었어요. 평소 운동을 많이 했었습니다.
160cm 55kg 상태예요. 도수치료 해주시는
선생님께서도 아직 골절이 충분히 회복되지
못한 관계로 추후 필요시 도수치료
진행하자고 말씀 하셨습니다.

❸❻ 경기도 이천시, 만 67세, 여자

현재 7번 흉추가 압박으로 눌려서 병원에
입원한 상태입니다. 골밀도 검사상 골다공증
소견이 나왔습니다.
사실 7년 전에도 흉추 6번과 흉추 8번이
낙상으로 인해서 실금이 갔었습니다. 흉추
7번 실금이 간 상태라고 들었습니다.
이번에는 낙상이 아니고 물건을 들다가
갑자기 통증이 와서 처음에는 담이 들렸나
싶었는데 잘 안 나아서 MRI 검사를
받았는데요. 실금이 갔다고 하네요.
수술은 못하는 상황이니까 일단 최대한
안정하고 지내라고 얘기를 들었어요. 진통제
처방 받았습니다.
다행히 하체는 골다공증 소견이 없이 좋다고
했어요. 평소 기저질환 없었구요.
156cm 50kg입니다.

❸❼ 경상남도 창원시, 만 69세, 여자

낙상으로 인해 넘어지면서 당시 손등뼈가
부러졌어요.
이제 본격적으로 겨울철로 접어드니까
통증과 굴곡 제한도 심해지고 손에 힘이 많이
없는 상태입니다. 163cm 60kg입니다.
특허한약 접골탕을 기본으로 해서 뼈에도
좋고 여러 증상 개선에도 도움이 될 수 있도록
잘 처방해서 보내주세요.

❸❽ 서울특별시 종로구, 만 64세, 남자

우측 손목 골절. 낙상을 하면서 미세하게
골절이 되었어요. 현재 팔꿈치까지 깁스를 한
상태예요.
73kg 170cm입니다. 평상시 기저질환은
없었습니다. 진통제를 안 먹는 상황인데도
특별한 통증은 없는 상태예요.

❸❾ 경기도 용인시, 만 53세, 여자

버스가 갑자기 급출발을 하는 과정에서
넘어지면서 꼬리뼈 골절상을 당했습니다.
머리에 크게 혹도 났을 정도로 심하게 넘어진
상태였습니다. 현재 엉덩이도 많이 쑤시고
아픈 상태입니다.
허리 골다공증 진단도 받았어요. 1년
전에 완경했구요. 예전에 생리통도 엄청
심했었어요. 무릎연골 연화증도 있어요.
배도 엄청 많이 찬 편이구요. 손발도 많이 찬
상태입니다.
산후조리를 잘 못 해서 여러 가지 문제가 생긴
것 같아요. 빈뇨도 있구요.
소변이 평소 잘 안 나오는 상태입니다. 숙면도
잘 못 취하는 상태예요. 152cm 48kg입니다.

❹⓿ 경기도 부천시, 만 60세, 여자

요추 1번 압박골절. 김치냉장고를 들다가
허리에서 뚝 소리가 났었는데요.
통증이 심해서 방사선 촬영을 해보니까
부러졌다고 그랬습니다.

처음에는 많이 아프고 부었었으나 현재는
특별히 심한 통증이나 붓기는 없어졌어요.
며칠 전에 엑스레이를 찍었는데 생각보다는
뼈가 붙는 기간이 좀 지연되고 있는 상태라고
얘기를 들었습니다.
다행히 골밀도 검사상 골감소증이나
골다공증은 없다고 그랬습니다.
간단한 영양제 정도 매일 복용 중이구요.
고혈압이나 당뇨병 또는 다른 기저질환은
없습니다. 정기적으로 복용 중인 양약은
없어요. 참, 변비가 좀 심했었어요.
현재 157cm 54kg입니다. 근육이 좀 위축된
느낌 있어요.

❹❶ 부산광역시, 만 81세, 여자

새벽에 화장실에 가시는 과정에서 낙상으로
인한 골절이 발생되었습니다. 골다공증이
원래 좀 있었던거같습니다.
부위는 고관절 앞쪽의 치골 2군데에 금이
간 상태라고 얘기를 들었구요. 좌측인지
우측인지는 정확히는 모르겠습니다.
우측 골절로 생각됩니다. 양방 병원에서
X-ray 촬영을 했었는데 약간 골진이 나오는
상태라고 얘기는 들었습니다.
그런데 얼마 전에 병원에 가서 다시 확인을
해보니까 그동안에 많이 좀 움직이셨었는지
뼈가 좀 벌어졌다라고 얘기를 들었습니다.
며칠 후에 골절 호전 여부를 확인하러 병원에
갈 예정입니다. 영양 공급이 잘 안 되시는
상태입니다. 50kg 150-155cm이구요.
당뇨와 고혈압이 있습니다. 특허한약
접골탕에다가 황만기 박사님의
시험총명탕(두뇌보호한약)도 꼭 좀 잘
가미해서 보내주세요.

❹❷ 대구광역시 수성구, 만 14세, 남자

시합을 뛰다가 우측 골반 전하장골극 견열
골절 진단을 받았습니다. 누르면 아파합니다.
아주 예전(3~4살)에 놀이터에서 놀다가

팔이 부러져서 잠시 팔에다가 깁스를 한 적은
있었고 그 이후로 골절상은 처음입니다.
올해 4cm 정도 컸구요. 작년과 재작년에는
10cm 가까이 컸어요. 171cm 61kg입니다.

❹❸ 광주광역시 광산구, 만 78세, 여자
좌측 대퇴부 좌측 서혜부쪽 근처 중간 부위
골절. 10일 전에 전화를 받으려고 일어서다가
실내 낙상으로 인해서 골절이 되었습니다.
바로 다음 날 바로 수술을 받았구요.
원래부터 협착증(요추 4-5번)이 심했었어요.
그래서 허리 수술을 좀 알아보던
중이었습니다. 그런데 지금에 와서 생각해
보니까 이미 좌측 대퇴부 쪽으로 계속 실금이
가고 있었던 것 같습니다. 늘 왼쪽으로
거동할 때마다 힘이 잘 안 들어간다고
얘기하셨었거든요. 현재 수술 이후 회복
중이십니다.
10여년 전에 무릎 수술 받았구요.
고지혈증약 고혈압약을 각각 하루 1알씩
복용중입니다.155cm 63kg 정도 되십니다.
치매 예방을 위해서 특허한약 접골탕에다가
황 박사님의 시험총명탕(두뇌보호한약)도
같이 좀 넣어서 보내주세요.

❹❹ 경기도 부천시, 만 54세, 여자
골다공증. 골절 예방 위해서 황만기 박사님의
접골탕 처방을 받고 싶어요.
지인께서 특허한약 접골탕을 서초 아이누리
한의원에서 복용하신 이후에 굉장히 큰
효과를 많이 보셨다고 합니다.
좌측 대퇴골과 좌측 무릎 중심으로 골다공증
진단을 받은 상태입니다.
20년 전에 좌측 무릎의 연골 제거 수술을
받았었습니다. 그래서 지금도 좌측 무릎이
안 좋아요. 골밀도가 많이 낮아졌다고 얘기
들었어요. 현재 종합 비타민제를 먹고 있구요.
7년 전에 허리 시술을 받았고 현재도 허리가
늘 뻐근해요.

얼마 전에 대장내시경 검사를 받았는데요.
선종이 2개가 있었다고 합니다.
평상시에 위 기능이 많이 떨어진 상태라고
얘기 들었구요. 최근 소화불량이 좀
있었습니다.
신경이 평소 예민한 편입니다. 편두통 양상도
있어요.
165cm 56kg이구요. 최근 살이 좀 빠진
상태예요. 피곤함이 평소에 많이 있어요.

❹❺ 경상북도 김천시, 만 80세, 여자
갑작스러운 낙상으로 인해서 좌측 고관절이
부서지게 되어서 응급 고관절 수술을 받게
되었어요.
원래부터 허리에도 두 군데 정도 금이 간
상태였었습니다.
현재 통증이 굉장히 많은 상태예요. 수술 후에
한 달 정도 입원을 했구요. 재활을 위해서
정기적으로 통원 치료를 받았는데요.
골절 부상 이후 기억력이 더 많이 떨어지고
체력도 저하되어 있고 통증이 심해요.
150cm 41kg 만성 식욕부진도 있어요.

❹❻ 경기도 과천시, 만 79세, 여자
재골절. 우측 외과 부위. 실내 낙상으로
다리가 크게 부어서 한의원에 갔었는데요.
거기서 일단 정형외과 가서 엑스레이
찍어보라고 했습니다.
확인해 보니 우측 바깥쪽 복숭아뼈에 금이
갔다고 했었어요. 중간에 엑스레이로 다 붙은
것을 확인했었는데요.
최근 7~10일 전에 다시 낙상을 하게
되었는데요. 이번에 다친 내과첨 부위가
아니라 바깥쪽 외과첨 부위에 재골절이
발생되었음을 확인하게 되었습니다.
우측 내측 무릎도 아픈 상태예요.
발목이 힘이 좀 없어요. 근육 소실도 있구요.
허리에 협착증도 있어서 특히 우측 요통이 잘
발생됩니다.

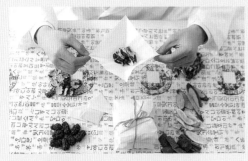

골절치료에 도움이 되는 한약재만을 사용해
골절 회복을 빠르게 한다는 것을 과학적으로 인증받아
한의약치료기술 공공자원화사업에서 정보화·산업화 단계 연구
치료 기술(1위)로 최종 선정되기도 했습니다.

현재 콜레스테롤 관련해서 양약 복용
중입니다. 골다공증은 없다고 얘기 들었어요.
최근 두통/두중감 많아요. 158cm 58kg
상태입니다.

❹❼ 전라남도 순천시, 만 58세, 여자
우측의 엄지 손가락 쪽의 손목 부위 골절.
사람을 부축하다가 몸이 확 비틀리면서 우측
손목 부상을 입게 되었구요.
핀을 고정하는 수술을 받았습니다. 지난 주
수요일에 깁스 제거했구요. 현재도 얼얼한
느낌이 있구요.
붓기가 아직 충분히 빠지지는 않았습니다.
감각이 다소 좀 떨어진 느낌 있어요. 부드럽지
않다는 느낌도 있구요.
특허한약 접골탕 처방해 주세요.
유튜브와 네이버에서 제가 아주 꼼꼼하게
열심히 검색해서 서초 아이누리 한의원에
이렇게 찾아오게 되었습니다.
55.5kg 162cm입니다. 현재 혈압약,
혈전용해제, 고지혈증약, 신지로이드 양약
복용중입니다. 골다공증 직전의 수치라고
들었구요. 최근 불면증 생겼어요.

❹❽ 서울특별시 영등포구, 만 63세, 여자
좌측 무릎 슬개골 골절. 낙상 사고가 있었고
수술은 했어요. 약 2주 동안 입원했구요.

진통제도 처방을 받았는데요. 진통제를
먹으면 계속 위가 좀 많이 아파서요. 현재
진통제는 먹고 있지 않습니다. 다행스럽게도
연골 부분은 괜찮다고 얘기 들었구요.
골다공증은 아니지만 골감소증으로
진단받았습니다.
사실 약 5년 전에도 우측 손목에
분쇄골절상을 당해서 철판을 넣었었고 약
1년 후에 다시 철판 제거 수술을 받았습니다.
그 때도 그렇고 이번에도 자연동(산골)을 좀
복용했어요.
165cm 56kg입니다. 현재 철사를 무릎에
심어놓은 상태이구요.
목발/보조기 이용해서 살짝씩 걷고 있고
1주일에 2회 재활 치료 받고 있습니다. 지난
10월 6일에 깁스를 풀렀는데요.
아직도 무릎이 전체적으로 좀 부어 있습니다.
무릎이 충분히 잘 안 굽혀지는 상태예요. 30도
정도로만 무릎이 굽혀지는 상황입니다.
가만히 있으면, 통증은 거의 없어요.

❹❾ 경기도 군포시, 만 54세, 남자
갈비뼈 골절. 식탁에 부딪히면서 11번과
12번의 우측 갈비뼈에 금이 간 상태이며
척추뼈와 갈비뼈가 이어진 부위에도 1곳에
골절이 생기면서, 즉 결국은 총 3개의
갈비뼈가 부러진 상태입니다.
168cm 71kg입니다. 재채기 할 때 엄청
아프더라구요.

❺⓪ 서울특별시 강동구, 만 65세, 여자
좌측 무릎 덮개뼈가 골절되면서 현재
통기브스를 하고 있습니다.
평지에서 손자와 함께 길을 걷다가 뭔가에
걸려서 넘어지면서 다치게 되었어요.
골다공증이 의심됩니다.
지금까지 총 2번 정도 골절상이 있었어요.
현재 155cm 59-60kg입니다. 기저질환은 전혀
없습니다.

⑤① 경상남도 창녕군, 만 58세, 남자
왼쪽 쇄골 골절과 왼쪽 갈비뼈 1개의 골절상.
비가 너무 많이 와서 수해를 입는 과정에서
축대가 무너질 정도의 태풍이 왔었는데요.
바로 응급 수술을 받았어요.
170cm 67kg입니다. 기저질환은 특별히
없어요. 복용하고 있는 양약도 지금까지는
따로 없었구요.
평소 건강한 편이었습니다. 현재 굉장히
통증이 심한 상태입니다.
병원에서 처방해 주신 진통소염제를
복용하고 있습니다.

⑤② 경상북도 영주시, 만 61세, 남자
우측 갈비뼈 골절상을 당하셨어요. 2개의
늑골이 골절된 상태라고 전해들었구요.
한 개는 부러진 상태이고 다른 한 개는 금이
갔다고 하네요. 거동은 가능하시지만, 누울 때
통증과 불편한 감각이 나타나시는 상태예요.
165cm 73kg이십니다. 특별한 기저질환은
없으시고 전반적으로 건강한 편이세요.

⑤③ 경상남도 진주시, 만 58세, 여자
낙상으로 미끄러지면서 왼쪽 복숭아뼈
근처에 있는 비골 골절이 되었어요.
이번에 골절이 되면서 검사를 해보니 이미
골다공증이 원래부터 좀 있었다고 얘기
들었습니다. 당뇨약 식전에 하루 2회 복용
중입니다. 158cm 62kg입니다.
원래 무릎 연골도 좀 안 좋습니다. 그래서
이번 6개월 동안에 전반부 3개월은 특허한약
접골탕을 중심으로 나머지 후반부 3개월은
무릎 연골 보호 한약을 중심으로 해서
집중적으로 처방받으면 좋겠습니다.

⑤④ 경상북도 상주시, 만 58세, 남자
좌측 갈비뼈 골절. 길에서 낙상으로
미끄러지면서 왼쪽 갈비뼈 2개가 부러졌어요.
평소 골다공증은 없었습니다.

고혈압 당뇨 등 기저질환 없구요. 63kg 168cm
입니다. 특허한약 접골탕 잘 처방하셔서 일단
보름분 지어서 먼저 좀 보내주세요.
양방 진통제는 이미 복용했구요. 누워있을 때
통증이 좀 심하게 있다고 해요. 평소 소화가
잘 안 됩니다.

⑤⑤ 서울특별시 양천구, 만 49세, 남자
자전거를 타다가 넘어지면서 왼쪽 6~7번
갈비뼈 2개가 부러졌어요. 7번은 좀 많이
골절되었고 6번은 희미하게 골절되었다고
합니다.
다음주 월요일에 퇴원 예정이구요. 당뇨병
경향성이 있구요. 평상시 당화혈색소는 6~7
정도입니다.
운동을 계속 못 하니까 우울증 경향도 있어요.
177cm 74kg입니다. 원래 골절이 좀 잦은
편입니다. 7년 전에도 골절이 있었어요.
근육 위축이 되니까 마음도 더 우울해 지네요.
살이 좀 쪘으면 좋겠습니다.

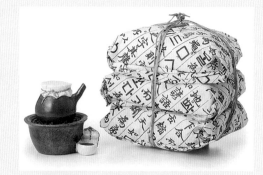

뼈의 유합을 촉진시키는 접골탕
골다공증과 골절을 치료하고, 보혈, 보기작용을 하는 한약재가
정밀한 비율로 조제되어 2배 빠른 회복을 돕는 한약 처방입니다.

⑤⑥ 제주특별자치도 제주시, 만 54세, 남자
담장을 넘다가 떨어져서 우측 2군데 발목
골절이 되었어요. 발목 수술을 받은 지 벌써
8주가 되었습니다.
그런데 아직도 근육이 부어 있고 발바닥
중심으로 해서 통증이 심해요. 발목

관절 연결된 부분(종골)은 분쇄 골절된
상태이구요. 비골 또는 경골 부위에도 골절이
되어서 현재 철심을 박은 상태예요.
철심을 비스듬하게 박은 상태이고 살이 얇은
편이기 때문에 철심이 삐져나와 보입니다.
정형외과에서는 근육 위축 방지를 위해서
조금씩 목발을 짚으면서 조금씩 힘을 주면서
보행 운동을 시행하라고 얘기하고 있는데
제가 겁이 나서 열심히는 시행하고 있지
못합니다. 우측 발 전체가 저린 상태입니다.
현재 67kg 164cm입니다.

❺❼ 서울특별시 강서구, 만 55세, 여자
우측 발목 골절. 등산을 갔다가 내리막길에서
심하게 미끌어져서 골절상을 당했어요.
붓기는 많이 내려갔지만 아직도 발등 쪽은
부었다 빠졌다 합니다. 통증도 좀 왔다갔다
합니다.
정형외과에서는 골다공증의 전 단계인
골감소증이라는 얘기 들었구요. 그래서
칼슘제 복용중입니다.
150cm 46kg입니다.

❺❽ 서울특별시 서초구, 만 89세, 여자
왼쪽 고관절 골절로 인해서 핀 박는 수술을
받으셨습니다. 현재 2주에 한번 꼴로
X-레이로 뼈 상태 확인을 하고 있는데요.
큰 나사가 연골을 침입했다고 앞으로
골반뼈까지 침입을 하게 되면 장기까지 찌를
수 있는 상황이라며 인공관절반치환술이라는
수술을 권유하고 있습니다. 통증은 거의 없는
상태이세요. 건망증이 굉장히 많으세요.
왼쪽 복숭아 주위 염증 소견 약간 있었구요.
밤에 30분에 1회씩 깨는 상태예요. 보통 밤에
200~300보 정도 움직이고 계셨어요.
뼈에도 좋고 치매 예방에도 좋을 수 있도록
특허한약 접골탕에다가 황 박사님의
두뇌보호한약도 꼭 같이 잘 넣어서 택배
보내주세요.

❺❾ 서울특별시 도봉구, 만 51세, 여자
보행 중에 어떤 큰 물건하고 아주 세게
부딪혔는데요. 너무 아파서 정형외과 가서
엑스레이 찍어보니까 우측쇄골골절이라고
하더라구요. 지금 너무나도 심하게 계속 아픈
상태입니다.
58kg 171cm이구요. 평소 특별한 건강상의
문제는 없었습니다.
고혈압·당뇨병·갑상선·고지혈증 등도
건강검진상 전혀 없었고 골다공증이나
골감소증도 전혀 없었어요.
골절 부상은 이번이 처음입니다. 숨쉴 때마다
계속 아픈 상태예요. 병원에서 진통제 처방을
받았긴 했는데요.
계속 아프다보니 신경도 예민해진
상태입니다. 평소 소화장애도 없어요. 운동도
꽤 꾸준하게 했었습니다.

❻⓪ 경기도 성남시, 만 55세, 남자
특허한약 접골탕 처방을 받고 싶습니다. 좌측
팔목 골절상을 입어서 병원에 가서 철심을
박아 넣는 시술을 받았습니다.
산에 오르다가 낙상을 했어요. 사선 모양으로
골절이 되었다고 하구요, 약간의 뼛조각이
떨어졌다고 합니다.
그리고 우측 손등에도 1cm 정도 미세하게
금이 간 상태라고 해서 현재 좌측 팔과 우측
손등 주위에 깁스를 하고 있으며 와이프가
식사도 먹여주고 있는 상태입니다. 5~10년
전에도 손과 갈비뼈 골절이 있었어요.
건강 검진상 특별한 이상 소견이 있는 것은
없었구요. 복용하고 있는 양약도 없습니다.
현재 낙상 이후 진통제만 복용중이예요.
3주 후에 깁스를 풀게 되어 있어요.
비염은 없습니다. 진통제를 먹고 있어서
그런지 붓기는 좀 있고 멍도 시퍼렇게
들어 있긴 해도 통증은 없으니까 복원기에
대처하는 접골탕으로 해서 지금 바로 좀 잘
처방해 주세요.

어혈을 제대로 잘 풀어주는 골절 회복
한약이면 좋겠습니다.

❻❶ 경상북도 울진군, 만 83세, 여자
낙상으로 척추와 골반 사이의 뼈에 금이 가신
상태입니다.
많이 놀라셨는지 숙면이 잘 안 되시고 주무실
때 잠꼬대를 좀 많이 하시는 상태예요. 깁스를
하고 계시구요.
금이 간 부위가 척추와 엉덩이 쪽이다 보니
눕거나 앉지 못하시고 많이 서 있어야 하는
상태라고 힘드신 것 같습니다.
원래 소화가 잘 안 되셔서 양약도 잘 못
드시고 식사도 충분히 잘 못 드시는 상태라서
영양결핍이 될까도 걱정이에요.
많이 놀라신 상태에 대해서도 걱정이 됩니다.
150cm 40-50kg이구요.

❻❷ 경상남도 통영시, 만 51세, 여자
낙상으로 인해서 우측 팔꿈치뼈 분쇄골절
수술을 받았습니다. 인대도 같이 끊어졌다고
하시더라구요. 현재 4개월이 지났는데요.
우측 팔꿈치 안쪽은 골진이 그나마 좀 나와서
하얗게 보이는데 분쇄골절이 된 부위는
전혀 골진이 나오지 않아서 뼈가 계속 잘 안
붙고 있어서 이렇게 계속 뼈가 잘 안 붙는
상태가 지속되면 부상을 입은 지 6개월이 된
시점에는 2차 수술을 시행할 수도 있다고
양방 선생님이 말씀하셨습니다. 뼈가 많이
약하다는 얘기도 하셨어요. 현재 72kg
160cm입니다.
체중이 많이 나가요. 운동은 너무나도
엄청나게 많이 해서 너무 무리가 되어서
그랬는지 양쪽 무릎 수술을 약 5년 전에
미세천공술로 받기도 했습니다.
현재 통증과 부종은 없어요. 복원기 상태인 것
같습니다.
양약 복용은 특별히 하고 있지 않습니다.
홍화씨와 칼슘제 등을 먹고 있습니다.

❻❸ 서울특별시 노원구, 만 47세, 여자
왼쪽 두번째 발가락 골절이 된 지 딱 1달
되었어요. 정형외과에 가서 일주일마다
엑스레이를 찍었었는데요.
처음에는 4~5주 정도면 붙을 것이라고
했었는데 제가 보행도 많이 하고 일주일에
1~2회 술도 먹고 해서 그랬는지
지금 거의 안 붙은 상태라고 하시더라구요.
골절의 지연유합 통증도 있구요. 붓기도 아직
남아 있어요.
키는 159cm이고 체중은 52kg입니다. 오랜
불면증 때문에 매일 밤마다 1알씩 신경정신과
양약 복용 중입니다.
소화도 너무 잘 안 됩니다. 잘 체해요. 소화도
잘 되면 좋겠습니다.

❻❹ 전라남도 완도군, 만 53세, 여자
너무 커다란 자동차 사고가 있으셨어요.
방광도 찢어지셨고 양쪽 갈비뼈에도 금이 간
상태이시며 특히 요추 2번이 완전히 분쇄골절
되셔서 응급으로 척추고정술 수술을 어제
받으셨습니다.
우측 발목 골절도 발생되셔서 얼마 후 철심
박는 수술을 또 하시게 됩니다.
평소에 저희 어머님이 허리가 안
좋으셨었구요. 원래 목 디스크도 약간
있으셨어요. 현재 약 158cm 58kg이구요.

❻❺ 경기도 안양시, 만 28세, 남자
우측 척골이 유도를 하는 도중에 부러져서
수술을 받았습니다. 이틀 전에 재검사를
했는데 아직도 전혀 안 붙은 상태라고 하네요.
그러면서 재수술을 할 수도 있다고
하시더라구요. 다른 정형외과에 가
보니까 수술은 잘 되었고 방향도 좋은데
골진이 나오다가 현재 멈춘 듯 하다고
말씀하셨습니다.
현재 산책이나 런닝머신 등 가벼운 운동은
지속해서 약간 무리가 간 것이 아닐까 싶기도

합니다. 다이어트는 안했구요. 현재 금속판
1개와 나사 5개가 박혀 있습니다. 174cm
83kg입니다.

❻❻ 부산광역시 동래구, 만 66세, 여자
뼈가 부스러져서 현재 철심을 10여개나
팔꿈치 주위에 박아 넣은 상태입니다.
체중과 키는 각각 70kg 160cm이구요.
지하철에서 내려서 걷다가 넘어졌는데
팔꿈치가 완전히 박살난 상태입니다.
당뇨약이나 고혈압약은 복용하지 않는
상태입니다.

❻❼ 경기도 평택시, 만 49세, 남자
발목에 금이 좀 갔었는데요. 그게 더 심하게
벌어져서 완전한 골절이 되었습니다.
그래서 수술을 했고 현재 6주가 경과가
되었는데요. 붓기는 많이 빠진 상태인데
아직 뼈가 생각보다 많이 안 붙어 있다고
병원에서 얘기하십니다.
골절 회복 뿐 아니라 겉의 상처 회복도
생각보다 느린 상태라고 하시네요. 원래 발을
많이 써야 하는 직업이구요.
골다공증은 평소 없었어요. 178cm 90kg
입니다.

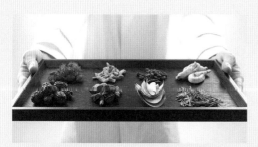

직접적으로 뼈세포 증식을 돕는 당귀와 뼈 건강에 좋은 인삼
이 외에도 어혈을 풀어주고 골다공증, 퇴행성 관절염 등 질환의
치료와 관리에 도움을 주는 천궁과 석곡, 근골을 튼튼하게 해주는
구기자, 토사자, 속단 등이 함유되어 있습니다.

❻❽ 충청북도 음성군, 만 49세, 남자
현재 162cm 63kg입니다. 골절의
지연유합 상태입니다. 3개월 전에 심하게
접질렸었는데요.
정형외과 병원 가보니까 좌측 발뼈에 골절이
생겼다고 하네요. 최소 3~6개월 정도
치료를 해야 붙을 것 같다고 하셨었는데요.
최근 엑스레이 촬영을 해 보니까 뼈가
생각보다 안 붙은 상태라서 검색을 좀
해보니까 특허한약 접골탕이 골절 지연유합
치료에 효과적이라고 해서 서초 아이누리
한의원으로 연락드렸습니다.
직업 자체가 운전을 해야 하는 상황이라서
발을 계속 쓰다 보니 잘 안 붙을 것 같은
걱정이 많이 됩니다.
현재 통증이나 붓기는 거의 없구요. 식사는 잘
하고 있어요.

❻❾ 대구광역시 달서구, 만 71세, 여자
와이프가 크게 미끄러져 엉덩방아를
찧으면서 좌측 좌골 끝뼈가 골절되어 양약을
좀 처방받아서 복용한지 21일이 되었습니다.
매주 사진을 찍어보는데 오늘도 뼈접합에 별
차도를 보이지 않았다고 하면서 그냥 가만히
누워 있으라고만 얘기 하십니다.
양약 처방도 뼈접합에 필요한게 아니라
통증이 있을 때만 먹으라고 얘기하고
좀 나이가 있기 때문에 뼈가 잘 안붙으니 자꾸
움직이지 말라고 주의를 주셨습니다.
사실 집안에서는 최소한으로만 움직이고
있고 가급적 누워있는 편입니다.
조금 서 있거나 앉아 있으면 왼쪽 다리가
저리고 콕콕 쑤시는 통증이 있습니다.
골밀도도 떨어지고 골다공증도 있는
편입니다. 그러나 평소에는 요가 운동이나
산행을 잘하고 운동을 아주 좋아하는
편입니다. 키 160cm 체중 51kg이고 평소
기저질환은 전혀 없고 또래에 비해서 건강한
편입니다. 소화장애도 거의 없었어요.

❼⓿ 경기도 남양주시, 만 54세, 남자

큰 사고가 있어서 팔목 관절뼈에 조각이 날
정도로부러졌는데요. 수술은 하지 않기로
했구요.

통깁스를 하고 상당한 기간 동안 있어야 할
것 같아서요. 키 171cm, 체중 64kg입니다.
특허한약 접골탕 잘 처방해서 보내주세요.

❼❶ 서울특별시 강동구, 만 29세, 남자

왼쪽 비골 하단부 골절. 축구를 하다가 얼음이
있는 곳에서 미끄러지면서 왼쪽 비골 하단부
골절상을 입었습니다.

현재 통증은 크게는 없는 상태입니다. 아직도
왼쪽 발목 주위로 부종이 있는 상태입니다.
혈액 순환이 잘 안 되는 듯 싶어요.
1년여 전에 전신 마취 후 비중격 만곡 수술
받았었구요. 골진이 아주 조금씩은 나오는
상태라고 병원에서 얘기 들었어요.
현재 60kg 165cm입니다.

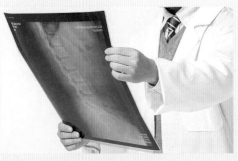

'골진'이란 뼈를 붙게하는 진액
골진은 개인의 기본적 건강상태와 증상의 심각도 여부에 따라
생성 여부와 분비 속도에 큰 차이를 보이며, 결국 나이가 들수록
회복기간이 길어지게 만드는 이유로 작용합니다.

❼❷ 대전광역시 유성구, 만 76세, 여자

158cm 58kg입니다. 평소 건강상태는 양호한
편이었는데요. 19년도부터 몸이 점점 아픈
상태가 반복되고 있어요.
19년 2월달에 허리 수술을 받았었구요. 그
이후 7~8월경 목욕탕에서 낙상으로 응급실에
갔었는데요.

엉치뼈에 골절상이 생겼다고 했어요. 어느
정도 회복이 되었다고 생각했었는데요.
골다공증이 심해서 그런지 11월경에 또
보행이 안 되는 상태가 발생되어서 다시
응급실로 갔더니 우측 골반뼈 골절이
생겼다고 또 얘기 하시더라구요.
20주 이상 시간 소요가 될 것이라고 얘기를
들었습니다.
고혈압 양약과 비타민 D 처방 받아서 먹고
있습니다.

❼❸ 경기도 성남시, 만 92세, 여자

158cm 60kg이십니다. 진료의뢰서상
진단명은 우측 고관절 대퇴 경부 골절 + 우측
주관절 원위 상완골 골절.
집에서 앞에 있는 물건을 집으려다가
낙상하면서 골절이 되었음.
10여년 전에 심장 스텐트 시술 받은 기왕력
있으시구요.
혈액 용해제 양약 처방도 가끔씩 받으시고
있으십니다. 고혈압이나 당뇨 등은 지금껏
전혀 없으시구요.
아주 예전에 손목 1회 골절 있었던 것 같아요.
운동을 거의 잘 안 하십니다.
하지만 나름 연세에 비해서는 타고난 강골
성향이시고 꽤 건강하신 편이예요. 최근
건망증이 많이 심해지셨어요.
식사는 나름 잘 하시는 편입니다. 현재 항생제
처방 받고 있어요.
치매 예방에도 도움이 될 수 있도록
두뇌보호한약을 특허한약 접골탕에다가 좀
같이 넣어주시면 감사하겠습니다.

❼❹ 서울특별시 구로구, 만 70세, 여자

갑작스러운 낙상으로 인해서 좌측
고관절 전자하부골절로 바로 응급수술을
받으셨습니다.
예전에도 척추골절상이 한번 있었던 것
같습니다. 그래서 허리가 평소에도 안

좋으셨어요. 수혈을 받았었고 미열도
있었습니다.
현재 요양병원 입원 중이시구요. 누워서 요양
중이신데 통증으로 인해 걷는 연습을 하지
못하고 계십니다.
미열이 계속되어서 폐 부위 엑스레이 촬영상
약간의 가래 낀 상태가 보인다고 얘기를
들었어요. 현재 호흡기 증세 관찰 중입니다.
156cm이고 서초 아이누리 한의원
문진표상으로는 80kg이라고 되어 있지만
추정으로는 60~70kg 되시는 것 같아요.
약간 체형이 좀 있는 편입니다. 현재 고혈압
양약 복용중이구요. 가슴이 평소 좀 답답하고
두근거린다고 하십니다.
자다가 깨어나면 다시 잠들기 힘들어
하시구요. 장이 안 좋으세요. 소변을 자주
보시구요.
식사를 먹을 만큼 드셔도 공복감을 자주
느끼세요. 소변을 보는 횟수가 많으셔서
수면에 지장을 받으십니다.
허리 통증도 많으시구요. 다리까지 퍼지는
요통이 있으십니다. 10분 정도 걸으면 쉬셔야
합니다.
전신 관절이 돌아가면서 아프시구요. 손마디
손목 무릎 관절에 통증이 있고 붓는 경향
있으시구요. 전신 두드러기와 소양증도 간혹
있으세요.

⑦⑤ 경기도 화성시, 만 63세, 여자
154cm 52kg이구요. 미끌어져서 다치게
되었어요. 요추 1번 골절 진단 후 지지대를
하고 양약 복용하고 있습니다.
집에서 요양 중이구요. 척추뼈가 더 이상
내려오지 않았고 수술까지는 필요하지
않다고 얘기 들었습니다.
3개월 정도 요양만 잘하면 된다고 얘기
들었어요. 평소 골다공증 없었구요. 뼈는 좀
약한 편이라고 얘기는 들었어요.
5년 전쯤에 갈비뼈 골절상도 있었긴

했습니다. 찬 공기 마시면 기침이 나오는
편이구요. 시력이 조금씩 떨어지는 느낌
있습니다.
평소 허리를 구부리면 통증이 더 심해져요.
무거운 물건 들거나 허리에 힘을 주면 갑자기
허리에 통증이 나타납니다.

⑦⑥ 충청남도 논산시, 만 43세, 여자
접골탕. 스키를 타다가 사고가 발생되어서
2월 19일에 1차 수술을 받았고 2월 26일에
2차 수술을 또 받은 상태입니다.
병원에서는 최소 3~6개월 정도 후에라야
어느 정도 뼈가 붙을 것 같다고 얘기를
들었습니다. 현재 좌측 하지부에 골절이
생겼는데요.
비골을 포함한 경골 근위부 분쇄골절
상태예요. 현재 깁스를 푼 상태이지만 뼈가
많이 붙지 않았다고 얘기를 들었습니다.
166cm 55kg이구요. 평소에 약간 골다공증
있다라고 얘기 들었었습니다. 아직도 통증이
좀 남아 있어요.
평소 운동을 규칙적으로 1주일에 3회 정도는
하고 있었어요. 현재 양약 복용 중입니다.
특허한약 접골탕 잘 지어서 보내주세요.

⑦⑦ 대전광역시 서구, 만 61세, 여자
접골탕. 아파트 계단 경사진 곳에서
미끌어지면서 넘어지면서 119를 불러서
정형외과 병원에 갔더니 흉추 12번과 함께
좌측 손목에 모두 금이 가게 되었다고
하였습니다. 절대 안정 취하라고 얘기
들었구요. 평소 골다공증은 없었습니다.
키는 155cm이고, 체중은 54kg입니다.
고혈압이나 당뇨병 같은 기저 질환은 전혀
없었어요. 현재 진통제 복용 중입니다.

⑦⑧ 서울특별시 강남구, 만 44세, 여자
우측 상완부(외측면) 골절상. 현재 69kg
170cm입니다.

평소 늘 생생한 느낌을 주는 꿈을 엄청 많이 꾸고 있어요. 아침에 늘 많이 피곤해요. 공막 부위가 황달이 낀 것처럼 늘 누리끼리 하기도 합니다.

보행하는 과정에서 낙상을 해서 우측 상완부에 골절상이 되었어요. 정형외과에서는 골절상의 위치가 좀 애매하다고 해서 깁스를 안하고 벨포를 했습니다.

현재 어느덧 2달이 되어 가는데 뼈가 완전히 안붙었고 잘 때 벨포를 안하면 아직 좀 통증이 남아 있습니다. 감각 이상은 특별히 없구요. CT를 찍었었는데요. 담당 선생님이 괜찮다고는 하셨고. 2주일 전 엑스레이 상에서는 처음보다는 그래도 많이 좋아졌다고 하셨습니다.

❼❾ 서울특별시 강남구, 만 58세, 여자

전혀 사고나 낙상 또는 부딪힘 등의 특별한 사건이 없었음에도 불구하고 계속 가슴 윗쪽에 통증이 나타나서 이상하다고 생각해서 정형외과 갔었는데 엑스레이 촬영을 해 보니까 우측 1번 갈비뼈 골절 소견이 나왔습니다.

4주면 괜찮아지겠다고 예후를 설명 들었었는데요. 현재 8주가 경과 되었음에도 불구하고 통증이 가라앉지 않고 자고 일어나면 더 심해지는 듯 합니다.

원래부터 골다공증이 좀 심해서 골다공증 주사도 맞은 상태입니다.

키는 161cm이고 체중은 61kg입니다. 원래 비염도 있어요. 소화가 평소 잘 안 됩니다. 특허한약 접골탕 처방 잘 지어서 보내주세요.

❽⓿ 강원도 춘천시, 만 39세, 여자

157cm 41kg. 보행 도중 SUV 승용차에 부딪히는 교통사고가 있었습니다. 우측 치골뼈에 금이 간 골절상이 있다고 얘기를 들었습니다. 접골탕 처방 부탁드려요.

❽❶ 부산광역시 연제구, 만 60세, 남자

산악자전거 대회 도중에 낙차 하면서 견봉쇄골 골절 및 탈구로 인해 수술을 받았습니다.

13년 정도 산악자전거를 탔구요. 평상시 건강 관리를 꽤 잘 해왔다고 자부합니다. 준 프로급 산악자전거 수준이라서 평소에도 골다공증도 없었고 건강 검진상으로도 거의 문제가 없었습니다. 그나마 그렇게 평상시에 운동으로 단련된 몸이라서 그런지 정형외과선생님이 제게 워낙 회복력이 좋아서 뼈도 나이에 비해서는 빨리 잘 붙은 상황이고 경과도 좋다고 얘기를 하시더라구요.

하지만 현재 핀이 5개나 박혀져 있고 6개월 후 핀 제거 예정이며 뼈는 거의 다 붙었다고 합니다.

재활 치료는 핀 제거 후에 할 예정이며 빨리 회복된 이후로 산악 자전거를 열심히 또 타고 싶은 마음이 큽니다.

팔을 움직일 때만 통증이 있으며 팔의 가동 범위 90도까지는 통증이 없지만 그 이상의 각도가 넘어가면 통증이 있습니다. 173cm 73kg입니다.

❽❷ 서울특별시 동대문구, 만 46세, 남자

접골탕 처방 받으러 왔습니다. 갈비뼈 골절. 축구 슛팅 동작 수행 중에 심하게 낙상을 하면서 현재 왼쪽 6~8번 갈비뼈가 심하게 골절된 상태입니다.

6번이 제일 심하고 그 다음이 7번 그리고 그 다음이 8번이라고 들었어요. 굉장히 많이 쑤시는 느낌입니다.

현재 75kg 175cm이구요. 평상시 건강검진상 특별한 문제는 없었습니다. 양약 복용 중인 것은 없구요.

밤에 통증 때문에 깰 정도의 상황도 몇 번 있었습니다.

❽❸ 서울특별시 서초구, 만 54세, 여자

갈비뼈 미세골절. 접골탕 처방 받으러
왔습니다. 골프 연습을 좀 가열차게
진행했었는데요. 그 때 부상이 있었던
상황이구요.
1주일 전부터 통증이 심해졌어요. 우측 1번
늑골은 부종이나 발열은 없지만 약간 금이 간
상태라고 얘기를 들었습니다.
현재 50kg 159cm입니다. 예전에 금음
체질이라는 얘기를 듣고서 고기를 최대한 안
먹으려 하고 있긴 합니다.
우측 대퇴골 주위 골다공증 진단 받았었구요.
약간의 골감소증도 다른 뼈에 있다고 검사
결과 얘기를 들었습니다.

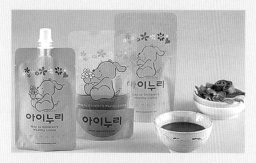
뼈가 붙는데 중요한 역할을 하는 '골진'을 촉진하는 접골탕

❽❹ 서울특별시 서초구, 만 54세, 남자

접골탕 처방을 받으러 왔습니다. 우측 발목에
보호대를 착용하고 있구요.
정형외과에서 CT 검사를 받았는데 우측
발목의 바깥쪽 뼈는 이제 다 붙었고
안쪽 뼈는 아주 미세하게만 약간의
골절상이 남아 있다라고 얘기를
들었습니다. 20년1월4일에 빙판에서 크게
미끌어졌었어요.
정형외과 병원에서도 생각보다는 빨리 뼈가
잘 붙었다고 얘기 들었습니다. 약간 부종이
아직 남아 있어요.
현재 칼슘제/홍화씨/사골 먹고 있어요.

❽❺ 대구광역시 달성군, 만 59세, 여자

골다공증이 너무 심하다고 합니다.
약 10여년 전에 받았던 갑상선 수술 이후에,
약 10여년 동안 지속적으로 갑상선 관련
양약을 너무 오래동안 복용해 왔습니다.
얼마 전에 병원 검사에서 골밀도 수치가 무려
-4가 나왔습니다. 그래서 바로 골다공증 양약
복용을 권유받았습니다.
하지만 양약 부작용 염려되어서 골다공증
양약은 안 먹었구요.

인터넷 상에서 칼슘을 추천받아 현재 약 1년
넘게 복용하고 있습니다.
갑상선 양약을 너무 오랫동안 복용하면서
체중이 4~5kg 빠졌어요. 뼈나이 수준은 거의
80대 수준이라고 들었습니다.
현재 150cm 43kg이구요. 위염이라고 얘기는
자주 들었어요. 소화력이 늘 좋지 않습니다.
하지만 특별히 설사는 잘 안 해요.
체질에 잘 안 맞는 것을 먹으면 늘 속이 좀
부대끼는 상태예요. 음식을 소식하면 속이
편해요.
예전에 갑상선 비대,갑상선암 1기라고 하는
얘기를 듣고서 바로 수술을 했어요.
갑상선 양약 때문에 결국 골다공증도 생긴
것 같아요.병원 검사상 갑상선 기능항진증이
약간 있는 정도라고 얘기 들었어요.
제가 운동을 나름 열심히 좀 하는 편이예요.
참, 왼쪽 엉덩이 쪽으로 누우면 많이 아픈
상태예요. 그리고 밤에 화장실도 자주 갑니다.
숙면도 잘 못 취해요.
흉추 쪽으로 가끔씩 뜨끔뜨끔한 통증이
나타납니다. 아직까지 특별히 뼈가 부러진
적은 없었습니다.
특허한약 접골탕이, 골다공증에도 효과가
좋다고 해서 서초 아이누리 한의원으로
이렇게 연락드렸습니다.

❽❻ 인천광역시 부평구, 만 44세, 남자

2~3m 높이의 사다리에서 작업을 하다가
바닥에 세게 떨어져서 골절 부상을 입게
되었습니다.
좌측 경골 폐쇄성 골절 그리고 우측 경골
개방성 골절 및 비골 폐쇄성 골절입니다.
우측 비골은 5조각 정도로 골절이 되었다고
하네요. 지금까지 살면서 골절 부상은
처음입니다. 현재 왼쪽에는 1개 철심 박았고
오른쪽에는 경골 1개, 비골 1개의 철심을 박은
상태입니다.
엑스레이 촬영을 했었는데 골진이 안 나오고
있다고 얘기를 들었습니다.
수술을 받았던 정형외과 병원에서는 이미
퇴원해서 현재는 인천 재활 병원으로 전원된
상태입니다. 175cm 80kg입니다.
기저질환은 전혀 없었고 건강검진상으로
문제가 되었던 적도 없었습니다.
입원력이나 수술력도 전혀 없었구요.
제가 장이 좀 예민한 편이라서 특허한약
접골탕 처방하실 때 참고해 주시면
좋겠습니다. 진통소염제는 거의 다 복용한
상태입니다.
통증이 크게 문제가 되는 단계는 이미
지나갔습니다. 세게 누르지 않으면 자발통은
없습니다.

❽❼ 세종시, 만 13세, 남자

꼬리뼈 골절. 벌써 7개월이나 되었는데
호전이 전혀 없습니다.
학교 의자에 앉았다가 엉덩이부터 낙상이
되면서 골절이 생겼구요.
현재까지도 계속 진통제를 복용하고 있는데
통증 때문에 아직도 계단 오르내리는 것이 다
안 되고 뛰는 것도 불가능한 상태예요.
병원에서 얼마 전에도 엑스레이
촬영했었는데 다쳤을 당시와 완전히 똑같은
상황이라고 얘기 들었구요.
계속 앞으로도 붙지 않을 것도 같다는 얘기도

들었습니다. 170cm 41kg 굉장히 평소 날씬한
편이예요.

❽❽ 부산광역시 해운대구, 만 47세, 남자

좌측 견갑골 골절. 아이와 함께 퀵보드를
타다가 낙상 때문에 좌측 견갑골 윗쪽의 얇은
뼈에 사선으로 골절 부상이 된 상태입니다.
병원에서는 최소 4개월 정도 꾸준하게 치료를
해야 할 것 같다고 얘기 들었구요.
진통제 처방 말고는 특별한 조치는 할 것이
없을 것 같다라고 얘기하시더라구요.
그래서 보다 적극적으로 치료를 받는 것이
좋을 것 같아서 네이버와 유튜브 열심히
검색해서 특허한약 접골탕 처방을 받으러
이렇게 서초 아이누리 한의원으로 직접
오게 되었습니다. 현재 172cm 67kg입니다.
기저질환은 전혀 없습니다.

❽❾ 경상남도 김해시, 만 48세, 여자

좌측 4번째 발가락에 약간의 실금이
갔습니다. 식탁 다리에다가 상당히 세게
부딪히면서 골절이 되었어요.
처음보다는 통증은 좀 완화된 상태입니다.
어제 사진을 찍어보니까 조금씩이나마
호전되고 있다고 하시더라구요.
평상시 골다공증은 전혀 없었습니다.
골다공증 관련 가족력도 없구요. 기저 질환도
전혀 없습니다.
161cm 54kg입니다. 접골탕 잘 지어서
보내주세요.

❾❿ 대전광역시 서구, 만 48세, 남자

우측 팔꿈치 골절. 자전거를 타고 가다가
반려견을 피하려다가 몸이 앞으로 쏠리면서
넘어져서
우측 팔꿈치 쪽으로 일자 형태로 균열이
발생된 상태입니다. 분쇄골절은 아닙니다.
병원에 가서 응급수술을 받았었는데요.
철심을 박지는 않았구요. 5주 정도 동안

깁스로 잘 유지하다가 5주 이후 제거한 상황입니다. 손가락 붓기는 아직 좀 남아 있어요.
특별한 감각 이상 증세는 없습니다. 팔꿈치 주위의 통증은 특별히 비틀거나 회전할 때만 약간 나타나는 상태입니다.
조금씩 스트레칭을 하면서 좋아지고 있습니다. 정형외과 가서 다시 엑스레이를 찍었는데요.
팔꿈치의 한쪽은 잘 붙었지만 다른 한쪽은 거의 안 붙었다고 하시더라구요.
계속 잘 안 붙으면 결국 불유합이 될 수도 있다라는 얘기까지도 들었습니다.
170cm 78kg 기저질환은 전혀 없습니다.

❾❶ 경기도 화성시, 만 36세, 여자

우측 4번째 발가락 골절 부상이 있었습니다. 다른 방으로 이동하려고 하다가 문지방에 걸려서 실내 낙상 하면서 골절이 되었었구요.
2개의 철심을 박아서 고정시키는 수술도 받았습니다.
엑스레이 촬영을 해 보니까 하나도 안 붙었고 오히려 초기 상태보다 좀 더 균열이 진행된 상태라고 하시더라구요.
골절 부위가 더 벌어졌다는 얘기를 들었습니다. 기저질환도 없어요.
다이어트를 사실 좀 최근에 많이 했었어요. 골절로 인해서 운동량이 부족해지면 더 살이 많이 찔까봐 걱정이 되어서 음식 통제를 강하게 많이 했었습니다.
현재 진통소염제 처방은 없구요. 통증도 압통만 남아 있고 자발통은 전혀 없습니다. 164cm 75kg 상태입니다.

❾❷ 충청남도 서산시, 만 54세, 남자

우측 5번째 발가락 골절. 금이 간 상태라고 병원에서 얘기 들었습니다.
낮은 높이의 나무에서 떨어지면서 발을 헛디디면서 골절이 되었습니다. 현재 깁스를

한 상태이구요. 진통소염제를 복용 중입니다.
병원에서 특별히 해 줄 것이 없다고 하면서 4주 후에 엑스레이 찍어서 골절 유합 경과를 보자고 했습니다. 기저질환 전혀 없습니다.
나름 건강한 편이예요. 167cm 64kg입니다.
특허한약 접골탕 잘 지어서 보내주세요.

❾❸ 서울특별시 동작구, 만 70세, 여자

큰 자동차 사고로 좌측 발목이 심하게 골절되시고 인대도 완전 파열 되셨습니다.
수술 받으신 지는 약 3주가 경과되었습니다.
계속 다리가 저리다고 호소하고 계시고 밤만 되면 너무 아프다고 하시며 눈물을 흘리시는데 자식으로서 무력감도 많이 느끼게 되고
평생 자식들 위해서 고생만 하신 어머님께서 저렇게 힘없이 누워만 계신 상황이 너무 속상하고 죄송합니다.
평소 골다공증도 있으셨고 체형도 작고 야위신 편(152cm 43kg)이시고 소화도 잘 안 되는 편이셔서
병원에서는 다리가 완전히 회복되려면 적어도 1년 이상 걸릴 수도 있고
잘 못 관리하게 되면 완전히 회복이 안 될 수도 있다라는 불길한 얘기를 하셔서 어떻게 하면 좋을지 상담차 전화드렸습니다.

❾❹ 경기도 안성시, 만 54세, 남자

조기 축구를 하다가 심하게 다리를 다쳤는데요. 너무 아파서 정형외과 병원에 가서 MRI 촬영을 한 결과 우측 족부 다발 골절 입방골/주상골/외측 설상골 진단을 받게 되었습니다.
진통소염제 복용하고서 통증은 처음보다는 그래도 좀 가라앉았지만 멍도 그대로고 붓기도 여전하며 이상 감각 증세도 전혀 좋아지지 않고 있습니다.
다시 다리 사진을 찍어 보니까 뼈에서 골진이 잘 안 나오고 있다고 하네요.

뼈가 제대로 다 붙으려면, 생각보다 시간이 좀 오래 걸릴 것 같다고 하시더라구요.
일을 하다가 다친 것도 아니라서 다니고 있던 회사에 눈치도 많이 보입니다.
173cm 80kg입니다.
골다공증을 비롯해서 기저질환은 없습니다.
최대한 빨리 뼈가 잘 붙으려면 뭔가 조치를 취해야 할 것 같아서 전화드렸습니다.
유튜브에서 검색해서 서초 아이누리 한의원 특허한약 접골탕을 알게 되었어요. 특허한약 접골탕 잘 지어서 보내주세요.

❾❺ 서울특별시 강서구, 만 35세, 여자
출근길 아침에 자전거 사고로 인해서 좌측 무릎 안쪽 연골이 찢어지고 좌측 경골에도 골절상을 입어서 정형외과에서 응급 수술을 받고 입원 중에 있습니다.
담당 의사 선생님이 좌측 무릎 연골 및 관절 손상 가능성에 대해서 말씀을 하셔서 많이 좀 불안한 상태입니다. 골다공증은 없구요.
특별한 기저질환은 없었습니다. 167cm 52kg입니다.
특허한약 접골탕에다가 무릎 관절 연골 회복에도 도움이 될 수 있도록 연골 보호 한약도 함께 잘 처방해서 보내주세요.

❾❻ 대전광역시 대덕구, 만 21세, 여자
우측 척골 중간(몸통) 부위 골절의 지연 유합!!! 수술은 이미 작년(2020년)에 했었어요.
오토바이 뒤에 타고 가다가, 운전자의 운전 미숙으로, 커다란 벽에 부딪히면서,
하늘로 붕 몸이 뜨면서 바닥에 떨어지면서, 다치게 되었습니다. 사고는 작년(2020년) 10월 24일 발생되었습니다. 그런데 아직도 우측 팔뼈가 안 붙었어요.
작년(2020년) 사고 당시, 쇄골/견갑골/무릎 등도 같이 부러졌었고, 뇌출혈도 좀 있었어요. 그런데 나머지 뼈는 다 잘 붙었는데요,

이상하게도 우측 팔뼈가 아주아주 조금씩만 붙고 있는 상태라고 정형외과 병원에서 얘기를 들었어요. 168cm 59kg입니다.
(오십견처럼) 팔이 100% 위로 잘 안 올라가는 상태이기도 해서, 계속 재활은 하고 있는데 신통치가 않아요.
접골탕이 2배 빠른 골절 회복 효과가 있고, 골진이 잘 안 나오거나 골절 지연 유합 상태 조기 회복에 특히 좋다라고,
제 주변 분들이 추천을 많이 해주셔서 이렇게 연락드리게 되었습니다.

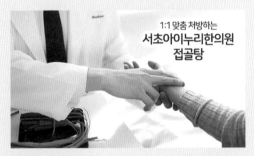

2배 빠른 골절 회복과 골다공증을 예방하는데 도움을 주는 특허한약 접골탕
개인의 건강상태와 체질, 연령, 과거 골절력 등을 고려해 맞춤 처방되어 아이들과 노인까지 안심하고 복용할 수 있습니다.

❾❼ 부산광역시 강서구, 만 65세, 남자
우측 쇄골 골절!!! 6월 8일 오후 3시경, 의자에 앉으려고 하다가, 낙상이 되었습니다.
처음에 정형외과에 가니까, 곧 붙을 것 같다고 하면서, 일단 수술은 좀 경과를 보고 기다려 보자고 하면서, 소염진통제(양약)만 5일분 처방을 해주었었어요.
5일 정도 지나서 다시 정형외과 가니까, 뼈가 잘 안 붙을 것 같으니 수술을 하자고 해서, 모 대형 종합병원에 다시 가니까, 팔자 붕대를 해주면서 일단은 수술은 하지 말자고 하시더라구요.
현재 173cm 85kg입니다. 당뇨약은 4년 전부터 복용중이고, 고혈압약은 7~8년 전부터 복용 중입니다. 참, 5~6년 전에 뇌경색도 있었어요.

❾❽ 인천광역시 중구, 만 55세, 남자

우측 갈비뼈 골절!!! 화장실에서 미끌어져서 세면대 모서리 부위에 갈비뼈를 강하게 찍힌 상태입니다.

처음에는 숨도 못 쉬는 상태였었습니다.

다행히 폐는 찌르지 않은 상태라고 합니다.

우측 갈비뼈 2군데(중간 부분)가 연속해서 골절이 되었다고 하네요.

골절된 부위가 뾰족하게 형성되어 있어서, 폐를 잘못하면 찌를 수도 있으니 매우 주의해야 한다고 하더라구요. 173cm 72kg입니다.

고혈압이 약간 있어요. 신장 양쪽이 다 안 좋다고 합니다. 소변을 그래서 밤에 자주 보게 됩니다.

불면증도 약간 있구요. 식사는 잘 하는데요, 평소 소화는 잘 안 됩니다.

담배는 2달 전에 끊었고, 1년에 10회 정도만 술을 먹습니다. 특별한 기저질환은 별로 없습니다.

❾❾ 서울특별시 중구, 만 70세, 여자

159cm 63kg입니다. 요추 1번 윗쪽으로 골절이 되었습니다. 10일 동안 입원을 했었구요, 6월 15일(화) 퇴원을 했습니다.

평상시 불면증이 심합니다. 불면증약(양약)을 먹으면 아침에 심장이 두근거리는 부작용이 간혹 있었습니다.

무릎 관절염으로 25년째 통증으로 고생이 많습니다.

예전에 숙지황을 끓여먹었더니 설사가 있었고, 가시오가피를 달여 먹었더니 어지러움 증세가 있었습니다.

❶⓿⓿ 경상북도 안동시, 만 58세, 여자

만 2주 전에 발생한 요추 1번 골절!!!

애완견이 갑자기 도로로 뛰쳐나가서 그 애완견을 잡으러 가다가 도로에 넘어져서 요추 1번이 골절되었습니다.

이번에 저도 골밀도 검사를 통해서 처음으로 알게 되었는데요, 골밀도 수치가 -3.6으로서, 심각한 골다공증이라고 얘기를 들었습니다.

뼈가 약해서 자칫 잘못하면 뼈가 내려 앉을 확률도 있다고 하셨어요.

앞으로 최소 3개월 동안은 보조기를 착용해야 한다고 합니다. 절대 앉으면 안되고, 서거나 눕는 것 정도만 허용하라고 병원에서 얘기를 들었어요.

골절은 이번이 처음입니다. 기저질환은 없어요. 식사는 나름 잘 하고 있고, 소화도 잘 되는 편입니다.

잠은 원래 좀 예민한 편이예요. 불면증도 약간 있어요. 잠잘 때, 입면도 힘들고 유지도 잘 안 되는 상황입니다.

157cm 50kg (원래는 51~52kg) 통증은 지금은 거의 없어졌어요.

❶⓿❶ 경기도 용인시, 만 12세, 남자

사실 얼마 전에도 우측 복숭아뼈 주위 골절로 4주 정도의 예후를 진단받고서, 반깁스를 했었다가, 며칠 전에 그 반깁스를 풀렀었는데요, 당일날에 또 우측 엄지 발가락을 다쳤습니다.

계속 통증을 호소해서 엄지발가락 엑스레이를 촬영해 보니까, 실금이 좀 길게 간 것을 확인하게 되었습니다.

54kg 165cm입니다.

❶⓿❷ 인천광역시 부평구, 만 16세, 남자

(현재 수영 개인혼영 200m와 400m 국가대표 상비군 및 청소년 대표선수라고 함)

4일 전(목) 기숙사 문턱에다가 발을 찧는 바람에, 좌측 새끼 발가락 골절이 되었어요.

통증이 있고 붓기도 있는 상태예요.

염좌와 같은 가벼운 부상은 간혹 있었지만, 골절은 처음입니다.

현재 반깁스를 한 상태예요. 182cm 73kg입니다.

❶⓿❸ 경상남도 창원시, 만 37세, 남자

4일 전 좌측 다리를 겹질렸는데요,
통증이 심해서 정형외과 가서 사진을
찍어보니, 좌측 제 5 중족골 기저부
골절이라고 진단받았습니다.
사실 제가 2010년도에는 심각한 다발성 골절
부상으로 큰 수술을 받았었습니다.
이상하게 2년 동안 뼈가 잘 안 붙었어서
당시에 엄청 심하게 고생을 했었어요.
당시에는, 우측 종골이 부러지고, 골반뼈는
으스러졌다고 얘기를 들었습니다.
그 당시에는, 저희 어머님께서
산골(자연동)을 구해주셔서, 산골(자연동)을
먹은 적이 있었습니다.
이번에도 산골(자연동)을 인터넷으로 좀
알아보다가, 우연하게도 특허한약 접골탕을
알게 되었습니다.
수치(법제)를 제대로 못 하거나 또는 오래
복용하면 위험할 수도 있는 광물성 한약재
산골(자연동)보다는, 과학적으로 안전성과
효과성 모두 잘 입증된 특허한약 접골탕이
훨씬 더 믿을 수 있다라고, 주변에서도 많이들
특허한약 접골탕을 추천하셔서,
서초 아이누리 한의원에 이렇게 전화를
드리게 된 것입니다.
고대구로병원에서는 이번에 제 5 중족골이
4.5mm 정도 벌어진 상태라고 얘기를
들었구요. 수술하면 2주, 수술 안하면 6주
정도의 예후를 말씀주셔서, 수술이 싫고 힘들
것 같아서, 일단 통깁스를 한 상태입니다.
174cm 78kg입니다.

❶⓿❹ 서울특별시 동작구, 만 57세, 여자

5월 20일경에, 집안에 있는 침대의 발에다가
걷다가 세게 부딪혔습니다.
그리고 집 정리를 하는 과정에서 다시 또 같은
부위를 세게 부딪혔습니다.
너무나 통증이 지속되는 상황이라서,
정형외과 병원에 가서 엑스레이 촬영을
해보니, 좌측 5번째(새끼) 발가락이
골절되었다고 검사 결과 확인이 되었습니다.
아직도 붓기가 계속 남아 있습니다.
뼈가 더 벌어지면 철심을 박아야 할 수도
있다고 했었지만, 2주 뒤에 다시 엑스레이
촬영을 해보니까, 더 벌어지지는 않았다고
합니다.
지금으로부터 3~4년 전에 생리는 끝났어요.
새끼 발가락이라서 깁스는 해도 필요가
없어서 현재 테이핑을 하고 있습니다.
모 한방병원에서 알약(보골환)을
처방받았었는데요, 전혀 호전이 없었어요.
164cm 58~59kg입니다. 중성지방 약간 있는
정도 말고는 기저질환 전혀 없었구요.

❶⓿❺ 경기도 김포시, 만 56세, 여자

척추 11번 압박골절!!! 10일 전에 계단에서
넘어지면서 골절이 된 상황입니다.
2일 동안은 그냥 근육이 뭉쳐서 그런 것으로
생각하고 꼼짝않고 방에 누워만 있었는데,
계속 통증이 지속되어서 사진을 찍어보니까
골절되었다고 합니다. 진통제 처방을
받았구요, 통증은 거의 없어졌는데, 누웠다가
일어설 때 그리고 일어서 있다가 누울 때
간헐적으로 통증이 생기기는 합니다.
붓기는 원래 없었구요. 병원에서는 보호대를
하고서 3개월 정도는 있어야 한다고
했습니다.
기저질환은 없었어요. 10년 전 폐경되었어요.
사실 3년 전에도, 교통사고로 요추 1번
압박골절 있었습니다.
골다공증 소견(골밀도 수치는 당시 마이너스
3)이 3년 전에 있었는데요,
이번에 MRI 촬영하면서 골밀도 검사를 다시
받았는데, 마이너스 2.3 으로 나오더라구요.
운동을 나름 열심히 해서 골밀도 수치가
향상된 느낌이 있습니다.
소화기가 워낙 약한 편이예요. 평소에도 엄청
잘 체합니다.153.4cm 56.6kg입니다.

❶❶❻ 경기도 과천시, 만 52세, 여자

4주 전에 자전거를 타다가 넘어져서 우측
손목(주상골) 골절이 되었습니다.
불량한 형태로 부러진 것은 아니라서,
수술까지는 필요 없다고 하셨지만, 1년
전부터 제가 폐경이 된 상태라서, 골절 불유합
확률은 약 10% 정도 된다고 하셔서 좀 염려가
됩니다.
지금까지 깁스를 4주 동안 했었구요. 골진이
많이 나와야 할텐데 걱정입니다.
이번에 검사를 받아보니까, 제가 골감소증이
있다고 하네요.
164cm 59kg입니다. 고지혈증도 약간 있다고
하고, 콜레스테롤 수치도 약간 높다라고
들었습니다.
초음파상으로는 갑상선에 조그마한 결절이
있다고도 얘기 들었어요. 기저질환은 특별히
따로 없습니다.

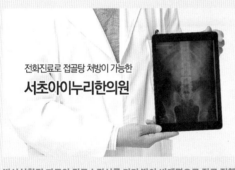

전화진료로 접골탕 처방이 가능한
서초아이누리한의원

방사선학적 자료와 진료소견서를 미리 받아 비대면으로 진료 진행
황만기 박사가 자료를 직접 분석하고, 직접 비대면 원격
전화상담을 통해 체계적으로 접골탕 처방을 진행해 드리고
있습니다.

❶❶❼ 경기도 부천시, 만 33세, 여자

우측 새끼발가락 쪽의 발등 골절!!! 4주 전에,
계단에서 급히 내려오다가 많이 굴렀습니다.
처음에는 골절이라고 생각을 전혀 못하고,
발목 염좌로만 생각했는데요,
계속 통증이 가라앉지 않아서 정형외과 가서
엑스레이 촬영해 보니까 골절로 나왔습니다.
통증은 현재 거의 없구요, 붓기는 아직

살짝 남아있는 상태예요. 걸을 때 살짝
저린 느낌 있어요. 지난 금요일에 엑스레이
촬영했는데요,
골절 당시 초기 상태와 거의 똑같은 상태라고
얘기를 들었어요. 특히 밤에 자고 일어나서
아침에 걸을 때 제일 많이 불편하구요, 약간씩
스트레칭한 이후에는 조금씩 괜찮아집니다.
현재, 알레르기성 기관지염 양약을 오랫동안
계속 복용하고 있어요. 158cm 45kg입니다.

❶❶❽ 경기도 군포시, 만 16세, 남자

우측 발목 내측 골절!!!
168cm 54~55kg입니다. 현재 피겨 스케이팅
주니어 국가대표 선수입니다.
이번 우측 발목 내측 골절은, 지난(2021)
1월달 훈련 도중에, 트리플 악셀 동작
수행 중에 발생하게 되었습니다. 사실
재작년(2019) 1월달에도 골절이 있었는데요,
그 때에는 5개월여만에 다 붙었는데요,
이번에는 너무 심하게 오래 가고 있습니다.
지난 금요일에는 철심 빼는 수술을 받은
상태입니다.
다른 골절 부위는 다 붙었는데, 우측 종골
내측 윗쪽 부분이 아직도 살짝 금이 가 있는
상태라고 얘기를 하시더라구요.
땀이 워낙 많은 편이예요. 우측에서 코피도
잘 납니다. 현재 골절의 틈 사이로 보형물을
집어넣었다고 합니다.

❶❶❾ 강원도 강릉시, 만 92세, 여자

제(따님)가 지난 16년 동안 저희
어머님(E님)의 뇌경색(우측 반신 마비)
수발을 들었습니다. 현재는 요양원에다가
모셨는데요, 최근 들어서 치매 증세가 더
심해지셨어요. 욕하는 치매이십니다.
2일 전, 입원해 계신 요양원에서 담당
요양사의 거친 행동 등 관리 부족으로 인해
(요양사가 저희 어머님의 마비된 우측
팔을 안 올라간다고 하면서 비틀어서 위로

치켜올림) 우측 상완골과 우측 쇄골 골절이
발생했습니다. MRI 촬영을 해보니까, 상완골
주위는 V자로 조각이 난 상태라고 하고, 우측
쇄골도 일부 금이 갔다고 하네요. 통증이 심한
상태로 보여집니다.
이렇게 뼈가 약한 사람은 처음 봤다라고 담당
정형외과 의사 선생님이 제게 말씀하셨어요.
골다공증도 심한 상태이세요. 수술이
불가하다고 하십니다.
현재 체중이 31kg 밖에 안 되세요. 만성
식욕부진!!! 너무 심하시구요.
키는 150cm가 안 되는 왜소한 체형이세요.
사실은 왼쪽 팔의 경우, 힘이 오히려 너무나
더 좋아지신 듯 하기도 해요.

❶❶❶ 서울특별시 강서구, 만 62세, 여자
골다공증!!! 골다공증 양약 복용 중인데요,
부작용 때문에 골다공증 양약을 제대로 잘 못
먹고 있는 상황입니다.
49-50kg 156cm입니다. 약간 복부
비만이세요.
평소 시력이 좀 안 좋은 편이시구요. 건망증도
있으십니다. 고지혈증도 좀 있으신데요,
이런 부분들도 다 잘 감안해서 접골탕과 같이
처방해 주세요.
골절 기왕력 없고, 기저질환 때문에 특별히
복용 중인 양약도 없습니다.
당뇨 전단계라는, 공복시 혈당 검사 결과는
받은 상태이긴 해요.

14년 연속 안전성과 유효성이 검증된 GAP인증 최고등급 한약재만을 사용
'GAP인증'은 농산물의 생산, 수확 후 관리 및 유통의 단계까지 농업환경(토양·수질 등) 및 농산물에 잔류할 수 있는
유해물질(농약·세균·중금속 등)을 중점 관리하여 농산물의 안전성을 국가적으로 확보하고 농업환경을 보전하기 위한 국가인증
제도입니다.

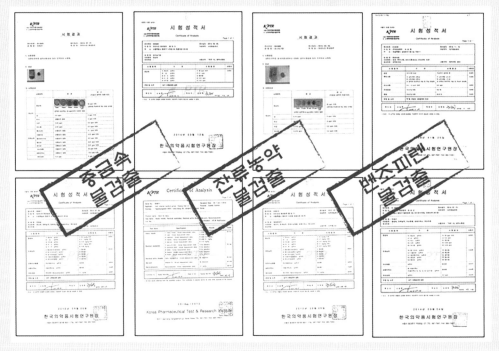

❶❶❶ 경기도 고양시, 만 52세, 여자

우측 갈비뼈(5개) 골절!!! 현재 병원에
입원중입니다.
자다가 주방에 물 먹으러 나가면서 미끄러져
넘어지는 과정에서, 식탁 테이블 모서리에
심하게 옆구리를 찧었습니다.
갈비뼈 앞쪽 3개와 뒷쪽 2개 총 5군데 골절이
되었다고 합니다.
식욕은 다행히 괜찮아요. 평소에 그나마
제가, 운동을 좀 많이 했었어요. 건강검진상
내과적으로는 완전 깨끗했구요.
다만, 골다공증 주사를 2회 맞았긴 했습니다.
생리는 2년 전에 완전히 끝났어요.
153cm 48.5kg 상태입니다.

❶❶❷ 서울특별시 마포구, 만 13세, 남자

6월 중순에 평행봉에서 떨어지면서, 좌측
쇄골(몸통부) 골절 부상을 입게 되었습니다.
수술은 하지 않았고, 일단 3개월 정도
진행 경과를 좀 보자고 병원에서 얘기를
하셨습니다. 현재 팔자 붕대를 시행한
상태예요. 162~3cm 54kg입니다.
행동이 평소에 좀 예민한 편이예요.
성장과 비염 등 이유로 예전에 한약 많이
복용했었습니다. 피부도 좀 예민한 편입니다.
여드름 좀 많구요. 변성기도 온 상태입니다.
밥을 소식하는 경향 뚜렷하구요. 약간
변비끼도 있습니다. 잠은 잘 자는 편이예요.

❶❶❸ 충청남도 천안시, 만 61세, 남자

우측 발꿈치 골절!!! 아직도 병원에서 계속
입원 중입니다.
높은 곳에서 떨어졌는데, 마침 바닥에
큰 돌멩이가 있어서, 우측 발꿈치가
부러졌습니다.
지난 7월 26일 수술했습니다. 철심을 박은 것
같은데, 설명을 잘 안 해 주셨어요.
현재 통증은 별로 없습니다. 167cm 56kg
이구요.

고혈압 양약을 4년 전부터 복용 중입니다.
당뇨는 없구요. 술과 담배는 조금씩 하고
있습니다.

❶❶❹ 경기도 용인시, 만 71세, 남자

아킬레스건염!!!으로 최근에 수술을 받은
상태입니다.
사실 1년여 전부터 아킬레스건염으로,
정형외과에서 충격파 치료와 물리치료 및
전기신경치료 등 받았었구요. 별로 효과가
없어서 다시 추가로 10~11회 한의원에
가서 봉독치료도 받았습니다. 침치료도
시행받았구요.
치료 이후에 MRI 촬영을 해보니 여전한
상황이라서, 지난 주 월요일에 결국은 수술을
받은 상태입니다.
즉, 아킬레스건과 종골 사이에 덧뼈가 자라서
아킬레스건을 찌르는 것이 원인이라고
해서, 그 덧뼈를 절개하고서 아킬레스건을
이어붙인 상태인데요,
수술 이후 5일차 정도에 발을 잘못 디디는
과정에서 응급으로 MRI 촬영을 해보니,
20% 정도가 (이어 붙여진 것이) 떨어진
상태라고 해서, 원래는 석고 깁스로 6주를
예상했었는데, 현재 상태에서는 일단
수술하기가 어려운 상태이므로, 석고 깁스
8주로 2주 연장 예후 진단을 받은 상태입니다.
제가 이런저런 근골격계 병증들이 상당히
많았습니다.
10년 전에는 우측 복숭아뼈가 깨졌었구요.
양쪽 무릎 연골도 많이 닳았다고 해서
줄기세포 시술(우측 2회 좌측 1회)도
받았었습니다. 4~5년 전에는 회전근개
파열(양쪽)도 있었어요.
방아쇠수지(우측 3번째 손가락) 수술도
받았는데, 방아쇠수지는 예후가 안 좋아요.
아침에 일어날 때마다, 뼈마디가 너무
아프고 손가락 끝이 많이 붓습니다. 그래서
접혀지지가 않을 정도예요.

우측 발가락 물혹 수술도 이전에
받았었는데요. 최근 아킬레스건염 수술
받을 때, 좌측 발가락 물혹도 같이 제거 수술
받았습니다. 그래도 전반적으로는, 수술 이후
회복력은 좋은 편이었어요.
고혈압 양약 15년 동안 복용 중입니다.
콜레스테롤 양약도 복용중이구요.
평소 등산을 포함해서 운동을 많이 했어요. 또
웨이트 트레이닝도 오래 했습니다.
1년에 1회씩 삼성의료원 가서 전체적으로
검사를 받았는데요, 아직까지는 전반적으로
괜찮다고 합니다.
25년 전 담낭 용종 떼어내는 수술 받았었구요.
30년 전에 치질 수술 받았었습니다.
최근 들어서는 폐결절이 있다고 하는데, 경과
관찰 중이지만, 특별히 커지거나 하지는 않고
있는 상태입니다.
골밀도 검사상 별무소견이었구요. 혈관도
건강한 편이라고 합니다. 172cm 78kg입니다.

❶❶❺ 전라북도 익산시, 만 45세, 남자
남자 2명으로부터 집단 폭행을 당해서
입원을 했습니다. 현재 왼쪽 늑골(11번)
1개와, 척추뼈 1개(척추뼈 1개의 일부가 작은
조각으로 부러져서 나왔다고 표현하심)
그리고 왼쪽 3번째 손가락뼈 골절이 된
상태입니다.
얼굴(머리)도 상대방 주먹으로 엄청 많이
맞았습니다. 몸의 여러 군데에 타박상도
많아요. 대학병원에서는 전치 4주만 딱
진단서를 끊어 주었습니다. 입술도 현재
10바늘 꼬맨 상태입니다.
허리 윗쪽(등)도 많이 맞아서 엄청 아프다고
하는 상황입니다.
170cm 65~70kg입니다.

❶❶❻ 경상북도 김천시, 만 56세, 여자
지난 7월 2일 자전거를 타고 가다가 갑자기
제가 정신을 잃으면서 자전거 낙상이 되어

골절 부상을 입게 되었습니다. 갈비뼈 골절!!!
늑골(우측) 4개가 부러지고, 좌측 늑골에는
1개가 금이 갔다고 했습니다.
그런데 현재 상황은, 사고 당시 더 심하게
골절된 우측 갈비뼈 부위는 거의 전혀 아프지
않은데요,
별로 심하게 다친 것 같지 않았던 좌측
갈비뼈 부위에 통증이 지속되고 있어서 매우
불편합니다.
사실 이번에 쇄골도 같이 골절이 되었는데요,
쇄골은 이미 다 나은 듯 합니다.
제가 현재 우측 보조기를 차고 있으니까 자꾸
좌측으로 힘이 더 계속 많이 쏠리다 보니,
좌측으로 통증이 계속 있는 것 같기도 합니다.
이번에 골다공증 검사상 (또래 기준으로 했을
때에는) 괜찮은 정도라고 얘기는 들었습니다.
(최근 살이 확 많이 찌면서 현재 체중은)
68~9kg이구요, 키는 163cm입니다. (원래
체중은 63~64kg이었었다고 말씀하셨음)

❶❶❼ 울산광역시, 만 37세, 남자
1주일 전에 일을 하다가 넘어졌는데 단순
타박상이라고 생각하고서 일을 계속
했었는데요, 지속적으로 너무 많이 아파서
병원에 가서 사진을 찍었는데,
우측 발목뼈!!!에 골절이 생겨서 약간의
조각도 나 있다고 하더라구요.
수술을 하게 되면 입원을 오래 해야 하니까,
수술은 안 받겠다고 했구요. 현재도 약간의
통증은 있어요.
(직업적으로) 계속 서 있거나 계속 걸어야
되는 상황입니다.
술은 평소에 좀 하구요. 담배는 안 합니다.
건강검진상, 당뇨는 살짝 있는 정도라고
합니다.
키와 체중은, 각각 170cm 88kg입니다. 고기를
좋아해요.
현재 복용하고 있는 양약은 없습니다.

❶❶❽ 경기도 고양시, 만 62세, 여자

우측 어깨뼈 골절!!! 1주일 전에 침대
낙상으로 인한 골절 부상을 입게 되었습니다.
병원에서는 어깨뼈가 뚝 부러졌다고
하더라구요. 첫날에만 통증 있었구요.
현재는 (8자 붕대도 안 했고) 단순 팔걸이
정도만 시행 받았어요.
가급적 최대한 어깨뼈는 쓰지 말고 있으라고
얘기 들었습니다.
약 5년 전, 우측 손목 골절로, 당시에는 철심
박는 수술을 받았어요.
하지만, 내과적으로는 기저질환 전혀
없습니다. 50kg 165cm입니다.

❶❶❾ 경기도 고양시, 만 43세, 여자

자전거를 타다가 넘어지면서, 좌측 갈비뼈(총
3개)가 부러졌습니다.
그 중 하나의 갈비뼈가 하필이면 좌측 폐를
침범해서 기흉도 생겼습니다.
길가(인도)에 이끼가 많이 끼어 있어서,
완전히 심하게 (큰 교통사고와 다름없이)
넘어진 것입니다.
164cm 53kg 위염 약간 있습니다.
8년 전에 자궁내막증 시술 받았구요. 약간의
생리불순 그리고 약간의 월경통이 있습니다.
예전에(20대 시절) 녹용이 가미된 한약 복용
이후, 알러지 반응 있었습니다.
산후조리 한약은 엄청 효과가 좋았습니다.
골감소증 있다고 합니다. 걷기 운동 열심히
하고 있어요.

❶❷⓿ 경기도 용인시, 만 38세, 여자

9일 전에 저상 침대에서 위로 올라가다가
발을 심하게 겹질렀습니다.
병원에 가서 확인을 해보니, 좌측 (새끼
발가락 쪽) 3군데 중족골 골절 진단이
나왔구요. 예후는 6주 진단을 받았습니다.
발등 봉합 수술도 받았고, 간이 깁스를 시행한
상태입니다.

간이 깁스라도 빨리 풀렀으면 제발 좋겠어요.
지금은 통증은 별로 없어요. 골유합 기간을
1~2주라도 단축시키고 싶습니다.
제가 검사를 해보면 골감소증이 있다는
얘기를 간간이 좀 들었습니다.
담배는 조금 피우고 있어요. 51.8kg
163cm입니다.

❶❷❶ 대구광역시, 만 58세, 여자

에스컬레이터 타려고 입구로 들어가려는데,
발판(스테인레스)이 빗물에 젖어 있는 것을
모르고 무심코 밟았었다가 크게 앞으로
넘어지면서 낙상으로 인해 얼굴/팔꿈치/우측
어깨 쪽에 부상을 입었습니다.
얼굴과 팔꿈치에는 문제가 없었는데, 우측
어깨(2군데)는 골절이 되었어요.
한 군데는 금이 갔다고 했었고, 다른 한
군데는 으스러졌다고 해서, 철심 박는 수술을
받았어요.
그래서 8월 6일에는 뼈가 다 붙었다고 진단을
받았었구요. 재활치료는 그 동안에도 계속
했습니다. 그런데, 지난 8월 20일날 어떤
물리치료사(대타-여자)가 재활을 위해
어깨 스트레칭을 시행해 주다가 '우측 갈비뼈
골절(1군데)' 부상을 당하게 되었어요.
어깨만 아픈 것이 아니라 숨을 들이마실 때도
그렇고 기침할 때도 그렇고 계속 갈비뼈 쪽이
많이 아팠었어요. 하지만 설마 뼈가 부러졌을
것이라고는 당시에는 상상도 못했어요.
그런데, 8월 26일에 센터장이 도수치료를 할
때 팔이 계속 안 올라가고 갈비뼈 쪽에 통증이
지속되어서 센터장 권유로 8월 26일에 바로
엑스레이와 초음파 촬영을 했었는데요, 그
때서야 우측 갈비뼈 골절이 확인된 것입니다.
8월 27일에 예전에 어깨를 수술해 주셨었던
의사 선생님한테서 재상담을 받아 보니까,
어깨가 너무 많이 굳어서 애를 먹고
있어서 철심을 10월달에 제거하자라고
하시더라구요.

즉, 어깨 관절을 부드럽게 하는 수술을 하자는 얘기를 하셨어요.

사실 저도, 제 우측 어깨가 계속 너무 많이 굳어간다는 주관적인 느낌을 정말 피부로 느끼고 있습니다.

슬슬 찬바람이 부니까 더 굳어가는 느낌을 받습니다. 골다공증은 없지만, 골감소증은 있다고 합니다.

어깨 수술 집도의 선생님이, 수술하면서 보니까, 실제로 뼈가 너무너무 가는 편이라고 하시더라구요.

현재는 진통소염제만 먹고 있어요. 팔은 움직이지 말고 가벼운 산책 정도만 계속 하라고 얘기 들었어요.

통증은 초반보다는 좀 덜 한 상태예요. 49kg 159.5cm입니다.

신장결석이 있어서, 체외충격파 시술 받아서, 물은 평소에 좀 많이 먹는 편입니다.

❶❷❷ 서울특별시 서초구, 만 39세, 남자

좌측 발목 골절(외과첨 부위)!!!

인도에서 걸어가다가, 인도와 자전거도로 사이의 턱에 발을 접질리면서 낙상이 되었습니다.

계속 통증과 붓기가 지속되어서 엑스레이 촬영을 해보니, 골절이라고 하더라구요.

그런데 초기 골절 소견보다는 움직임이 계속 가중되어서 그런지 더 균열이 간 상태라서, 안되겠다 싶어서 산골(자연동)을 검색하다가, 황만기 원장님의 민족민족의학신문 칼럼과 유튜브 방송 동영상을 보고서 신뢰가 많이 생겨서, 집도 가깝고 해서 이렇게 직접 찾아뵙게 되었습니다.

현재 178cm 80kg입니다. 식도염(목 이물감)과 위염 약간 있어요. 현재 진통소염제 복용 중이구요. 산골(자연동)은 딱 1주일 동안만 먹었습니다.

간헐적으로 두드러기(피부염)처럼 알레르기 증세가 나타납니다.

(좌측 발에 부목을 하고, 흰색 붕대를 칭칭 감고 오셨음) 기저질환 전혀 없습니다.

❶❷❸ 경기도 남양주시, 만 44세, 여자

좌측 고관절 골절!!! 지난 8월 2일 자전거 낙상(시멘트 바닥에 넘어졌음)으로 골절이 되었습니다.

사실 낙상(부상) 초기에는 좌측 무릎이 훨씬 더 아프고 훨씬 더 심하게 다친 것 같아서(피멍이 들었음) 좌측 무릎에 대해서만 엑스레이를 촬영했었어요.

무릎은 다행히 별다르게 문제가 없다고 해서 괜찮겠지 싶었는데 고관절도 아프게 되어서 다음 날(8월 3일)에 고관절 엑스레이를 촬영했습니다. 그런데 8월 3일 당시에는 고관절 골절이 방사선학적으로도 안 보였습니다.

계속 통증이 지속되고 걷는 것이 너무나 어려워서 다시 8월 23일 정형외과에 가서 재촬영을 했었는데요. 골절되었다고 해서, 바로 @@대(구리) 병원 응급실로 가서 검사를 받고 입원을 한 다음 일주일 후 수술까지 받았습니다.

9월 1일(2일 전)에 퇴원했습니다. 다행히 골절 수술 경과는 좋다고 하구요, 철심을 몇 개 박았었는지는 모르지만 암튼 철심을 박아 넣었습니다. 그나마 골반 안쪽 골절이라서 3주 동안 보행을 하면서도 더 심하게는 균열되지 않았었다고 하네요.

골절인 것을 모르고 돌아다녔었던 3주 동안 정말 엄청 심하게 많이 아팠습니다.

최근 생리통 때문에 어혈 빼주는 한약을 근처 한의원에서 복용했었어요.

제가 목 디스크도 있었습니다. 원래가 일자목이예요. 그래서 그런지 침 삼키면 아프기도 해요.

현재, 수술 후유증 때문에 그런지는 몰라도, 어지러움!!!이 많은 상황이라서 걱정됩니다. 또 넘어지면 골절 부위가 더 악화될 것도 같은 생각이 들어요. 마약성 진통제 복용의 부작용일 수도 있을 것도 같아요.
170cm 61kg입니다.
0.1 차이로 골감소증은 아니라고 하지만 거의 골감소증 경계에 놓여 있다고 합니다.
평소 소화도 잘 안 됩니다. 평소 생리통이 엄청 심해요. 기저질환은 전혀 없었구요.
저희 아버님이 담도암이셨긴 했지만 저는 아직까지는 괜찮습니다.
술담배 전혀 안 해요. 방광이 약해서 그런지, 소변도 꽤 자주 봅니다.
역류성 식도염!!! 있습니다. 그래서 쉰목소리가 자주 납니다.
위궤양을 10년 전에 앓았었구요. 보##병원 다녔었습니다.

❶❷❹ 경기도 의왕시, 만 81세, 남자

(S32820 좌골의 골절, 폐쇄성) 고관절 골절!!!
2주 전 욕실에서 낙상 사고가 있었습니다.
원래 골다공증 심함!!!
2차 병원에 내원해서 CT 촬영 했었는데요, 정형외과적 수술을 할 수 없는 부위에 골절이 되었다고 합니다.
기저질환 없으시구요. 담배는 끊으셨지만, 술은 거의 매일 드십니다.

농사 짓는 일 하고 계십니다. 지금은 통증은 많이 완화된 상태이신 듯 해요.

❶❷❺ 부산광역시, 만 64세, 여자

(나중에 시간이 한참 지나서 되돌이켜 보니)
지난 7월 11일경(등산 갔다가 하산하던 중 낙상)에 골절이 되었던 것 같습니다. 산에서 빨리 급하게 내려오다가 미끌어졌었어요.
당시에는 우측 팔과 우측 다리에 단순한 찰과상만 입었다고 생각하고, 해당 부위에 소독 치료만 했었습니다.
수영을 하러 갔었는데요, 좌측 4번째 발가락이 점점 아프기 시작했어요.
그래서, 수영장의 레인에 나도 모르게 부딪혔었구나 라고만 생각했습니다.
나아지겠지 싶었는데요, 붓기가 계속 잘 안 빠졌습니다.
부종 때문에 오리발 할 때마다 힘든 상태가 되었어요. 발바닥도 같이 아프게 되었구요.
이거 안되겠구나 싶어서 정형외과에 갔었는데요(8월 26일) 그 때가 돼서야 골절을 확인하게 되었습니다.
그런데 정형외과에서는 시간이 한참이나 지나서 더 이상 특별히 해줄 수 있는 것이 없다라고 얘기를 들었어요.

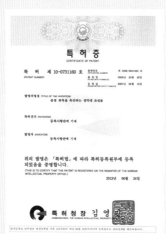
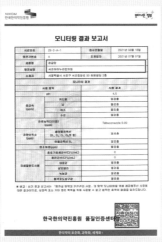
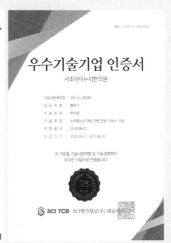

진통소염제 정도만 처방 받았습니다.
그런데 다음 주에 가서 또 엑스레이를
찍어보니까 자꾸 제가 깁스 없이 움직여서
그런지 오히려 뼈 사이의 균열이 더 생겼음을
확인했습니다.
정형외과에서는 100%로 뼈가 붙는다는
보장은 없지만, 발가락에 핀은 넣어줄 수
있다고 하는 얘기를 들었습니다.
그래서 (실망스러워서) 골절(뼈) 전문병원에
갔었어요. 이런저런 정보를 찾아보았는데요,
드디어 9월 2일에 황원장님이 유튜브에서
특허한약 접골탕에 대한 자세한 설명을
해주신 동영상을 보았습니다.
즉, 현재까지 골절 이후로 핀 박는 수술이나
깁스를 전혀 안 하고 완전히 방치된
상태였습니다.
참, 2011년 유방암(우측) 수술을 받았었기
때문에 사실 한약 복용에 대해서 많이 좀
망설였습니다.
158cm 50kg입니다. 기저질환은 없습니다.

❶❷❻ 경기도 성남시, 만 64세, 남자

약 7주 전에 좌측 발등(새끼 발가락 쪽의
중족골 부위) 골절상을 당하게 되었습니다.
높은 곳에서 내려오다가 바닥면이
깊게 파인 줄 전혀 모르고 발을 헛디딘
상태였고(낙상), 다리가 완전히 꺾여진
상태에서 정형외과 병원에 가보니까 골절이
되었다고 해서, 부목(반깁스)을 하고 계속
있었습니다.
지금까지 엑스레이를 5번 찍었는데요, 며칠
전 엑스레이 촬영을 해보니, 이제 거의 다
붙은(90%) 상태라도 들었습니다.
사실 현재 평상시에는 반깁스를 풀고서
살살 걸어다니는 상태이구요, 계단 오르내릴
때에만 깁스 착용을 하면서 움직이고
있습니다.
4~5년 전부터 고혈압약 복용 중입니다.
160cm 61~2kg입니다.

(사실 어깨도 많이 아픈 상태예요. 작년
상반기에 회사에서 일하다가, 사다리에서
바닥으로 굴러 떨어져서, 우측 어깨 인대파열
손상을 입어서, 현재까지도 팔을 뒤로 젖힐
때 많이 아픈 상태입니다. 수술하기도
애매하다고 해서, 현재 어깨는 자연회복
권유받았어요.)

❶❷❼ 대전광역시, 만 62세, 남자

공사(건설) 현장에서 일하다가 다쳤습니다.
지난 8월 18일에, 철품 바닥에 깔려서 1미터
정도 끌려갔습니다. 스틸폼(빔) 형태에
왼쪽 엄지발가락 등을 다치게 되었습니다.
진단명은 다음과 같습니다.
엄지발가락 골절 폐쇄성/발의 입방뼈 골절
폐쇄성/종골의 골절 폐쇄성 발목 및 발목
부위의 인대 파열로 정형외과에서 수술을
받았구요.
철심을 총 3군데 박았다고 들었습니다. 현재
반깁스 상태예요.
통증은 날씨에 따라 욱신거리는 증세 말고는
별로 없구요. 가끔씩 발바닥이 화끈거립니다.
진통소염제를 복용(하루 3회)하고 있구요.
이번 달 말에 핀을 뺄 예정입니다.
기저질환은 없습니다. 167cm 58~60kg
입니다. 제가 평소에 소화기(위)가 약한 편인
것 같습니다.

❶❷❽ 경상남도 거제시, 만 9세, 남아

지난 8월 25일 우측 허벅지(우측 대퇴부)
골절!!! 부상이 있었습니다. 아파트 욕실에서
크게 넘어졌어요.
그런데 특이하게도(이번에 알게 된 사실이긴
한데요), 아이에게 우측 '고립성 골낭종' 소견
(우측 대퇴부에 뼈 이외의 낭종 같은 다른
조직으로 뼈 일부가 채워져 있음)도 있어서,
골유합이 많이 더딜 듯 하다는 얘기를
들었습니다.
8월 26일에 수술 했구요. 염증 수치가

높아서 항생제를 처방 받았는데요, 항생제 부작용으로 고열이 떠서, (처음 예상보다는 조금 늦게) 즉 9월 13일에 퇴원을 하게 되었습니다.

9월 17일에 엑스레이 촬영 했는데요, 골진이 전혀 분비되지 않고 있다라고 하셨습니다. 150cm 53-54kg이구요. 늘 체형이 상위 5% 이내의 건강한 아이였습니다. 편식(고기류 좋아함) 좀 있어요.

예전에 (우측?) 일과성 고관절 활액낭염 1회 있었고, (우측?) 발목 염좌도 1회 있었습니다. (역시 이번에 알게 된 사실인데요) 좌측 대퇴부도 '고립성 골낭종'이 (우측 고립성 골낭종보다는 심각도 측면에서) 약하게 존재하고 있다고 하시더라구요.

❶❷❾ 인천광역시, 만 59세, 여자

제 아내(C님)가 현재 말기암 환자입니다. 유방암 3기 진단을 2018년 7월에 받았었구요. 간/요추/흉추로 전이되었음을 2019년 1월에 확인했습니다.또한 뇌로도 전이되었음을 2019년 7월에 확인했습니다.

2019년 11월부터 표적 항암치료를 받고 있습니다. 장기 쪽의 암은 좀 잡혔는데요, 뼈암이 심해졌어요.

흉추 11번과 요추 2번 압박골절이 2020년 5월에 발생되었구요. 현재까지도, 골절 회복이 안 되고 있습니다.

현재 척추보조기 착용 중이구요. 척추 통증이 심합니다.

올해 3월에 갑자기 쓰러졌는데요. 뇌 MRI 촬영을 해보니 벌써 20군데 이상 뇌로 전이된 상태임을 확인했습니다.

(우리나라에서는 방사선 요법 시행을 못 해준다고 해서) 일본에 넘어가서 방사선 치료를 받았습니다.

뇌에는 어느 정도 효과가 있었는데요. 지난 8월부터 계속해서 밥을 못 먹고 있어요. 수저를 들 의지가 없어진 듯 싶습니다. 아무리 밥을 씹어도 목 안으로 못 넘기는 상태이구요. 고기도 야채도 모두 그런 상태입니다.

암성 악액질!!!에 도움이 되는 한약 처방도 특허한약 접골탕과 같이 좀 받고 싶습니다. 특히 식욕이 조금이라도 좋아지면 좋겠습니다. 현재 근육 소실 많이 되고 있어요. 현재 체중은 42-43kg 밖에 안 됩니다. 9월부터 벌써 3kg이나 빠졌어요. 사실 암 걸리기 전에는 56-57kg였습니다. 키는 현재는 158cm(압박골절로 2~3cm 줄었음)입니다.

S한방병원에서 너무 약하게 @@@탕을 상비약처럼 처방받기는 했는데요,너무 순해서 그런지 전혀 효과가 없었어요. H@@@병원에서 영양수액으로 지금 버티고 있어요.

❶❸❿ 서울특별시 광진구, 만 66세, 여자

골다공증 상담 및 접골탕 상담!!!

작년 7월달에 (우연히) 스트레칭을 좀 세게 열심히 하다가 그랬는지 아니면 그 시간대(7월) 즈음에 세라젬 기계를 통해서 너무 강하게 마사지를 받는 과정에서 그랬는지, 정확한 골절 유발 물리적 원인은 확인할 수 없지만, 암튼 허리가 너무너무 계속 영 안 좋아서 정형외과에 갔더니 MRI 촬영 이후 요추 1번 압박골절!!!을 진단받게 되었습니다.

그래서, 병원에 입원을 하고서, 뼈를 붙인다고 계속 침대에 누워만 있었어요.

시멘트 시술 권유 받았지만, 시멘트 시술을 안 받았습니다.

최근 좌측 다리 쪽으로 계속 힘이 없고 도수 치료를 받았는데 담당 선생님이 제게 뼈가 약간 휘어졌다고 얘기 하더라구요.

요즘 들어서 허리가 자꾸 구부러지는 상태예요. 압박골절 확인 이후에 홍화씨가 좋다고 해서, 몇 번 주문해서 홍화씨도 먹었어요.

골다공증도 약간 있다고 들었긴 했지만,
내과적으로는 또는 전체적으로는 나름
건강한 편이예요.
평소에 약간 소화가 안 되는 편이고, 장이 좀
예민해서 간혹 복통도 느끼고, 가끔씩 배에
가스도 차는 상태입니다.
158cm이고 64~65kg입니다. 현재 콜라겐
먹고 있어요.
몇 년 전에 지하철에서 넘어진 이후에 무릎도
안 좋은 편이예요. 6개월에 1회씩 연골주사도
맞고 있어요.

❶❸❶ 경상남도 거제시, 만 50세, 여자

현재 우측 발목 골절로 수술 후 입원 중인
상태입니다.
지난 9월 12일에 계단에서 내려오다가 우측
발목 골절이 되었어요. 당일(9월 12일)에
철심을 박는 수술을 받았습니다.
현재 통증은 크게 없습니다. 다음 주 월요일에
실밥을 뽑고, 통깁스를 하고, 4주 정도
경과를 보고, 보행을 조금씩 시작하게 될 것
같습니다.
160cm 53kg이구요. 기저질환은 전혀
없습니다. 폐경 상태(1~2년 전부터)이구요.
골다공증 검사를 이번에 받았는데요, 골밀도
수치가 많이 안 좋아서(50% 정도 비어있다고
함) 골다공증 양약 처방도 받았습니다.

❶❸❷ 경상남도 진해시, 만 63세, 여자

좌측 발가락 총 3개 골절(3~5번째 발가락)!!!
지난 8월 12일, 계단에서 내려오다가 낙상이
되었습니다.
아직도 통증은 약간 남아 있어요. 가급적이면
발뒷꿈치로 조심스럽게만 발을 디디라고
해서 디뎌 봤는데요, 다리가 붓게 되었어요.
1달이 넘은 현재까지 별다른 차도가 전혀
없는 상황입니다. 지금 목발을 짚고 다니고
있습니다.
폐경은 52(~3)세 때 되었어요. 골다공증

없었구요. 이번이 첫번째 골절입니다.
2~3년 전에 쇼그렌 증후군 진단 받았습니다.
159cm 54.6kg 체형입니다.
(누워있을 때) 다리를 내리면 통증이 생기고,
다리를 올리면 통증이 완화되는 상황이예요.

❶❸❸ 경기도 성남시, 만 55세, 남자

어제(금) 자전거를 타다가 (당산교 아래
위치에서) 앞에서 가는 자전거를 피하다가
바닥에 심하게 넘어졌는데요,
우측 손으로 전체 하중을 받으면서 바닥에
넘어졌어요. 바로 근처 정형외과에 가서
엑스레이와 CT 촬영을 했는데요,
손목뼈 2개가 골절된 상태라고 진단받았고,
반깁스를 했습니다.
추후 경과를 보아 통깁스도 예정입니다.
손목뼈가 잘 붙지 않는 뼈이다라고
정형외과에서 얘기를 들었습니다.
164cm 63kg이구요. 기왕력 수술력 전혀 없고,
기저질환도 전혀 없습니다. 담배와 술도 안
합니다. 건강관리를 나름 열심히 하는 편이고
운동도 열심히 하고 있어요.
지루성 피부염으로, 2년 전에 진단을
받아서 피부과에서 1년 반 정도 치료를
받았었습니다.

❶❸❹ 충청남도 천안시, 만 21세, 남자

지난 9월 19(or 20)일 경에 피로(스트레스)
골절 부상을 당하게 되었습니다.
좌측 새끼 발가락하고 뒷꿈치 사이의
뼈(정형외과 진료소견서 상으로는, 5th
MT Stress Fracture, Lt) 1군데가 골절이 된
것입니다.
23일(목요일)에 수술(핀 박는 수술)을 잘
받았습니다. 현재 반깁스를 한 상태이구요.
2주 후에 다시 엑스레이 찍자라고
얘기하셨습니다. 2주 후 쯤에 실밥을
풀 예정인 것 같구요. 현재 통증은 남아
있어서 진통소염제(위장약도 포함) 처방을

뼈 재생 약재 5

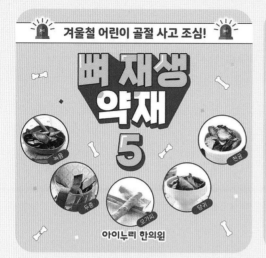

아이누리 한의원

뼈 재생 약재 ❶

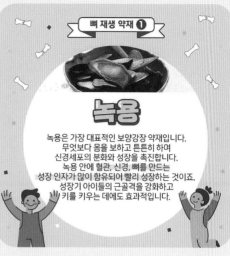

녹용

녹용은 가장 대표적인 보양강장 약재입니다.
무엇보다 몸을 보하고 튼튼히 하며
신경세포의 분화와 성장을 촉진합니다.
녹용 안에 혈관, 신경, 뼈를 만드는
성장 인자가 많이 함유되어 빨리 성장하는 것이죠.
성장기 아이들의 근골격을 강화하고
키를 키우는 데에도 효과적입니다.

뼈 재생 약재 ❷

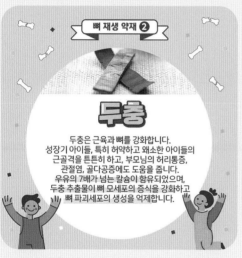

두충

두충은 근육과 뼈를 강화합니다.
성장기 아이들, 특히 허약하고 왜소한 아이들의
근골격을 튼튼히 하고, 부모님의 허리통증,
관절염, 골다공증에도 도움을 줍니다.
우유의 7배가 넘는 칼슘이 함유되었으며,
두충 추출물이 뼈 모세포의 증식을 강화하고
뼈 파괴세포의 생성을 억제합니다.

뼈 재생 약재 ❸

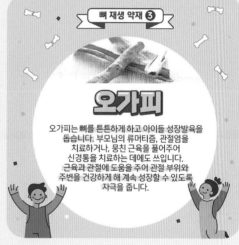

오가피

오가피는 뼈를 튼튼하게 하고 아이들 성장발육을
돕습니다. 부모님의 류머티즘, 관절염을
치료하거나, 뭉친 근육을 풀어주어
신경통을 치료하는 데에도 쓰입니다.
근육과 관절에 도움을 주어 관절 부위와
주변을 건강하게 해 계속 성장할 수 있도록
자극을 줍니다.

뼈 재생 약재 ❹

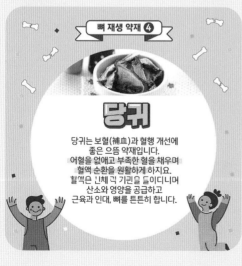

당귀

당귀는 보혈(補血)과 혈행 개선에
좋은 으뜸 약재입니다.
어혈을 없애고 부족한 혈을 채우며
혈액 순환을 원활하게 하지요.
혈액은 신체 각 기관을 들이디니며
산소와 영양을 공급하고
근육과 인대, 뼈를 튼튼히 합니다.

뼈 재생 약재 ❺

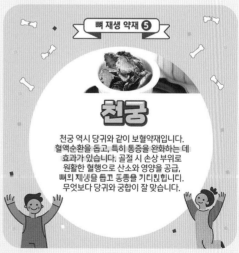

천궁

천궁 역시 당귀와 같이 보혈약재입니다.
혈액순환을 돕고, 특히 통증을 완화하는 데
효과가 있습니다. 골절 시 손상 부위로
원활한 혈행으로 산소와 영양을 공급,
뼈의 재생을 돕고 통증을 가리빗힙니다.
무엇보다 당귀와 궁합이 잘 맞습니다.

뼈 재생 약재 5가지

받았구요. 붓기는 특별히 없었고, 멍만 심하게
있었습니다.
축구에서의 포지션은 센터백입니다. 183cm
75kg 체형이구요.
1년 전에도, 우측 고관절 쪽으로 비구 골절이
되어서, 서울@@병원 유명한 교수님한테서
수술을 받았었습니다.
아무래도 태클이나 점프 동작이 많다 보니
부상이 좀 있었네요.
서울@@병원 그 담당주치의 교수님이,
관절경으로 비구 골절 수술을 할 수 있는,
대한민국 3명 중 1명이셨다고 합니다.
그 때도 사실 천안의 모 한의원(@@대학교
출신 한의사)에서 한약 처방을 받았었어요.
제 아들(K)은 현재 @@대학교 소속 축구
선수이며 이번 12월달에 프로 지명이 있는
아주아주 중요한 상황이라서 최대한 빨리
뼈가 붙어야 되는 상황입니다.

❶❸❺ 서울특별시 금천구, 만 63세, 여자
3년 전 뇌출혈로 인해 우측이 편마비되어서
재활을 열심히 하고서 몸이 그래도 많이
회복되었는데요, 최근(5일 전) 계단에서
굴러서 우측 갈비뼈 3개가 부러졌습니다.
1개 갈비뼈(2번?)는 부러졌고(등쪽 부위로),
2개 갈비뼈는 금이 갔다고 하네요.
정확하게 몇번 몇번인지는 모르구요, 아마도
윗쪽 갈비뼈인 것 같아요.
우측 팔을 들 때 좀 힘들고, 누웠다가 일어날
때 결림이 있어요.
비염 약간 있구요. 뇌출혈이 아직 완전하게
회복되지 않았는지, 찬바람이 불면 약간
어둔한 느낌이 있고, 얼굴도 마비감이 약간
보입니다.
160cm 62kg 고혈압 당뇨 전혀 없습니다.
뇌출혈 발생 15일 전에 비행기 선반에
놓여진 가방짐이 머리로 세게 떨어졌어요.
인과 관계가 있었는지는 모르겠지만, 아뭏든
15일후에 뇌출혈이 생겼네요.

갑상선이 약간 있었어요. 평소에 스트레스
많이 받았습니다.

❶❸❻ 서울특별시 동작구, 만 97세, 여자
지난 10월 4일(월) 낙상으로 (우측) 고관절
골절 부상을 입었습니다. 원래부터 골다공증
있었구요.
예전에, 허리뼈 골절 2회 갈비뼈 골절 1회
과거력 있었습니다. 138cm 35~38kg인
상태입니다.
현재 통증이 너무 많으십니다.

❶❸❼ 경기도 고양시, 만 46세, 남자
왼쪽 발바닥에서 왼쪽 새끼발가락으로
이어지는 부분 골절!!!
2주 전 토요일, 옥상 위에서 파이프 작업을
하다가 파이프와 파이프 사이에 발이
끼었어요. 초기에 통증이 엄청 심했었구요.
2일 후(월요일)에 골절을 확인했습니다.
지난 화요일에 다시(2번째) 엑스레이를
찍었었는데요, 맨 처음 엑스레이 찍었을
때에는 수술할 수도 있겠다라고 했었지만,
2번째 촬영 이후로는, 수술은 안 해도 될 것
같다고 얘기 들었습니다.
골절은 처음입니다. 기저질환 전혀 없구요.
담배와 술 안 합니다. 165cm 70kg이구요.
전반적으로 건강한 편입니다.

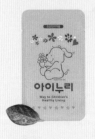

❶❸❽ 서울특별시 영등포구, 만 3세, 여자
좌측 경골 하단부 미세 골절(수직 방향으로
2군데 골절상)!!!
2일전(토요일) 키즈 카페에서 아이가 앞으로

막 뛰어가다가, 서 있는 어떤 남자의 우측 엉덩이 부위에 얼굴을 부딪히면서 바닥에 넘어지는 과정에서 골절이 된 것 같습니다. 현재 12kg 정도로 너무 날씬해요. 평소 식탐이 별로 없어요. 그리고 너무나 활동량이 많습니다. 땀도 엄청 많은 아이예요.

❶❸❾ 경기도 군포시, 만 52세, 남자
지난 5월 25일 계단에서 크게 (좌측 발목을) 접질렸습니다.
(좌측) 비골 골절!!! 금이 간 것이 아니라 뚝 부러졌다고 하더라구요. 다행히 완전히 어긋난 상태까지는 아니라서 수술은 하지 않았습니다.
아직도 뻐근하고 시큰시큰거리는 불편한 느낌을 자주 받습니다. 반깁스를 풀고서, 조금씩 살살 발을 디디는 연습을 하고 있었는데요,
최근 다시 엑스레이 사진을 찍어봤는데 아직도 뼈가 안 붙었다고 말씀하시더라구요. 일단 1달 정도 더 기다려 보자라고 말씀을 들었어요.
기저질환은 없는데요, 담배는 오랫동안 피워서 그런지, 완전히 끊기가 어렵더라구요. 165cm 72~3kg입니다.
이번에 서초아이누리한의원 특허한약 접골탕을 열심히 복용해서, 골진 분비가 왕성하게 잘 되면 좋겠습니다.

❶❹❿ 서울특별시 서초구, 만 23세, 여자
저희 딸(L님)이 무용(전공)을 하는데요, 파트너인 남자 무용수가 리프트 동작을 수행하다가, 저희 딸(L님)이 좌측 갈비뼈(10번) 골절이 되었습니다.
지난 주 화요일(10/5)에 부상을 당했구요. @@병원 응급실에 바로 가서 CT를 찍었는데, 담당 레지던트는, 골절이라고 진단을 내렸구요,
어제(10/12) 흉부외과 외래 진료를 다시

받았는데, 교수님은 뼈에 금이 갔다고 했습니다.
현재 저희 딸(L님)은 대학원 석사과정이구요, 이번 11월달에 졸업 작품(공연)을 해야 합니다. 이번 10월달에 잡혔던 공연들이 많았는데, 모두 펑크가 난 상태입니다. 164cm 40~41kg입니다. 성격은 내성적인데요, 움직임은 많은 편이예요. 많이 돌아다녀요.
얼마 전(골절 부상 이후), 버스 타고서 학교에 가다가 심한 등통증을 느꼈었다고 하네요. 이런 부분도 같이 잘 감안해 주세요.
평소 물을 잘 안 마셔요. 기저질환 없습니다. 빈혈도 특별히 없었던 것 같습니다.

❶❹❶ 경기도 남양주시, 만 54세, 여자
우측 발목 골절!!! 10/14에 비탈진 곳에서 내려오다가 미끄러졌습니다.
바로 정형외과(@@병원)에 가서 사진을 찍어보니까, 우측 외과첨(발목) 골절 및 인대 파열!!! 진단을 받았습니다.
현재 진통소염제 복용 중이구요. 반깁스를 한 상태입니다.
붓기가 좀 빠진 상태라야 수술도 가능하다고 얘기 들었구요. 수술을 혹시 하게 되더라도 큰 수술은 아니라는 식으로 얘기를 들었습니다.
올해(2021) 초에 골다공증 진단도 받았어요. 그래서 골다공증 양약 한달분도 처방받았습니다.
40대 중반에 폐경이 왔구요. 기저질환은 없습니다. 158cm 56kg입니다. 평소 물을 많이 안 먹습니다.

❶❹❷ 서울특별시 동작구, 만 66세, 남자
고철 사업장을 운영하고 있어서 워낙에 외상이 많은 직업적 상황입니다.
척추(흉추) 12번째 뼈가 골절되었어요. 1주일 전(24일) 오후에 고철 사업장 2미터 높이에서 내려오다가, 사다리에서 떨어지면서 골절이

되었습니다. 그나마 다행스럽게도 머리는
괜찮았지만(뒷통수에 혹이 생긴 정도) CT
촬영을 해보니 굳이 수술까지는 안 해도
된다고 하셨어요.
허리를 지지하는 보호대 착용 중입니다.
통증이 많이 있다고 합니다.
고혈압으로 양약 복용 중인데요, 그것 말고는
기저질환은 없습니다. 참, 건선 피부가
있어서, 작년까지는 건선 양약 복용했습니다.
175cm 72kg 평상시에 소화장애는
없었습니다. 워낙에 성격이 급한 편이에요.

❶❹❸ 경기도 화성시, 만 11세, 남자
수술은 경과가 좋다라고 병원에서 말씀
주셨었구요. 다음 주 화요일에 바깥에 박혀

있는 핀은 제거할 예정이구요. 조금 더 안쪽에
넣어둔 핀은 1년 후 제거한다고 합니다.
성장판 손상에 대해서는, 추후 경과를 보고
얘기해 주시겠다고 말씀하시더라구요.
10월 15일에 부상을 당했으니까, 골절이 된
지 딱 1달 되었어요.
146cm 38kg입니다. 밥도 잘 먹습니다. 맹장
수술을 1회 예전에 했었어요.

❶❹❹ 서울특별시 은평구, 만 63세, 여자
1달 전에 발생된 요추 4번과 요추 5번의 압박
골절. 집 천장이 좀 높은 편인데요, 조명등을
닦으려고 사다리에 올라갔는데요, 사다리가
충실하게 고정이 잘 안 되어서 1m 높이에서
바닥으로 떨어졌습니다.

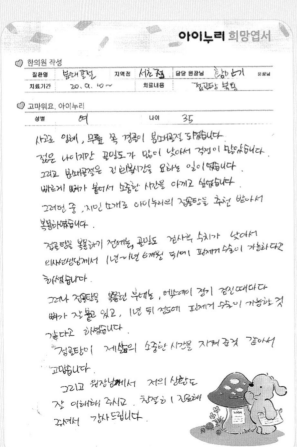

교통사고로 인한 경골
분쇄골절(연골파열 포함) 환자의
특허한약 접골탕 4개월 복용 경과

아이누리 희망엽서

한의원 작성
| 질환명 | 분쇄골절 | 지역점 | 서초점 | 담당 원장님 | 양O기 | 온성님 |
| 치료기간 | 20. 9. 10 ~ | | 치료내용 | 접골탕 복용 | | |

고마워요. 아이누리
| 성별 | 여 | 나이 | 35 |

사고 임에, 무릎 쪽 경골이 분쇄골절 되었습니다.
젊은 나이지만 골밀도가 많이 낮아서 걱정이 많았습니다.
그리고 분쇄골절은 긴 회복시간을 요하는 일이었습니다.
빠르게 뼈가 붙어서 소중한 시간을 아끼고 싶었습니다.
그러던 중, 지인 소개로 아이누리의 접골탕을 추천 받아서
복용하였습니다.
접골탕 복용하기 전에도, 골밀도 검사 수치가 낮아서
의사선생님께서 1년~1년 6개월 되어 핀제거 수술이 가능하다고
하셨습니다.
그러나 접골탕 복용한 후에도, 엑스레이 정기 검진때마다
뼈가 잘 붙고 있고, 1년 뒤 정도에 핀제거 수술이 가능한 것
같다고 하셨습니다.
접골탕이 제삶의 소중한 시간을 지켜 준것 같아서
고맙습니다.
그리고 원장님께서 저의 상황도
잘 이해해 주시고, 친절히 지료해
주셔서 감사드립니다.

6~7년 전에도, 등산하다가 아이젠이 미끄러져서 우측 손목이 부러졌었구요.당시 수술(핀 삽입) 받아서 저절로 좋아졌습니다. 1년 전 골감소증 치료를 마치기도 했어요. 155cm 52~54kg입니다.
그리고 기저질환으로는 갑상선기능저하증이 있어서, 신지로이드를 15년째 복용 중입니다.

❶❹❺ 충청북도 청주시, 만 22세, 남자
손목 주상골 골절!!!로 골반뼈 이식 수술을 받았습니다.
지지난주 목요일에 학교 축제에서 펀치볼을 치다가 다치게 되었구요,
지난 주 목요일에 이식 수술을 받았습니다. 진통소염제 복용 중입니다. 현재 특별한 감각적 불편함은 없다고 합니다.
술과 담배 전혀 안 하고 있습니다.
추후 비행기 조종을 위해서는 철심을 못 박는 상황이라고 해서, 이식 수술을 받은 것입니다. 173cm 68kg입니다.

❶❹❻ 충청남도 천안시, 만 41세, 남자
올해(2021) 5월 중순 경에 자전거 낙상으로 인해서 우측 전완부(요골) 중앙부 (팔꿈치와 손목 사이의 몸통 부위인데, 손목 쪽으로 좀 더 가까운 위치) 골절 부상을 당했습니다.
철심을 박아넣는 수술을 받았는데요, 현재 지연유합!!! 상태입니다.
10월 초에 엑스레이 경과를 보니까, 골진이 좀 나오는 상태라고 들었는데, 최근(11월초)에 다시 엑스레이 촬영을 해 보니까, 골진 분비가 잘 안 되는 상태라고 하시더라구요.
수술 받은 이후(1~2달 이후)부터는 통증은 거의 없었습니다.
올해(2021) 3월달에 왼쪽 팔꿈치 골절(계단에서 넘어짐)도 있었는데요, 왼쪽 팔꿈치 골절은 금세 좋아졌습니다.
기저질환은 없습니다. 술도 거의 안 하구요.

골절 이후로 최대한 담배도 안 피우고 있습니다.
산골(자연동) 가루를 좀 복용했었습니다.
하지만 산골(자연동)은 효과가 전혀 없었어요.
1주일에 2회 이상 체외충격파 치료를 받고 있어요.
지금 기준으로 해서, 2달 이후로도, 별다른 호전 양상이 없다면, 재수술을 고려해야 되는 상태라고 정형외과에서 얘기 들었습니다. 160cm 62kg입니다.

❶❹❼ 울산광역시, 만 65세, 여자
2주 전, 엎어져서 병원에 한번 확인하러 가니까, 우측 새끼 발가락 1cm 아래 지점에 실금이 갔다고 얘기 들었습니다. 당시에 반깁스를 했어요.
그리고 1주일 동안 집안일을 계속 했었는데요, 1주일 후에 병원에 재방문을 하니깐, 더 벌어졌다고 하시면서, 통깁스로 바꾸었습니다.
평소 골다공증도 있어서, 1년 동안 골다공증 치료도 받은 상태였습니다.
뼈가 약해진 것 같아요. 근육도 많이 위축된 느낌 받습니다.
고혈압 당뇨 등 기저질환은 없어요. 40대 중반에, 폐경이 시작되었어요.
그리고 지금으로부터 5년 전에는 손목 골절 경험도 있습니다.
현재 통증은 훨씬 줄어들었구요.
진통소염제는 어제까지만 복용했습니다. 165cm 65kg입니다.

❶❹❽ 강원도 횡성군, 만 15세, 남자
어제(금) 낮에 발야구를 하다가, 왼쪽 새끼 손가락(손톱쪽으로) 개방성 골절 부상을 당했습니다.
발야구 하는데 공을 손가락으로 받았던 것 같아요.

철심 박는 수술을 바로 받았구요. 아이가 현재 병원에 혼자 있는 상태입니다.
178cm 70kg 평소에 물을 거의 안 먹어요.

❶❹❾ 서울특별시 강북구, 만 65세, 여자
2주 전 실내 낙상(오일이 떨어뜨려진 미끄러운 바닥에서 넘어졌음)으로 인해서, 왼쪽 손목 골절이 되었습니다.
수술은 이미 받았구요, 실밥도 오늘 이미 뽑았습니다. 철심을 박아서, 추후 철심을 제거하는 시술을 한다고 들었습니다. 생애 첫 골절입니다.
지금껏 기저질환은 거의 없었구요, 특별한 과거력도 없어요. 단, 목 안에 뭔가 혹이 있다고 했구요,
병원에서 갑상선기능저하증이 있어서 신지로이드 복용해야 한다고 들어서, 오랫동안 양약 복용 중입니다.
쉰 목소리가 있어서 성대결절 진단 받았어요. 갑상선기능저하증이 있으면 피곤하다고 하는데요, 저는 사실 별로 크게 피로하지는 않아요.
155cm 45kg입니다. 소화장애는 없어요. 현미 잡곡밥을 평생 먹고 있어요. 제가, 물을 잘 안 먹어요.

❶❺❶ 경기도 고양시, 만 75세, 여자
좌측 고관절 골절!!!
지난 11월 13(~14)일 낙상으로 인해 골절 부상을 당하셨구요, 11월 16일 수술을 받으셨습니다.
화장실에 가시려고, 침대에서 내려오시다가 넘어지셨습니다.
평소에 골다공증이 있다라는 얘기를 자주 들으셨다고 합니다. 하지만, 골다공증에 대해서는 양약 처방을 안 받으셨다고 하네요.
참, 저희 어머님(J님)께서는, 1년여 전에 췌장암 진단을 받으셨구요. 현재 계속 췌장암으로 치료를 받고 계십니다.

다행히 항암 치료 경과가 좋아서 예전에 비해서 컨디션이 상당히 많이 좋아지신 상태입니다.
항암 약물 치료가 다행히 잘 맞았던 것 같아요. 전이되지도 않은 상태라도 들었습니다. 현재 150cm 48kg입니다.
1년여 전에는 췌장암으로 인한 식욕부진이 너무나도 심해서 거의 38kg밖에 안 되셨었어요.
현재는 매운 것을 잘 못 드시는 것 말고는 식욕부진은 거의 없으십니다.
진통제 복용중이시구요. 평소에 입이 쓰다라고 하는 얘기를 많이 하십니다.
손발도 저린 증세가 많으십니다. 평소에 움직이는 것을 좋아하는 편이시라서, 이번에 고관절 골절이 생겨서 너무 안타까운 상황입니다.

❶❺❶ 서울특별시 강동구, 만 19세, 남자
우측 4-5 중족골(발등) 골절!!!
피로(스트레스) 골절인 것 같습니다.
4~5달 전에 골절이 되었다는 것을 발견하였고, 바로 수술을 받았습니다.
현재 90% 정도 붙은 상태라고 얘기 들었어요.
축구 선수인데요, 고등학교 때까지는 부상이 전혀 없었는데, 대학교 입학 이후에 이렇게 골절이 되었네요.
현재 철심을 박았는데요, 굳이 나중에라도 철심은 제거하지 않아도 된다고 병원에서 얘기를 들었습니다.
현재 열심히 재활치료를 받고 있습니다.
74kg(원래는 71kg 정도 되었는데 일부러 증량을 했다고 함) 180cm입니다.

❶❺❷ 경기도 남양주시, 만 18세, 남자
좌측 5th 중족골 측면부 피로 골절!!! 체대 진학을 목표로 열심히 공부(훈련)하고 있습니다.
지난 9월 6일 골절이 되었다라는 것을 알게

되었어요. 중족골에 미세하게 금이 갔다고
하시더라구요.
어린 학생이기 때문에, 금세 좋아지겠지라고
생각했었는데요, 골진이 계속 잘 안 나오는
상태라서, 3개월이 지난 현재까지도 아직 안
붙은 상태입니다.

한달 정도 깁스를 했었구요, 이미 얼마 전에
수능도 보았습니다. 평상시 통증은 별로 없는
상태입니다.
180cm 65~68kg입니다. 홍화씨와 비타민 D
같이 먹고 있습니다.

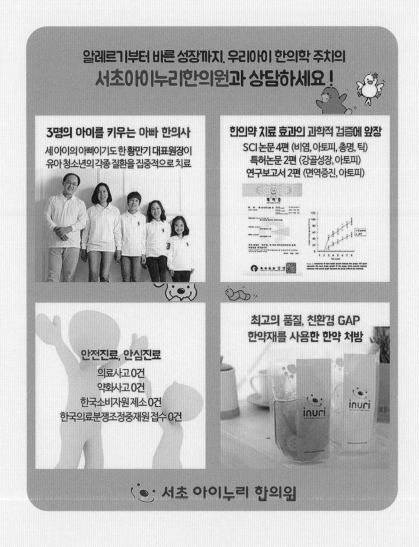

7

부록

골절(骨折) 극복을 위한 한의약 치료 관련
고전(전통) 한의학 문헌 분석(해석)

아래의 내용은 모두, 국립 한국한의학연구원에서 운영하고 있는 〈한의학 고전 DB〉홈페이지 내용을, 서초 아이누리한의원 황만기 원장이 골절(骨折)에 대한 부분만을 발췌·정리한 것입니다. 국립 한국한의학연구원의 노고에 깊은 감사를 드립니다.

〈한의학 고전 DB〉홈페이지 https://www.mediclassics.kr

1. 경악전서(景岳全書)

(1) 景岳全書 卷之六十四 春集 外科鈴古方 〉外科 〉 232. 《秘傳》正骨丹

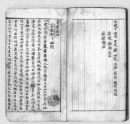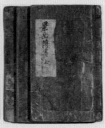

治跌打損傷, 骨折血瘀, 而傷之重者, 用此, 可續筋骨. 降眞香·蘇木·乳香·沒藥·松節·眞血竭·自然銅(醋煅七次)·川烏(炮), 各一兩, 地龍(去土, 酒浸烘乾)·生龍骨, 各一錢, 土狗, 十個(浸油內死, 烘乾). 上十二味, 共重八兩八錢, 同爲末. 每服五錢, 隨病上下, 酒調服. 覺藥自頂門而至遍身, 搜至病所, 則颯颯有聲, 而筋骨漸愈, 病人自知之. ○服藥後, 仍服人蔘·黃芪·白朮·甘草·當歸·川芎·白芷·肉桂·厚朴, 以調補元氣.

『경악전서(景岳傳書)』, 조선, 국립중앙박물관

跌打損傷을 治하는데, 骨折血瘀로 傷이 重한 경우는 이를 써서 筋骨을 續할 수 있습니다. 降眞香·蘇木·乳香·沒藥·松節·眞血竭·自然銅(煅하여 식초에 담금질을 7번 시행합니다)·川烏(炮) 各1兩, 地龍(去土, 酒浸烘乾)·生龍骨 各1錢, 土狗 10個(기름에 담가 죽여서 烘乾합니다). 藥의 무게를 총 8兩 8錢으로 해서 함께 爲末하여 病의 上下에 따라 食前이나 食後에 酒로 5錢씩 調服합니다. 藥이 머리끝에서부터 온몸까지 病所를 찾아 이르면 바람소리가 나면서 筋骨이 점차 낫는데, 환자 자신이 이를 알 수 있습니다. ○服藥後에는 바로 人蔘·黃芪·白朮·甘草·當歸·川芎·白芷·肉桂·厚朴를 복용해서 元氣를 調補합니다.

(2) 景岳全書 卷之六十四 春集 外科鈴古方 〉外科 〉 247. 損傷敷夾法

凡損傷骨折者, 先須整骨使正, 隨用川烏·草烏等分爲末, 以生薑汁調貼之, 夾定, 然後服藥, 無有不效.

일반적으로 損傷骨折한 경우는 반드시 우선 骨을 바로 잡은 後에 川烏·草烏를 等分, 爲末해서 生薑汁에 개어 붙이고 고정한 다음에 服藥하는데, 모두 다 좋은 효과가 있습니다.

2. 고금도서집성 의부전록(古今圖書集成 醫部全錄)

古今圖書集成 醫部全錄 卷五百十七 〉醫術名琉列傳 〉 明 〉 陳鳳典

按《雲南通志》:陳鳳典, 河南新野人. 受異人傳, 有接骨神術, 流寇携入滇, 呼爲老神仙. 几腸出骨折, 苟存餘息, 皆能醫治. 甚至易骨縫腸, 割肌取鏃, 皆人所驚見者. 後卒於騰越.

《운남통지(雲南通志)》에 의하면 다음과 같습니다. 진봉전(陳鳳典)은 하남(河南)의 신야(新野) 출신입니다. 이인(異人)에게 전수받아 접골(接骨)에 신묘한 재주가 있었으므로 유구(流寇)가 신(滇, 운남)으로 데리고 들어왔으며 노신선(老神仙)이라 불렀습니다. 창자가 나오거나 뼈가 부러져서 간신히 숨만 붙어있어도 모두 능히 치료했습니다. 심지어 뼈를 바꾸고 창자를 꿰매기도 했으며 살을 갈라서 화살촉을 꺼내는 일도 모두 사람들이 목격하고 놀라워했습니다. 후에 등월(騰越)에서 졸(卒)하였습니다.

3. 고사신서(攷事新書)

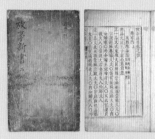

『고사신서(攷事新書)』, 조선, 국립중앙박물관

攷事新書卷之十五 〉醫藥門 〉治骨折筋斷

○ 骨折取自然銅火煆醋碎七次硏極細水飛同當歸沒藥末各半錢溫酒調服仍以手摩傷處此藥直入骨損處束之神效此藥新煆者有毒若不折骨不碎骨則不可用

4. 광제비급(廣濟秘笈)

(1) 廣濟秘笈 卷之一 〉諸傷 〉骨折筋斷

骨折筋斷, 生芐, 取汁, 和酒, 服, 滓付患處. 又生地黃, 熬裹當處, 一日十易, 筋骨連續. 又蟹, 脚中髓, 及殼中黃, 微熬, 納瘡中, 包裹. 又萵苣子, 炒末, 酒調服. 又自然銅, 一介, 火煆, 醋淬末, 酒調服. 又紅花子, 取仁, 同法用之.《諸方》又銅末, 二兩, 當歸一兩, 酒浸, 煎服, 直透折傷處, 連績.《經驗》又骨破, 桑上蟲屎, 米醋, 煎呷.《永類》

뼈가 부러지고 힘줄이 끊어진 데는 생지황즙을 내어 술에 타 먹고 찌꺼기는 상처에 붙입니다. 생지황을 닦아 당처에 붙이되 하루 열 번씩 갈아 주면 뼈와 힘줄이 이어집니다. 또, 게다리 속의 살이나 게장을 약간 닦아서 터진 데에 넣고 싸맵니다. 또, 상추씨를 닦아서 가루 내어 술에 타 먹습니다. 또, 산골 1개를 불에 달궈 초에 담갔다가 가루 내어 술에 타 먹습니다. 또, 홍화씨를 알맹이만 발라 술에 타서 먹습니다《제방》. 또, 구리가루 2냥, 당귀1냥을 술에 담갔다가 달여 먹으면 상처로 바로 통해서 곧 이어집니다《경험》. 또, 뼈가 부러졌으면 뽕나무 위의 벌레 똥을 쌀초에 달여서 먹습니다《영류》.

『광제비급(廣濟秘笈)』, 조선, 국립중앙박물관

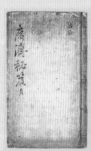
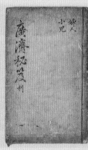
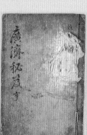
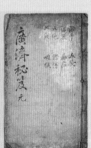

(2) 廣濟秘笈 鄕藥單方治驗 卷之四 〉葱白治驗

○ 腦破骨折, 蜜化葱白, 搗勻, 厚封, 立效.《肘後》

○ 머리가 깨지고 골절된 데에는 꿀을 섞은 총백을 잘 찧어서 두껍게 싸매면 즉시 효과를 봅니다.
《주후》

5. 단곡경험방(丹谷經驗方)

(1) 丹谷經驗方 卷之四 〉雜病篇九 〉諸傷 〉△骨折筋斷傷 〉沒藥降聖丹

治打撲肉䏏, 筋斷骨折, 痛不可忍.

타박을 받았거나 접질려서, 힘줄이 끊어지고 뼈가 부러져 참을 수 없이 아픈 것을 다스립니다.

(2) 丹谷經驗方 卷之四 〉雜病篇九 〉諸傷 〉△骨折筋斷傷 〉接骨柴金丹

治跌打骨折, 瘀血攻心, 發炅昏暈.

넘어져서 뼈가 부러지고, 어혈이 생겨 심(心)을 침범해서, 열이 나고 정신이 흐리고 어지러운 것을 다스
립니다.

(3) 丹谷經驗方 卷之四 〉雜病篇九 〉諸傷 〉△骨折筋斷傷 〉蔓荊散

治墮落, 筋骨折傷, 瘀血結痛.

타박상을 입었거나 높은데서 떨어져 힘줄이 끊어지고 뼈가 부러지며, 어혈이 맺혀서 아픈 것을 다스립
니다.

(4) 丹谷經驗方 卷之四 〉雜病篇九 〉諸傷 〉△骨折筋斷傷 〉自然銅

療傷損骨折. 火煅醋淬七次研納水飛, 同當歸 沒藥 各五分, 溫酒調服, 仍以手摩痛處.

상하여 뼈가 부러진 것을 다스립니다. 자연동을 불에 달구었다가 식초에 식히기를 7번 하여 곱게 갈아
수비한 것을, 당귀 몰약 각 5푼과 함께 데운 술에 타서 복용하고, 손으로 아픈 곳을 쓰다듬습니다.

6. 동의보감(東醫寶鑑)

(1) 雜病篇卷之九 〉諸傷 〉骨折筋斷傷 〉糯米膏

治撲傷筋斷骨折. 糯米一升, 皂角(切碎) 半升, 銅錢 百箇, 同炒至焦黑, 去錢. 右爲末, 酒調膏, 貼患處,
神效.《綱目》

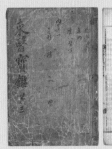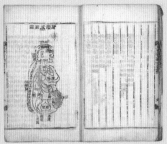

맞아서 근육이 끊어지고 뼈가 부러진 경우를 치료합니다. 찹쌀 1되, 조각(잘라서 부순다) 0.5되, 구리 동전 100개. 이 약들을 검게 탈 정도로 함께 볶은 후 동전을 제거하고 가루 냅니다. 이것을 술에 개어 고약을 만들어 환부에 붙이면 신효(神效)합니다. 《강목》

It treats ruptures in the muscles and fractures in the bones after being beaten. Glutinous rice 1 doe, Gleditsiae Spina (皂角) (cut and broken) 0.5 doe, and 100 copper coins. Roast these together until they are burnt black. Remove the coins and grind the rest. Add this to liquor to prepare an ointment to apply on the wound. It is miraculously effective (神效). 《綱目》

(2) 雜病篇卷之九 〉 諸傷 〉 骨折筋斷傷 〉 沒藥降聖丹

治打撲閃肭, 筋斷骨折, 痛不可忍. 生乾地黃·川芎 各一錢半, 自然銅(火煅醋淬十二次另研)·川烏(生)·骨碎補·白芍藥·當歸·乳香·沒藥 各一錢. 右爲末, 薑汁與蜜等分和勻, 每一兩作四丸, 每服一丸, 水酒各半盞, 入蘇木 一錢, 同煎去蘇木調藥, 空心, 熱服. 《丹心》

맞거나 접질러서 근육이 끊어지고 뼈가 부러져 참을 수 없이 아픈 경우를 치료합니다. 생건지황·천궁 각 1.5돈, 자연동(불에 달구었다가 식초에 담금질하기를 12번 한 후 따로 갑니다)·천오(생것)·골쇄보·백작약·당귀·유향·몰약 각 1돈. 이 약들을 가루 내고 생강즙과 꿀을 같은 양으로 섞은 데다 반죽하여 1냥으로 4알씩 환을 만듭니다. 1알씩 술과 물을 반 잔씩 섞은 것에 소목 1돈을 넣어 달인 후, 소목을 뺀 약물에 타서 빈속에 뜨겁게 먹습니다. 《단심》

It treats unbearable pain due to ruptured muscles and fractured bones after being beaten or sprained. Rehmanniae Radix (生乾地黃) and Cnidii Rhizoma (川芎) 1.5 dons each, Pyritum (自然銅) (heated in fire and dipped in vinegar 12 times and ground), Aconiti Tuber (川烏) (raw), Drynariae Rhizoma (骨碎補), Paeoniae Radix Alba (白芍藥), Angelica Gigantis Radix (當歸), Olibanum (乳香), and Myrrha (沒藥) 1 don each. Grind these and add to equal amounts of Zingiberis Rhizoma Crudus (生薑) juice and honey. Make 4 pills from 4 nyangs of this mixture. Prepare a decoction with half a cup of water, half a cup of alcohol, and Sappan Lignum (蘇木). Remove the Sappan Lignum (蘇木), take this, and the pill on an empty stomach while still hot. 《丹心》

(3) 雜病篇卷之九 〉 諸傷 〉 骨折筋斷傷 〉 接骨散

治骨折. 乳香·沒藥 各二錢半, 自然銅(煅淬另研) 五錢, 滑石 一兩, 龍骨·赤石脂 各一錢半, 麝香少許. 右爲末, 好醋浸潤, 煮乾炒燥, 爲末, 臨睡服時, 入麝香和勻, 溫酒調下 一錢. 若骨已接, 去龍骨·赤石脂而服, 極效. 《丹心》

뼈가 부러진 경우를 치료합니다. 유향·몰약 각 2.5돈, 자연동(불에 달구었다가 담금질하여 따로 간다) 5돈, 활석 1냥, 용골·적석지 각 1.5돈, 사향 약간. 이 약들을 가루내고 좋은 식초에 푹 담갔다가 달여서 말립니다. 이것을 볶아서 가루내고, 잘 때 사향을 넣어 고르게 섞어 따뜻한 술에 1돈씩 타서 먹습니다. 뼈가 이미 붙었으면 용골·적석지를 빼고 먹습니다. 아주 효과가 좋습니다.《단심》

It treats fractured bones. Olibanum (乳香) and Myrrha (沒藥) 2.5 dons each, Pyritum (自然銅) (heated in a fire, dipped and ground) 5 dons, Talcum (滑石) 1 nyang, Fossilia Ossis Mastodii (龍骨) and Halloysitum Rubrum (赤石脂) 1.5 dons each, and some Moschus (麝香). Grind these drugs, soak in fine vinegar, decoct, and dry. Roast and grind them, and mix with Moschus (麝香) and warm liquor to drink before going to bed. If the bones have already healed, omit the Fossilia Ossis Mastodii (龍骨) and Halloysitum Rubrum (赤石脂). It is very effective.《丹心》

(4) 雜病篇卷之九 〉 諸傷 〉 骨折筋斷傷 〉 自然銅散

治打撲筋骨折傷. 乳香·沒藥·蘇木·降眞香無則紫檀代之·川烏·松明節·自然銅(火煅醋淬七次) 各五錢, 地龍油(炒)·龍骨(生)·水蛭(油炒焦) 各二錢半, 血竭 一錢半, 土狗 五箇(油浸焙). 右爲末, 每五錢, 好酒調下. 自頂心尋病至下, 兩手兩足, 周遍一身, 病人自覺藥力習習往來, 遇病處則颯颯有聲.《得效》

타박상으로 근골이 부러지고 상한 경우를 치료합니다. 유향·몰약·소목·강진향 없으면 자단을 대신 씁니다. 천오·관솔의 마디·자연동(불에 달구었다가 식초에 담금질하기를 7번 합니다) 각 5돈, 지렁이(기름에 축여 볶습니다)·용골(생것)·수질(기름에 타도록 볶습니다) 각 2.5돈, 혈갈 1.5돈, 땅강아지(기름에 담갔다가 불에 쬐어 말립니다) 5개. 이 약들을 가루내어 5돈씩 좋은 술에 타서 먹습니다. 약 기운이 정수리에서부터 병을 찾아 밑으로 내려가 양 손과 양 발에 이르고 온몸을 도는 동안 환자는 약이 여기저기 돌아다니다가 병이 있는 곳에서 바람 부는 소리가 나는 것을 알게 됩니다.《득효》

It treats fractures and ruptures in the bones and muscles. Olibanum (乳香), Myrrha (沒藥), Sappan Lignum (蘇木), Dalbergiae Odoriferae Lignum (降眞香) substitute with red sanders if unavailable, Aconiti Tuber (川烏), resinous knots of a pine tree, and Pyritum (自然銅) (heated in a fire and dipped in vinegar 7 times) 5 dons each, worms (soaked in oil and roasted), Fossilia Ossis Mastodii (龍骨) (raw), and Hirudo (水蛭) (roasted in oil until burnt) 2.5 dons each, Draconis Sanguis (血竭) 1.5 dons, and 5 Gryllotalpae Corpus (soaked in oil and dried over fire). Grind these drugs and add to fine liquor 5 dons at a time to drink. The virtue of the medicine travels down from the crown of the head to the wound. It makes its way to the hands and feet and the entire body. The patient will know the virtue has reached the wound when there is a wind-like sound there.《得效》

(5) 雜病篇卷之九 〉 諸傷 〉 骨折筋斷傷 〉 接骨柴金丹

治跌打骨折, 瘀血攻心, 發熱昏暈. 土鱉一方用土狗·自然銅(火煅醋淬七次另硏)·骨碎補·大黃·血竭·當歸尾·乳香·沒藥·鵬砂 各一錢. 右爲末, 每取八釐, 熱酒調服, 其骨自接.《入門》

넘어지거나 맞아서 뼈가 부러져 어혈이 심장을 공격하여 열이 나고 어지러운 경우를 치료합니다. 토별 땅강아지라고 한 곳도 있습니다·자연동(불에 달구었다가 식초에 담금질하기를 7번 한 후 따로 간다)·골쇄보·대황·혈갈·당귀 잔뿌리·유향·몰약·붕사 각 1돈. 이 약들을 가루내어 0.8푼씩 뜨거운 술에 타서 먹으면 뼈가 저절로 붙습니다.《입문》

It treats a fever and dizziness caused by static blood attacking the heart after falling or being beaten. Eupolyphaga (土鱉) it is sometimes called Gryllotalpae Corpus, Pyritum (自然銅) (Heated in a fire, dipped in vinegar 7 times, and ground.), Drynariae Rhizoma (骨碎補), Rhei Radix et Rhizoma (大黃), Draconis Sanguis (血竭), Angelica Gigantis Radix (當歸) (rootlets), Olibanum (乳香), Myrrha (沒藥), and Borax (鵬砂) 1 don each. Grind these drugs and add to warm liquor 0.8 puns at a time to drink. The bones will naturally heal.《入門》

(6) 雜病篇卷之九 〉諸傷 〉骨折筋斷傷 〉蔓荊散

治打落, 筋骨折傷, 瘀血結痛. 頑荊葉無則荊芥代之·蔓荊子·白芷·細辛·防風·川芎·桂皮·丁香皮·羌活 各一兩. 右爲麤末, 每一兩, 入鹽一匙, 連鬚葱白 五莖, 漿水五升煎七沸, 淋洗痛處, 冷則易.《丹心》

맞거나 떨어져 근이 끊어지고 뼈가 부러지며, 어혈이 뭉치고 아픈 경우를 치료합니다. 완형엽없으면 형개로 대용합니다·만형자·백지·세신·방풍·천궁·계피·정향피·강활 각 1냥. 이 약들을 거칠게 가루 냅니다. 이 약가루 1냥씩에 소금 1숟가락, 수염뿌리가 달린 총백 5줄기, 좁쌀죽 윗물 5되를 넣고 7번 끓어 오를 동안 달여 아픈 곳을 씻습니다. 식으면 바꾸어 줍니다.《단심》

It treats ruptured muscles and fractured bones that are the result of being beaten or falling. It treats cramps and pain due to static blood. Schizonepetae Folium (頑荊葉) substitute with Schizonepetae Spica (荊芥) if unavailable, Viticis Fructus (蔓荊子), Angelicae Dahuricae Radix (白芷), Asiasari Radix et Rhizoma (細辛), Saposhnikoviae Radix (防風), Cnidii Rhizoma (川芎), Cinnamomi Cortex (桂皮), Syzygii Cortex (丁香皮), and Osterici Radix (羌活) 1 nyang each. Grind these to make them coarse. Add a spoon of salt, 5 stems of Allii Fistulosi Bulbus (葱白), and 5 does of the clear upper layer of a millet soup to 1 nyang each of the mixture. Decoct until it boils up 7 times. Cleanse the wound with this. Replace when cool.《丹心》

(7) 雜病篇卷之九 〉諸傷 〉單方 〉赤銅屑

治打撲墮落, 骨折傷. 取赤銅, 火煅醋淬七次或九次, 細研溫酒調 一字, 或半錢服. 直入骨損處銲之.

타박상이나 떨어져서 뼈가 부러진 경우를 치료합니다. 붉은 구리를 불에 달구었다가 식초에 담금질하기를 7~9번 한 뒤, 곱게 갈아서 따뜻한 술에 1자(字)이나 0.5돈씩 타서 먹습니다. 이것은 뼈가 부러진 곳에 바로 들어가 땜질을 해 줍니다.

It treats contusions or fractures that occurred due to a fall. Heat red copper and dip in vinegar 7-9 times, grind and add to warm liquor 2.5 puns or 0.5 dons at a time to drink. This enters the fracture and mends it.

(8) 雜病篇卷之九 〉諸傷 〉單方 〉赤銅屑

有人墮馬折足, 取銅末和酒服, 遂瘥. 亡後十餘年改葬, 視脛骨折處, 有銅束之.《本草》

어떤 사람이 말에서 떨어져 다리가 부러졌는데, 구리 가루를 술에 타서 먹고 나았습니다. 죽은 지 십여 년 뒤에 이장(移葬)을 하다가 정강이뼈가 부러진 곳을 보니 구리로 연결되어 있었습니다.《본초》

Someone's leg was fractured when he fell off a horse. He was cured upon drinking the mixture of copper and liquor. About ten years after he died, when transferring his grave (移葬), it could be seen that his shins were connected with copper. 《本草》

(9) 雜病篇卷之九 〉諸傷 〉單方 〉自然銅

療傷損骨折. 火煅醋淬七次, 研細水飛, 同當歸·沒藥 各半錢, 溫酒調服. 仍以手摩痛處.《本草》

다쳐서 뼈가 부러진 경우를 치료합니다. 불에 달구었다가 식초로 7번 담금질한 뒤, 곱게 갈아 수비(水飛)하고, 당귀·몰약 각 0.5돈과 함께 따뜻한 술에 타서 먹습니다. 그리고 아픈 곳을 손으로 문질러줍니다.《본초》

It treats fractured bones. Heat it and dip in vinegar 7 times. Grind and water-grind (水飛). Mix with Angelica Gigantis Radix (當歸) and Myrrha (沒藥) 0.5 dons each and warm liquor. Then rub the wound with the hands. 《本草》

(10) 雜病篇卷之九 〉諸傷 〉單方 〉合歡皮

主骨折, 專能接骨. 取皮(炒黑色) 四兩, 芥子(炒) 一兩, 右末酒調 二錢服, 以滓罨傷處.《丹心》

뼈가 부러진 데를 치료합니다. 뼈를 잘 붙입니다. 합환피(검게 볶습니다) 4냥, 겨자(볶습니다) 1냥. 이 약들을 가루내어 술에 2돈씩 타 먹고, 찌꺼기는 상처에 발라 줍니다.《단심》

It is mainly used to treat fractures. It is highly effective. Albizziae Cortex (合歡皮) (roasted until black) 4 nyangs, and Brassicae Junceae Semen (芥子) (roasted) 1 nyang. Grind these drugs and add to liquor 2 dons at time, and apply the dregs on the wound. 《丹心》

(11) 雜病篇卷之九 〉諸傷 〉單方 〉蟹

筋骨折傷, 生擣炒罨良.《本草》

근육과 뼈가 끊어졌을 때는 생것을 찧은 뒤, 볶아서 발라 주면 좋습니다.《본초》

When the muscles are ruptured and the bones fractured, pound these raw, roast, and apply. 《本草》

(12) 雜病篇卷之九 〉諸傷 〉單方 〉生栗

主筋骨折碎, 血瘀腫痛. 細嚼生栗, 塗付之. 栗楔尤好, 三箇共一窠, 居中者.《本草》

근육이 끊어지고 뼈가 부러져 생긴 어혈로 붓고 아픈 경우를 치료합니다. 생밤을 잘 씹어서 상처에 붙입니다. 밤 가운데톨이 더욱 좋습니다. 밤알 3개가 한 송이에 들어 있을 때 가운데 있는 것을 가리킵니다.《본초》

It is mainly used to treat swelling and pain due to static blood caused by ruptured muscles and fractured bones. Chew on it and apply on the wound. It is better to use the chestnut in the center. In a chestnut bur, there are three chestnuts. This refers to the one in the middle. 《本草》

7. 본경소증(本經疏證)

(1) 本經疏證 卷十二 下品 木 6, 獸 3, 蟲魚 6, 果 3, 穀 1種〉李核仁

李核仁, 味苦, 平, 無毒. 主僵仆蹎, 瘀血, 骨折. 根皮, 大寒. 主消渴, 止心煩逆奔氣. 實, 味苦. 除痼熱調中.

《名醫別錄》맛은 쓰고 기는 평하며 무독합니다. 넘어지고 삔 상처와 어혈, 골절을 치료합니다. 뿌리 껍질은 몹시 차갑습니다. 소갈을 치료합니다. 가슴이 갑갑하고 치밀어 오르는 기를 그칩니다. 열매는 맛이 쓰고, 완고한 열을 제거하며 중초를 조절합니다.

(2) 本經疏證 卷十二 下品 木 6, 獸 3, 蟲魚 6, 果 3, 穀 1種〉李核仁

別錄李核仁主治, 瀕湖不得其解, 改爲僵仆蹎折瘀血骨痛, 余因是徧訂宋元槧本, 及千金翼均與今大觀本同. 蓋廣韻蹎嚌同隮, 書微子今爾無指, 告予顚隮, 馬注隮猶墮也, 言因升高而墮也, 疊云僵仆蹎者所以別於蹎與蛤也. 蹎與蛤, 即今所謂傾跌蹉跌也. 傾跌蹉跌者, 曲身或側身, 著地僵仆與登高而墮, 則俱直身, 凡人至跌, 無有不曲身側身, 期能自立自免者, 有之則必眩暈昏昧不自知也, 從高下墮, 不自主也, 是僵仆蹎之跌, 與傾跌蹉跌之跌有以異矣, 此其異奈何. 夫委屈以思自免者, 其氣血聚而遭震驚以散, 則其傷與瘀反甚, 不自知不自主者, 其氣血雖有宿恚, 而不震驚, 則其傷與瘀反不甚. 李核仁援以杏核仁桃核仁之例, 爲肝之果, 而其用在脾, 脾者生氣生血之源, 以其傷不甚, 無事過於攻通, 則亦濬其源而流自順, 雖至骨折亦或可無妨也. 惟其入脾, 故實能調中, 惟其味甘苦氣平, 故除中宮痼熱. 而根則其所自本, 凡花實核仁, 莫非由此而發, 且萌蘗於極寒之時, 是其性必有所同然, 故爲大寒. 大寒之物而主運津上升, 故主消渴與心煩逆, 津不隨氣, 斯氣急促而奔突, 故又能主奔氣, 仲景於賁豚湯用甘李根皮, 佐最重之生葛, 以運津而緩氣之逆, 其義蓋取諸此.

이빈호[李時珍]는 《別錄》 뜻을 해석하지 못하고, "僵仆蹎折瘀血骨痛"으로 고쳤습니다. 내가 宋元槧本과 《千金翼》을 보았더니, 모두 지금 大觀本과 같았습니다. 《廣韻》에서는 '蹎'는 '隮'와 같다고 하였습니다. 〔書微子今爾無指 告予顚〕 馬는 '隮'는 '墜'와 같다고 풀이하였습니다. 그러므로 이것은 높이 올라가다가 떨어진 것입니다.

〔僵, 仆, 蹎〕라고 거듭 지칭한 것은 '跌'이나 '跲'과 구별하는 말입니다. '跌'과 '跲'은 바로 '傾跌'이나 '蹉跌'입니다. 넘어질 때는[傾跌蹉跌] 몸을 굽히거나 기울여서 넘어지지만, 높은 데에서 떨어질 때에는 모두 몸을 곧바르게 폅니다. 모든 사람들은 넘어질 때 몸을 구부리거나 기울이며 곧바로 서 있는 경우는 없습니다. 어지러워서 쓰러질 때는 곧바로 몸을 세우며 자신도 모르게 쓰러집니다. 높은 곳에서 떨어지면 스스로 몸을 지탱하지 못합니다. 이처럼 〔僵, 仆, 蹎〕로 넘어지는 것은 보통 넘어지는 경우와 다릅니다. 이런 차이점에 무슨 뜻이 있을까요? 몸을 숙여서 스스로 보호하면서 쓰러지면 氣血이 모이려 하지만 놀라서[震驚] 흩어집니다. 그래서 심하게 손상하고 瘀血이 도리어 심해집니다. 스스로 알지 못하거나 스스로 지탱하지 못하는 경우에는 氣血이 병들지만 놀라지 않기 때문에 가볍게 손상하고 瘀血은 덜합니다.

李核仁은 杏核仁과 桃核仁 배열에 붙여놓아 肝에 속하는 과일이며 작용은 脾에 있습니다. 脾는 氣와 血을 발생하는 근원입니다. 심하게 상하지 않으면 심하게 공격하여 소통할 필요가 없습니다. 그러므로 근원만 깊게 해 주면 저절로 흐름이 순조롭습니다. 비록 〔骨折〕이 되어도 무방합니다. 이것은 脾로 들어 갑니다. 그러므로 실제로는 가운데를[中] 조절합니다. 그리고 맛이 달고 쓰며 氣가 平합니다. 그래서 中宮〔痼熱〕을 없앱니다. 뿌리는 원래 근본입니다. 花, 實, 核仁은 모두 뿌리에서 발생하며 아주 추운 때 싹이 돋습니다. 그러므로 성질은 똑같이 '大寒'합니다. '大寒'한 물질은 津을 올린다. 따라서 뿌리는 〔消渴〕과

〔心煩逆〕을 치료합니다. 津이 氣를 따르지 않으면, 氣가 급박하게 되어 갑자기 솟아 오릅니다[奔突]. 따라서 뿌리는 〔奔氣〕도 치료합니다. 仲景은 賁豚湯에 李根皮에 있는 단맛으로 가장 임무가 무거운 생칡을 보좌하여 津을 운반하고 上逆하는 氣를 완화하였는데, 여기서 뜻을 취한 것입니다.

8. 본초강목(本草綱目)

(1) 本草綱目 卷四 下〉百病主治藥下 2〉跌仆折傷〉外治散瘀接骨

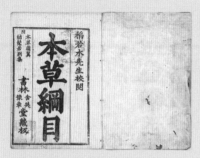

『본초강목(攷事新書)』, 조선, 국립중앙박물관

降眞香 騏驎竭 水桐皮 乳香 沒藥 落雁木 質汗 桑葉 梔子 同麪搗. 蜜栗子 石靑 故緋 炊單布 蛤蚧 弔脂 海螵蛸 鰾膠水煮. 鼈肉生搗. 龜肉 攝龜並生搗. 熊肉貼. 羊脂 野駝脂 犁牛酥 牛髓 猪髓並摩. 黃牛屎炒罯. 白馬屎炒罯. 諸朽骨唾磨塗. 猪肉炙貼. 牛肉炙貼. 烏氊鹽·醋煮熱裹. 並消瘀血靑腫. 紫荊皮傷跟靑腫, 童尿浸硏, 和薑·芐汁, 塗之. 釜底墨塗手掻瘡腫. 母猪蹄煮, 洗傷撻諸敗瘡. 栗子筋骨斷碎, 瘀血腫痛, 生嚼塗之, 有效. 蟹肉筋骨折傷斷絶, 連黃搗泥, 微納罯, 筋卽連也. 五靈脂骨折腫痛, 同白及·乳·沒, 油調塗. 接骨, 同茴香, 先傅乳香, 次塗小米粥, 乃上藥, 帛裹木夾, 三五日. 狗頭骨接骨, 燒硏, 熱醋調塗. 牛蹄甲接骨, 同乳·沒燒硏, 黃米糊和傅. 蕓薹子同黃米·龍骨, 接骨. 鞋底灰同麪和.

강진향 기린갈 수동피 유향 몰약 낙안목 질한 상엽 치자밀가루와 함께 찧어 씁니다. 밀률자 석청 고비 취단포 합개 조지 해표초 표교물에 삶아 씁니다. 별육생것을 찧어 씁니다. 귀육 섭귀모두 생것을 찧어 씁니다. 웅육환부에 붙여 줍니다. 양지 야타지 이우소 우수 저수모두 환부에 문질러 줍니다. 황우시북아서 환부에 덮어 줍니다. 백마시북아서 덮어 줍니다. 제후골침에 갈아 발라 줍니다. 저육구워서 붙여 줍니다. 우육구워서 붙여 줍니다. 모전소금과 식초를 넣고 삶아 뜨거울 때 싸맵니다. 아울러 어혈로 퍼렇게 부은 것을 사그라들게 합니다. 자형피눈을 다쳐 퍼렇게 부었을 때는 동변에 담갔다가 갈아서 생강즙·생지황즙과 개어 발라 줍니다. 부저묵손으로 긁어 헐고 부은 곳에 발라 줍니다. 모저제삶은 물로 두들겨 맞아 상한 곳과 헌 데를 씻습니다. 율자근골이 끊어지고 부수어져 어혈이 생기고 붓고 아플 때는 생것을 질게 찧어 발라 주면 효과가 있습니다. 해육근골이 부러지고 끊어졌을 때는 황련과 함께 질게 찧어 환부 속에 조금 들어가도록 덮어 주면 근이 곧 이어집니다. 오령지골절로 붓고 아플 때는 백급·유향·몰약과 함께 기름에 개어 발라 줍니다. 뼈를 붙이고자 할 때는 회향과 함께 쓰는데, 먼저 유향으로 발라 준 다음 좁쌀죽을 바르고 곧바로 이 약을 얹어 놓고 비단으로 싸맨 다음 부목을 댑니다. 3~5일이면 효과가 납니다. 구두골뼈를 붙이고자 할 때는 태우고 갈아서 뜨거운 식초에 개어 발라 줍니다. 우제갑뼈를 붙이고자 할 때는 유향·몰약과 함께 갈아서 기장쌀로 쑨 죽에 개어 발라 줍니다. 운대자기장쌀·용골과 함께 쓰면 뼈를 붙여 줍니다. 헤저회밀가루에 개어 씁니다.

(2) 本草綱目 卷七〉土 凡六十一種.〉烏古瓦《唐本草》〉〔附方〕

折傷筋骨：秘傳神效散. 治跌撲傷損, 骨折骨碎, 筋斷, 痛不可忍. 此藥極能理傷續斷, 累用累驗. 用路上牆脚下, 往來人便溺處, 久碎瓦片一塊, 洗淨火煅, 米醋淬五次, 黃色爲度, 刀刮細末. 每服三錢, 好酒調下. 在上食前, 在下食後. 不可以輕易而賤之, 誠神方也.《邵以正眞人經驗方》

골절로 근골이 상한 증상:비전신효산(秘傳神效散). 자빠지거나 맞아서 다쳤거나, 뼈가 부러지고 부수어졌거나, 근이 끊어져 참을 수 없이 아픈 증상을 치료합니다. 이 약은 상처를 다스리고 끊어진 것을 잇는 데 매우 좋아서 쓰는 족족 효험을 봅니다. 길가의 담벼락 아래에 사람들이 왕래하면서 소변을 보는 곳에 오래되고 부서진 기와 조각 1덩이를 깨끗이 씻어 불에 달구고 쌀 식초에 담그기를 다섯 차례 하되, 누렇게 될 때까지 한 다음 칼로 긁어 곱게 가루 냅니다. 이것을 3돈씩 좋은 술에 타서 복용합니다. 상체를 다쳤을 때는 식전에, 하체를 다쳤을 때는 식후에 복용합니다. 가볍게 여기거나 천하게 여기지 말아야 할 참으로 신묘한 처방입니다.《소이정진인경험방》

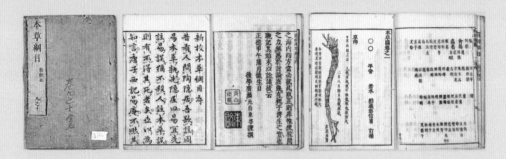

(3) 本草綱目 卷八〉金石之一 金類二十八種〉赤銅《唐本草》〉〔發明〕

愼微曰:《朝野僉載》云, 定州崔務墜馬折足, 醫者取銅末和酒服之, 遂瘥, 及亡後十年改葬, 視其脛骨折處, 猶有銅束之也.

당신미(唐愼微)는 《조야첨재(朝野僉載)》에 '정주(定州)에 사는 최무(崔務)가 말에서 떨어져 다리가 부러졌는데, 의원이 구리 가루를 술에 타서 복용하게 하자 마침내 나았습니다. 그가 죽고 10년 뒤에 개장(改葬)을 할 때 정강이뼈의 부러진 부분이 보였는데, 여전히 구리가 엮여 있었습니다.' 하였습니다."라고 하였습니다.

(4) 本草綱目 卷十二下〉草之一 山草類上一十八種〉白及《本經》下品 校正 並入《別錄》白給.〕〔附方〕

打跌骨折 : 酒調白及末二錢服, 其功不減自然銅·古銖錢也.《永類方》

맞거나 넘어져 뼈가 부러진 증상:백급 가루 2돈을 술에 타서 복용하는데, 그 효과가 자연동이나 옛날 동전에 뒤지지 않습니다.《영류방》

(5) 本草綱目 卷二十六〉菜之一 葷菜類三十二種. 內附七種.〉葱《別錄》中品〉葱莖白〉附方

腦破骨折 : 蜜和葱白搗勻, 厚封立效.《肘後方》

머리가 깨졌거나 뼈가 부러졌을 때 : 꿀과 총백을 고루 찧은 다음 환부에 두껍게 붙여 주면 효과가 납니다.《주후방》

(6) 本草綱目 卷三十六〉木之三 灌木類五十一種.〉賣子木《唐本草》〉〔主治〕

折傷血內溜, 續絶補骨髓, 止痛安胎.唐本

근골절상(筋骨折傷)으로 어혈이 속에서 흐르고 있는 증상을 치료하고, 끊어진 근을 이어주며, 골수를 채우고, 통증을 멎게 하고 태(胎)를 안정시킵니다. 당본

(7) 本草綱目 卷三十六〉木之三 灌木類五十一種.〉接骨木《唐本草》〉〔主治〕

折傷, 續筋骨, 除風痺齲齒, 可作浴湯.唐本 根皮 : 主痰飮, 下水腫及痰瘧, 煮汁服之, 當利下及吐出. 不可多服.藏器 打傷瘀血及産婦惡血, 一切血不行, 或不止, 並煮汁服.時珍. 出《千金》.

골절상(骨折傷)을 치료하고, 근골(筋骨)을 이어 주며, 풍으로 가려운 것과 충치를 제거합니다. 목욕물을 만들어도 됩니다. 당본 뿌리 껍질은 담음(痰飮)을 주치하고, 수종(水腫)및 담학(痰瘧)을 내리며, 달여 낸 즙을 복용하면 설사가 나거나 토하게 되므로 많이 복용해서는 안 됩니다. 장기 타박상으로 인한 어혈 및 임신부의 악혈(惡血), 온갖 혈이 운행하지 않는 증상 및 출혈이 멎지 않는 증상에는 모두 달여 낸 즙을 복용합니다. 시진.《천금방(千金方)》에 나옵니다.

(8) 本草綱目 卷四十五〉介之一 龜鱉類一十七種.〉蟹《本經》中品〉〔主治〕

胸中邪氣, 熱結痛, 喎僻面腫. 能敗漆. 燒之致鼠.本經. 弘景曰 : 仙方用之, 化漆爲水, 服之長生. 以黑犬血灌之, 三日燒之, 諸鼠畢至. 頌曰 : 其黃能化漆爲水, 故塗漆瘡用之. 其螯燒煙, 可集鼠於庭也. 解結散血, 愈漆瘡, 養筋益氣.別錄 散諸熱, 治胃氣, 理經脉, 消食. 以醋食之, 利肢節, 去五臟中煩悶氣, 益人.孟詵 産後肚痛血不下者, 以酒食之. 筋骨折傷者, 生搗炒罯之.日華 能續斷絶筋骨. 去殼同黃搗爛, 微炒, 納入瘡中, 筋卽連也.藏器 小兒解顱不合. 以螯同白及末搗塗, 以合爲度.宗奭 殺莨菪毒, 解鱓魚毒·漆毒, 治瘧及黃疸. 搗膏塗疥瘡·癬瘡. 搗汁, 滴耳聾.時珍

가슴 속의 사기, 열이 뭉쳐 아픈 증상, 얼굴이 비뚤어지고 붓는 증상을 치료합니다. 옻을 녹일 수 있습니다. 태우면 쥐가 됩니다. 본경. 도홍경은 "선방(仙方)에서 쓸 때는 옻을 물로 변화시키고, 복용하면 장생합니다. 검은 개의 피를 부어 주고 사흘 동안 태우면 여러 마리의 쥐가 됩니다."라고 하였습니다. 소송은 "게의 노란 부분은 옻을 물로 변화시킬 수 있으므로 칠창에 바르는 약에 씁니다. 집게다리를 태운 연기는 뜰에서 쥐를 모이게 할 수 있습니다."라고 하였습니다. 뭉친 것을 풀어 주고 어혈을 흩어 내며, 칠창을 치료하고, 근을 기르고 기를 증가시킵니다. 별록 여러 가지 열을 흩어 내고, 위기(胃氣)를 치료하며, 경맥을 다스리고, 음식을 소화시킵니다. 식초에 절여 먹으면 팔다리의 관절을 부드럽게 하고, 오장 속에 막혀 있는 기를 제거하며, 사람에게 유익합니다. 맹선 출산 후 배가 아프고 어혈이 빠져나오지 않는 증상에는 술로 먹습니다. 힘줄이 끊어졌거나 뼈가 부러졌을 때는 생으로 찧고 볶아서 환부를 덮어 줍니다. 일화 절단된 힘줄이나 뼈를 이어 줄 수 있습니다. 껍질을 제거하고 노란 부위와 함께 질게 찧은 다음 살짝 볶아서 상처 속에 넣으면 힘줄이 즉시 연결됩니다. 장기 어린아이의 숫구멍이 닫히지 않을 때는 집게발과 흰 부분을 함께 찧어 가루 내고 숫구멍이 닫힐 때까지 발라 줍니다. 종석 낭탕의 독을 줄이고, 선어(鱓魚)의 독이나 옻독을 풀어 주며, 학질과 홍들을 치료합니다. 찧어 고(膏)를 만들어 개선창에 발라 줍니다. 찧어 낸 즙은 이롱에 떨어뜨려 줍니다. 시진

(9) 本草綱目 卷四十八〉禽之二 原禽類二十三種. 附一種.〉雞《本經》上品〉雞血烏雞·白雞者良.〉附方

筋骨折傷 : 急取雄雞一隻刺血, 量患人酒量, 或一碗, 或半碗, 和飮, 痛立止, 神驗.《靑囊》

힘줄이나 뼈가 끊어졌을 때 : 빨리 수탉 1마리를 찔러 피를 낸 다음 환자의 주량을 헤아려 술 1사발이나 반 사발에 타서 마시게 하면 통증이 바로 멎는 신묘한 효험이 있습니다.《청낭》

(10) 本草綱目 卷四十八 〉禽之二 原禽類二十三種. 附一種. 〉寒號蟲 宋《開寶》校正 自蟲部入此. 〉五靈
脂 〉附方

骨折腫痛 : 五靈脂·白及各一兩, 乳香·沒藥各三錢. 爲末, 熟水同香油調, 塗患處.《乾坤秘韞》

골절로 붓고 아픈 증상 : 오령지와 백급 각 1냥, 유향과 몰약 각 3돈. 이상의 약미를 가루 내고 승늉과
참기름을 넣고 개어 환부에 발라 줍니다.《건곤비온》

9. 본초강목습유(本草綱目拾遺)

(1) 本草綱目拾遺 卷一 〉水部 〉日精油

泰西所制,《本草補》云, 其藥料多非中土所有, 旅人九萬里攜至中邦, 決非尋常淺效, 勿輕視焉可也. 治
一切刀枪木石及馬踢犬咬等傷, 止痛斂口, 大有奇效. 用法:先視傷口大小若何, 其長闊而皮綻, 先以酒
洗拭淨, 隨用線縫, 大約一寸三, 縫合不可太密. 傷口小者, 無用縫矣. 既縫, 以酒又洗拭淨, 將潔淨瓷器
盛油烘熱, 以男人所穿舊綿布, 取經緯長短, 以傷口爲度, 逐縷蘸油, 貼滿瘡口. 又以男人所穿舊布包
裹, 忌用女人所穿者, 至三四日後解開, 潤油少許, 如前包固, 數日卽愈. 如傷久血干, 略爪破或刀刮, 俾
令血水以通藥氣, 如前包固. 但血多則至流藥, 故無血不可, 多血亦不可也. 傷處忌水與口涎, 最宜防之,
若傷以已含膿及骨折者, 此油無益, 不必用矣. 如心腹耳鼻手足及各處骨節疼痛, 果屬風寒, 非關燥熱,
則此油可治. 問的痛之所, 以油揉擦極熱爲度, 然後以男人所穿舊布包裹, 當用藥, 須坐密室, 切勿見
風, 幷忌食寒冷等物《本草補》.

서양[泰西]에서 제조한 것입니다.《본초보(本草補)》에서는 "그 약재는 중국에 있던 것이 아니라, 대부분
외국의 여행객들이 먼 곳에서부터 중국에 가져온 것입니다. 결코 그런저런 작은 효과를 내는데 그치는
것이 아니니, 깔보아서는 안 됩니다. 온갖 병기, 나무, 돌에 의한 상처 및 말에게 차였거나 개에 물린 상
처 등에 통증을 멎게 하고 상처부위를 아물게 하니, 그 효과가 아주 뛰어납니다. 그 사용법은, 우선 상처
가 어느 정도 크기로 났는지를 살피는데, 길고 넓게 상처가 나고 살갗이 찢어졌으면, 먼저 술로 씻어 내
고 깨끗이 닦아 낸 다음 곧바로 실로 봉합합니다. 봉합할 때는 대략 1치(寸)에 3바늘씩 하되, 너무 촘촘하
게 해서는 안 됩니다. 상처 부위가 작으면 봉합할 필요가 없습니다. 봉합이 끝났으면 다시 술로 씻어 내
고 깨끗이 닦아 냅니다. 그런 다음 깨끗한 사기그릇에 일정유를 담고 불에 뜨겁게 데운 후 남자가 입었던
헌 무명옷[綿布]을 상처 부위에 맞게 길이를 계산하여 자르고 차츰차츰 일정유에 적셔서 상처부위를 완
전히 덮도록 붙입니다. 또 다시 남자가 입었던 헌 무명으로 그 위를 싸매는데, 여자가 입었던 것은 쓰지
말아야 합니다. 3-4일 뒤에 싸맨 것을 풀고 나서 일정유를 약간 발라준 다음 이전처럼 단단하게 싸매두
면 며칠 만에 곧 낫습니다. 상처가 오래되어 피가 말랐으면 손톱으로 살짝 터뜨리거나 칼로 긁어 피를 내
어 핏물에 약 기운이 스며들도록 하고 이전처럼 다시 단단히 싸매둡니다. 다만 피가 너무 많이 나면 약이
흘러내리게 되므로 피가 없어서도 안 되고 피가 너무 많이 나서도 안 됩니다. 상처에는 물이나 침이 닿아
서는 안 되니, 단단히 조심하여야 합니다. 상처에 이미 고름이 찼거나 뼈가 부러진 경우는 일정유를 써도
도움이 되지 않으니, 반드시 쓸 필요는 없습니다. 가슴, 배, 귀, 코, 손발 및 각 부위의 뼈마디가 욱신거리
고 아픈 것은 결과적으로 풍한(風寒)이 원인이 되어 발생한 병이지 조열(燥熱)에 의한 것이 아니므로, 이
기름으로 치료할 수 있습니다. 정확히 어떤 곳에 통증이 있는지를 확인한 후 그 부위에 기름을 바르고 아
주 뜨거워질 때까지 문지른 다음 남자가 입었던 헌 무명으로 싸매 둡니다. 약을 바를 때에는 밀실(密室)
에 앉아서 절대로 바람을 맞지 말아야 하며, 아울러 찬 음식물 등을 절대 먹지 말아야 합니다."라고 하였
습니다.《본초보(本草補)》

(2) 本草綱目拾遺 卷二 〉金部 〉紫銅鄉

《藥性考》產雲南, 入藥鎭心利肺, 降氣墜痰. 火煅末用, 可罨續筋骨折傷.

《약성고》에서는 "운남(雲南) 지역에서 나고, 약에 넣으면 마음을 진정시키거나, 폐를 이롭게 하거나, 기를 내리거나, 담을 없앱니다. 불에 달구고 가루 내어 근골이 부러진 상처에 덮어 주면 근골을 잇게 합니다." 라고 하였습니다.

(3) 本草綱目拾遺 卷九 〉獸部 〉山羊血

《柑園小識》山羊血產廣西諸土郡. 山羊似羊而大, 善鬭, 能上絕壁, 每登高處失足, 或至骨折, 少頃如故, 喜食三七苗. 其血主治損傷極妙, 輕者服數釐, 重者二三分, 以心血爲上, 身血次之. 色黑有光, 而質輕者爲眞. 陸祚蕃《粵西偶記》試山羊血, 取雞血半盃, 投一粒, 過宿變成水, 或以久凝臭雞血一塊, 投入山羊血, 過宿反變成鮮血乃眞. 瀕湖《綱目》云, 山羊卽野羊也, 一名羱羊, 非今之家山羊也. 時珍於山羊主治條, 僅載其肉之功用, 不及油與血之用, 此並附之. 今人收得乾血成塊者, 必用糯米養之, 云可久留不枯.

《감원소지(柑園小識)》에서는 "산양의 피는 광서(廣西)의 여러 지역의 군(郡)에서 납니다. 산양은 양과 비슷하면서 크고 싸움을 좋아하며, 절벽에 오를 수 있는데, 높은 곳에 올라갔다가 떨어져 뼈가 부러지는 데 이르더라도 잠시 뒤에는 이전처럼 회복되며, 삼칠(三七)의 싹을 잘 먹습니다. 그 피는 다친 것을 치료하는 데 매우 신묘한 효과가 있어서, 경상에는 몇 리(釐)만 복용하고, 중상에는 2~3푼만 복용하면 되는데, 심장의 피를 으뜸으로 치고, 몸의 피를 그다음으로 친다. 색은 검고 반질반질하면서 가벼운 것이 진품입니다."라고 하였습니다. 육조번(陸祚蕃)의 《월서우기(粵西偶記)》에서는 "산양의 피를 시험할 때는 닭의 피 반 잔을 가져다 산양의 피 1알을 넣으면 하룻밤 지나서 물로 변하게 되고, 혹 오래되어 굳고 냄새가 나는 닭의 피 한 덩이를 산양의 피에 넣으면 하룻밤 지나서 도리어 신선한 피로 변한 것이 진품입니다."라고 하였습니다. 이시진의 《본초강목》에서는 "산양은 바로 야생 양으로 완양(羱羊)이라고도 하며, 요즘 집에서 키우는 산양이 아닙니다."라고 하였습니다. 이시진은 산양의 주치(主治) 항목에서 고작 고기의 효능과 쓰임만 실었고, 기름과 피의 쓰임은 언급하지 않았으므로 여기에 모두 부록으로 두었습니다. 요즘 사람들은 피를 말려 덩어리를 만든 것을 반드시 찹쌀로 배양하는데, 오래 두어도 마르지 않는다고 합니다.

(4) 本草綱目拾遺 卷十 〉蟲部 〉風蛤

性溫煖. 治風及手足拘攣折傷.

성질은 따뜻합니다. 풍병(風病) 및 손발이 오그라들고 당기는 증상이나 골절상(骨折傷)을 치료합니다.

10. 본초정화(本草精華)

(1) 本草精華 卷之下 〉介部 〉龜鱉類 〉螃蟹

大明 : 產後肚痛血不下, 以酒食之. 筋骨折傷, 生搗炒罯之.

산후의 두복통(肚腹痛)·오로가 내려오지 않는 데에는 술과 함께 먹고·힘줄이나 뼈의 부러진 상처에는 생것을 찧어 볶은 후에 바릅니다. 〈대명〉

(2) 本草精華 卷之下〉金石部〉金類〉赤銅屑

愼微曰：崔務墜馬折足, 取銅末和酒服, 遂瘥, 及亡後十年改葬, 視其脛骨折處, 猶有銅束之也.

최무(崔務)가 말에서 떨어져 다리가 부러졌는데 동가루를 술에 타 먹고 나았습니다. 죽은 뒤 10년이 지나 다른 곳에 옮겨 묻을 때 그 다리뼈가 부러진 곳을 보니 그때까지도 동이 접속하고 있었습니다. 〈당신미〉

11. 세의득효방(世醫得效方)

(1) 世醫得效方卷第之十八〉正骨兼金鏃科〉秘論

背脊骨折法：凡剉脊骨, 不可用手整頓, 須用軟繩從脚吊起, 墜下身直, 其骨便自歸窠. 未直, 則未歸窠, 須要墜下, 待其骨直歸窠, 然后用大桑皮一片, 放在背皮上, 杉樹皮兩三片, 安在桑皮上, 用軟物纏, 夾定, 莫令屈. 用藥治之.

(2) 世醫得效方卷第之十八〉正骨兼金鏃科〉通治〉又方

治攧撲損傷, 骨碎骨折, 筋斷刺痛. 不問輕重, 悉能治之, 大效.

(3) 世醫得效方卷第之十八〉正骨兼金鏃科〉通治〉又方

或加土當歸·熟地黃 鹽水炒·杜牛膝 茶水炒 土芎 米水浸 尤妙. 金刃傷剉出臼者, 去自然銅, 骨碎·骨折者用之. 然須於此方內且去自然銅, 臨欲好時却入用之, 早服成他疾. 右先擇出自然銅·官桂·沒藥·乳香不炒者, 其餘藥或炒或火焙, 或日曬乾皆可, 然後入不炒四味, 同研爲末, 用蜜糊圓如彈子大, 用黃丹爲衣. 或被攧撲傷損, 金刃箭鏃, 不問輕重, 每服一圓. 如被刃傷全斷損內重者, 以薄荷湯或木瓜湯·薑湯·燈心湯吞下皆可. 或攧碎骨及折骨, 用自然銅, 其地不用. 如骨折碎, 刺痛不止, 加乳香·沒藥·白芷·川芎各五錢, 入諸藥中, 生薑酒下. 或不作圓, 爲末亦可, 功效如神.

(4) 世醫得效方卷第之十八〉正骨兼金鏃科〉麻藥〉草烏散

右幷無煆製, 爲末. 諸骨碎·骨折·出臼者, 每服二錢, 好紅酒調下, 麻倒不識痛處. 或用刀割開, 或用剪去骨鋒者, 以手整頓骨節歸元, 端正, 用夾夾定, 然後醫治. 或箭鏃入骨不出, 亦可用此麻之. 或用鉄鉗拽出, 或詞鑿鑿開取出. 後用鹽湯或鹽水與服, 立腥.

12. 수세비결(壽世祕訣)

(1) 壽世祕訣 卷之二〉骨

筋骨折傷, 急取雄鷄一隻刺血, 量患人酒量, 或一椀, 或半椀, 和血飲, 痛止, 神效.

근육과 뼈가 꺾이고 상하면빨리 수탉 1마리의 피를 뽑아서 병든 사람의 주량을 헤아려서 혹은 술 1사발, 혹은 술 반 사발에 피를 타서 마시면 통증이 그치고 신통한 효과가 있습니다.

(2) 壽世祕訣 卷之二 〉墜打損傷

筋骨折傷, 生蟹搗炒罨之, 能續斷絶筋骨. 去殼同黃搗爛, 微炒, 納瘡中, 筋卽連也.

근골(筋骨)이 부러져 상한 경우, 살아있는 게를 빻고 볶아 덮으면 부러진 근골(筋骨)을 이을 수 있습니다. 껍질을 벗기고 황(黃)과 함께 잘 빻고 살짝 볶아 상처난 곳 안에 넣어두면 힘줄이 연결됩니다.

13. 신기천험(身機踐驗)

(1) 身機踐驗 卷三 〉總論病原及治法

治病有三法：一審其致病之由, 令改變習氣. 如因於房勞者, 使之節慾；因於胃不消化者, 使之戒口；因於屋宇狹暗不通風氣者, 使之開通戶牖；因於愁鬱者, 使之暢邃, 他如鼓琴, 可以怡情, 鼻藥可以補腦, 呼叫可以醒迷, 皆良醫妙用也. 二外治法, 如放血蜞吮, 按摩熨貼, 釣濃之類. 三藥法, 或發汗, 或令吐瀉, 或利小便, 或潤臟肺內皮, 或令安臥, 或開胃補胃, 或補精神補血, 或收斂, 或瀉血, 婦人或調經, 或助子宮收縮, 令兒易產下. 其法不一, 若以身機運化論之, 自有隨時之遷移, 或不醫而自醫, 或不慮而爲慮, 須參商于此, 不可專歸于醫治. 然須知一病有一病治法, 一藥有一藥功用, 某藥治某病, 屢試必效者, 僅十數種耳. 病在內部, 變化多端, 卽使藥劑對症, 未必一投輒應. 原不能如醫治瘡瘍折骨等症, 確有把握.

병을 치료하는 방법에는 세 가지가 있습니다. 첫째, 병에 걸리게 된 이유를 살펴 습관[習氣]을 고치게 합니다. 성교를 지나치게 한 것이 원인일 때는 욕정을 절제하게 합니다. 위장에서 소화가 되지 않는 것이 원인일 때는 먹는 것을 조심하게 합니다. 집이 협소하고 어둡거나 환기가 되지 않는 것이 원인일 때는 창문을 열어 환기시키게 합니다. 근심걱정이 원인일 때는 떨쳐버리게 하는데 음악 등으로 마음을 진정시키거나, 안정제를 써서 안정시키거나, 크게 소리쳐서 정신이 번쩍 들게 하는 것 등은 모두 훌륭한 의사들이 사용할 수 있는 신묘한 방법들입니다. 둘째, 외과적인 치료법을 행하는 것으로, 예를 들어 거머리로 빨게 하여 피를 빼내거나, 안마와 찜질, 고름을 잡히게 하는 방법들이 있습니다. 셋째, 약을 쓰는 방법으로, 땀을 빼거나, 구토나 설사를 시키거나, 소변을 잘 나오게 하거나, 장과 폐의 내피를 부드럽게 하거나, 편안히 잠자게 하거나, 위를 튼튼하게 해주거나, 정신을 상쾌하게 하고 혈액을 보충해주거나, 수렴시키거나, 혈액을 빼내거나, 부인의 경우 월경을 고르게 하거나, 자궁의 수축을 도와주어 출산을 쉽게 하거나 하는 등입니다. 방법은 한 가지가 아니니, 만약 신기운화(身機運化)의 측면에서 말한다면 수시로 옮겨 다니므로 치료하지 않아도 저절로 치료되거나 걱정거리가 아니었던 것이 걱정거리로 되거나 하는 등으로 이렇게 차이가 나므로 오로지 치료에만 의존해서는 안 됩니다. 그리고 하나의 병에는 그 하나의 병에 상응하는 치료법이 있고 하나의 약에는 그 하나의 약에 상응하는 공용이 있어 어떤 약이 어떤 병을 치료하여 여러 번 시험하여도 반드시 효과가 있는 경우는 겨우 십여 종류뿐임을 알아야 합니다. 병은 몸 속에서 다양하게 변화하므로 곧 약제로 대증(對症)적인 치료를 하면 한 번의 투약에 반드시 반응을 보이지는 않습니다. 처음부터 창양(瘡瘍)이나 골절(骨折)등을 치료하는 방식과는 다름을 확실히 알게 되었습니다.

(2) 身機踐驗 卷三 〉血證論

有人因被船桅所壓, 小腿骨折斷破皮肉而出, 脚交節亦壞, 脈管斷, 血流滴不止, 頭昏面白, 危在頃刻.

勸令卽將小腿割去下半, 方可施治, 其人初猶不肯, 再三諄喩, 其人始允. 鼻以嗎囉呀水卽迷蒙水見下藥品, 使之迷蒙, 免痛, 於傷處略上, 用刀割開, 皮肉飜捲, 將骨鋸斷後, 用線綁紮大小脈管, 縫結皮肉. 外貼合口膏藥, 間日換易. 安臥兩月, 連合無隙, 能用木脚輔助行走作工, 餬口養親如完人.

어떤 사람이 돛대에 눌려 정강이뼈[小腿骨, Tibia]가 부러져 살갗 밖으로 튀어나왔고 발목 역시 상하였으며, 동맥이 끊어져 출혈이 멈추지 않아 어지럽고 얼굴이 창백해졌으며 목숨이 경각에 달렸었습니다. 정강이뼈 아랫부분을 절단하면 비로소 치료할 수 있다고 권하였는데, 그 사람이 처음에는 허락하지 않다가 두세 번 타이르자 비로소 허락하였습니다. 클로로포름수용액嗎囉呀水마취제[迷蒙水]로 약품(藥品)에 나온다를 코로 들이마시게 하여 마취상태로 만들어 통증을 없앤 다음 상처 위를 칼로 째서 살을 들어내고 톱으로 뼈를 자른 뒤에 끈으로 동맥을 묶고 살갗을 봉합하였습니다. 겉에는 아물게 하는 고약을 붙이고 이틀에 한 번씩 바꾸어 주었습니다. 두 달 동안 쉬자 상처가 아물면서 틈이 없어져 주행을 보조하는 나무다리를 만들어 쓸 수 있게 되자 그의 가족들은 멀쩡한 사람으로 보았습니다.

(3) 身機踐驗 卷五 〉 諸骨折斷 〉 (下牙床骨)

跌打外傷, 大槪左右當顱牙處斷者多. 岐尾下斷者, 間亦有之. 病狀, 腫痛不能食, 牙面不平, 或高或低, 因骨折陷之故. 以一指入口內切顱牙面, 一指托頷, 上下搖動, 有聲, 牙肉有血流出. 治法, 用牛皮翦長短兩條, 成四岐而中連之. 長條約五六寸, 短條約四寸, 中連處約寸許, 承頷包裹牙牀見圖. 外用布條, 長三尺寬三寸, 翦成四岐, 中連處約五寸, 亦以中連處承頷, 包裹牛皮, 不令脫, 綁結頂骨前後, 使牙牀不能搖動. 半月內, 但食漿粥肉湯, 勿食須咬嚼之物, 一兩月可愈.

하악골은 자빠지거나 맞은 외상으로 인해 대체로 좌우 어금니가 있는 부위가 부러지는 경우가 많습니다. 하악골의 아래쪽 갈래진 끝부분이 부러지는 경우도 간혹 있습니다. 병의 증상으로는, 붓고 아파서 음식을 먹지 못하며, 치아들의 상부牙面가 평평하지 않고 높거나 낮은데, 하악골이 부러져 함몰되었기 때문입니다. 이런 경우 한 손가락은 입 속에 넣어 어금니 상부에 바짝 댄 다음 다른 한 손가락은 턱을 받쳐 위아래로 흔들면 소리가 나면서 잇몸에서 피가 흐릅니다. 치료법으로는, 소가죽을 긴 것과 짧은 것의 두 가닥으로 잘라 각각 양 끝을 반으로 찢어 중간지점은 연결되게 남긴 채 네 갈래를 만드는데, 긴 가닥은 대략 5~6촌 정도이고 짧은 가닥은 대략 4촌 정도로 하며 중간의 연결된 채 남기는 곳은 대략 1촌정도의 길이로 하여 이 부분으로 턱을 받치고 하악골을 감쌉니다. 그림에 나옵니다. 겉에는 길이 3척, 너비 3촌이 되는 붕대의 양 끝을 중간지점은 약 5촌길이로 연결되게 남긴 채 반으로 잘라 4개의 갈래를 만든 다음 또한 중간의 연결된 부분으로 턱을 받치고 소가죽을 감싸주어 빠지지 않게 하고 두정골[頂骨] 앞뒤로 묶어 하악골이 흔들리지 않게 합니다. 보름 안에는 죽과 고깃국만 먹고 씹어야 하는 음식물을 먹지 않으면 1~2달 뒤에 낫습니다.

(4) 身機踐驗 卷五 〉 諸骨折斷 〉 (胻骨)

纏束旣畢, 用鐵架, 或木架, 或沙袋, 安放腿足,厚墊襯隔, 用油紙置墊上勿妄動. 凡醫治斷骨, 或用布纏, 或用板皮等夾, 有數要, 一須試準斷骨處, 兩端, 務令相對. 一須試準兩腿之長, 應令相對. 一須試準膝內側, 與足大指內側, 應一線相對. 一腫時, 不宜纏夾過緊. 若輕忽粗疏, 恐不能免歪短等患也. 亦有胻骨折斷多處, 皮肉筋帶皆壞, 不能醫治者, 欲救危險, 止有割之一法也. 輔腿骨折斷, 或一處或二處, 大約小腿骨未斷, 輔腿骨雖折, 不能離開, 易治.

묶고 난 뒤에는 쇠로 된 거치대[架]나 나무로 된 거치대, 혹은 모래자루에 다리[腿足]를 편안히 올리고 두툼한 쿠션을 거치대(또는 모래자루)와 다리 사이에 넣는데, 쿠션위에 기름종이를 깝니다. 함부로 움직이지 않습니다. 대체로 절단된 뼈를 붕대로 묶거나, 나무판이나 가죽 등으로 된 부목을 대어 치료하는데 있어 몇 가지 중요한 점이 있습니다. 하나는 절단된 곳을 살펴 양쪽 끝을 서로 잘 맞대게 하는 것입니다. 다른 하나는 양쪽 소퇴[兩腿]의 길이가 서로 맞아야 한다는 것입니다. 다른 하나는 무릎안쪽과 엄지발가락 안쪽이 일직선상에 있어야 한다는 것입니다. 다른 하나는 부었을 때는 부목을 너무 꽉 조이게 묶어서는 안 된다는 것입니다. 만약 주의사항을 소홀히 하였거나 치료자가 대충 치료하였다면 삐뚤어지고 짧아지는 등의 근심을 면하지 못할 것입니다. 또한 행골의 여러 곳이 절단되고 피육(皮肉)과 인대가 모두 망가져서 치료할 수 없는 경우가 있는데, 이런 경우에 위험을 구할 수 있는 방법은 잘라내는 것 뿐입니다. 보퇴골이 한 곳이나 두 곳이 절단되고 대체로 소퇴골은 아직 절단되지 않았다면 비록 보태골이 절단되었더라도 이탈되지 못하므로 쉽게 치료됩니다.

(5) 身機踐驗 卷五 〉 脫骨

交節離脫, 謂之脫骨. 多因跌蹼打壓, 或提擧重物, 或登高失足, 猛力縮促, 遂致離脫, 所以四支患此者尤多. 其狀或歪扭, 或高凸或低凹, 一據也. 轉動痛苦, 屈伸不得, 二據也. 鬆垂不擧, 功用全失, 三據也. 脫與斷, 所苦時或相似, 治法, 迥乎不同, 斷應伸舒相對, 脫應納入原臼. 辨法約有數端. 一以手試之, 斷骨相擦有聲而脫無聲；二斷骨易動而脫難動；三斷骨蹉疊必短, 脫骨大槪見長；四斷骨伸之則長, 放手卽短, 脫骨納入原臼後, 卽不復有長短異常之狀. 二者比較難易, 斷骨能生假骨, 自相連合, 脫骨非醫者幇助, 永遠不能還入原臼也. 凡患此者, 一脫卽應醫治, 不應遲延, 大槪脫勢愈久愈縮而堅, 醫治一日難過一日, 月餘後極難送納矣.

관절[交節]이 이탈되는 것을 탈골(脫骨)이라 합니다. 대부분 넘어지거나 맞았거나 눌렸거나, 무거운 것을 들었거나, 높은 곳에서 발을 헛디뎌 (근육이) 강하게 수축되었거나 한 것으로 말미암아 이탈되므로 팔다리에서 더욱 빈번하게 발생합니다. 환부가 삐뚤어지고 틀어지거나, 높이 돌출되거나 움푹해져 낮아지거나 하는 증상이 탈골의 첫 번째 근거입니다. 돌리면 매우 고통스럽고 굽혔다 폈다 하지를 못하는 것이 두 번째 근거입니다. 축 늘어져 들리지 않고 아무런 기능을 하지 못하는 것이 탈골의 세 번째 근거입니다. 탈골과 골절(骨折)은 고통의 정도는 서로 비슷하지만 치료방법은 전혀 다른데, 골절은 펴서 서로 맞대어야 하고 탈골은 원래 있던 관절오목[臼]에 들여야 합니다. 탈골과 골절을 구분하는 방법은 대략 몇 가지가 있습니다. 첫 번째로는, 손으로 만져보면 골절은 서로 부딪히는 소리가 나는데 탈골은 소리가 나지 않습니다. 두 번째로는, 골절은 쉽게 움직이지만 탈골은 움직이기 어렵습니다. 세 번째로는, 골절은 어긋나게 겹쳐져서 반드시 짧아지지만 탈골은 대체로 길어 보입니다. 네 번째로는, 골절은 펴면 길어지고 손을 떼면 짧아지지만, 탈골은 원래의 관절오목에 들인 뒤에는 다시 길거나 짧거나 하는 이상형태가 나타나지 않습니다. 탈골과 골절의 치료의 난이도를 비교해보면, 골절은 가골(假骨)이 생겨나 저절로 서로 붙는데, 탈골은 치료자가 돕지 않으면 영원히 원래 있던 관절오목으로 다시 들이지 못합니다. 탈골된 경우는 빠진 즉시 치료하고 시간을 끌면 안되니, 대체로 탈골된 상태로 오래 방치하면 할수록 더욱 더 (근육이) 수축되고 단단해져 치료를 하루 지연시키면 지연시킨 시간이상의 어려움이 생기니 한 달여 정도가 지나면 원래의 관절오목으로 들이기가 아주 어렵게 됩니다.

(6) 身機踐驗 卷五 〉 脫骨 〉 [鎖柱骨]

兩端, 一厚一薄. 厚端附胸骨者爲前, 薄端連飯匙骨者爲後, 均易移脫, 厚端更多過薄端. 如跌蹼仆地, 忽然伸手, 意欲自救全身, 非促斷臂骨, 勢必傷累鎖骨, 或折或脫, 脫則或前或後. 治法, 與治鎖柱骨折斷同.

양쪽 끝부분이 하나는 두껍고 하나는 얇습니다. 두꺼운 끝부분은 흉골(胸骨, 가슴뼈)에 붙어 있고 앞이 되며, 얇은 끝부분은 견갑골과 이어져 있고 뒤가 되는데, 잘 이탈되며, 두꺼운 끝부분이 얇은 끝부분보다 더 빈번합니다. 만약 땅에 넘어질 때 몸을 다치지 않으려고 갑자기 손을 뻗으면 팔뼈가 부러지지 않으면 반드시 쇄골이 골절되거나 탈골되는 손상을 입는데, 탈골되었으면 앞이나 뒤입니다. 치료법은 쇄골이 골절되었을 때의 치료와 같습니다.

(7) 身機踐驗 卷六 〉頭腦傷 〉〔頭骨〕

折斷, 多因跌仆擊打, 或馬踶, 或重物傾壓. 重則內累腦體, 大有關係. 今先就其輕者而言. 凡頭皮因外傷損破, 防累及骨, 應用探針試之, 或骨壞或骨衣壞, 或骨壓而凹, 或未凹, 略有斷縫, 凹面有大有小, 斷縫有長有短. 大槪骨硬骨衣軟, 以此辨之. 若骨壓而凹, 以探針探凹處, 必微澁不滑利. 若有斷縫者, 又須先知頭骨湊合本縫所在, 不可誤認湊合本縫, 爲折斷縫也. 凡略301, 或僅折一線, 無炎証, 神識如常, 知其不累腦體, 能自愈. 有時皮爛, 骨衣壞, 不能蓋護, 頭骨現露, 枯死薄片一層, 周圍好骨, 漸生肉牙, 死骨離開, 卽應用鉗取出. 以上所論皆頭骨證之輕, 不累腦體者也. 大槪頭骨折斷, 半月後無昏迷不省等證, 方可定其安危. 其初俱應靜養安身, 戒口勿飮酒, 內服瀉藥.

머리뼈가 절단(折斷)되는 경우는 대부분 넘어지거나 맞거나, 혹은 말에 밟히거나, 혹은 무거운 물건에 눌린 것으로 말미암는 것이 대부분입니다. 심하면 머리뼈속의 뇌까지 손상되는데, 매우 위험합니다. 지금은 먼저 가벼운 경우부터 말하겠습니다. 대개 외상으로 인해 두피가 찢어지고 손상되었을 때는 뼈까지 손상되는 것을 막아야 되는데, 탐침으로 살펴보면 뼈가 깨졌거나 골막[骨衣]이 찢어졌거나, 혹은 뼈가 눌려 움푹 들어갔거나, 혹은 움푹해지지 않고 약간 벌어지기만 한 것도 있으며, 움푹해진 면이 큰 것도 있고 작은 것도 있으며, 길게 벌어진 것도 있고 짧게 벌어진 것도 있습니다. 대개 뼈는 단단하고 골막은 부드러우니, 이것으로 이 두개가 구별됩니다. 뼈가 눌려 움푹해졌을 때 탐침으로 움푹해진 곳을 탐지해 보면 반드시 탐침이 약간 꺼칠꺼칠하게 들어가는 느낌이 들고 매끄럽지 못합니다. 만약 절단되어 벌어진 곳이 생긴 경우도 또한 우선 머리뼈가 모여 본래 붙어있던 곳을 알아야 하는데, 본래 붙어있던 곳을 절단되어 벌어진 틈으로 잘못 알아서는 안 됩니다. 약간 움푹하게 들어갔거나 혹은 겨우 실같이 가는 금만 날 정도로 절단되고 염증이 생기지 않고 평소와 같이 정신이 멀쩡하다면 뇌까지 손상되지 않은 것으로 저절로 낫습니다. 두피가 문드러지고 골막이 찢어져 보호해주지 못하여 머리뼈가 드러나는 경우도 있는데, 얇게 한 층이 말라죽고 주위의 멀쩡한 뼈에서 점차 새 살이 돋아나 죽은 뼈가 떨어지면 즉시 집게로 꺼냅니다. 이상에서 논한 것들은 모두 머리뼈가 손상된 증상들 중 가벼운 것들로 뇌까지는 손상되지 않은 것들입니다. 대체로 머리뼈가 절단되고 나서 보름이 지나도 정신이 혼미해지거나 인사불성 등의 증상을 보이지 않으면 그 안위(安危)가 판가름 납니다. 초기에는 모두 조용히 휴식하면서 몸을 편안하게 하고, 음식을 조심하며 음주를 금하고, 설사약을 복용해야 합니다.

(8) 身機踐驗 卷六 〉頭腦傷 〉〔頭骨斷壓腦〕

或顚頂, 或前或後, 或左或右, 或傷前而後裂, 或頂傷而左右裂, 或有裂至頭底者, 皆大有關係. 大槪頭骨折斷, 必因跌撞打壓外傷, 其折斷也, 不必定在所傷之處, 每在軟弱脆薄之處, 所以有對面震裂者, 有左右震裂者. 死後剖驗, 方知當其初傷時, 醫者或不能確指裂形, 輕重何如, 爲此故也.

정수리[顚頂]나, 혹은 앞머리나 뒷머리, 혹은 머리 왼쪽이나 오른쪽, 혹은 앞머리를 다쳤는데 뒷머리가 찢어지거나, 혹은 정수리를 다쳤는데 머리 좌·우쪽이 찢어지거나, 혹은 머리 기저부까지 찢어진 경우는 모두 매우 위험합니다. 대개 머리뼈가 절단된 것은 반드시 넘어지거나 부딪치거나 맞거나 눌린 외상으로 말미암는데, 손상되어 절단되는 곳은 반드시 정해진 곳이 있는 것은 아니고 항상 연약하고 무르며 얇은 곳으로 정면이 찢어지는 경우도 있고 좌우·쪽이 찢어지는 경우도 있습니다. 죽은 뒤에 부검을 하여 살펴보아야 손상된 초기상태를 알 수 있는데, 의사가 혹 찢어진 형태와 증상의 경중이 어떠한지 확실하게 판단하지 못하는 것도 이런 이유 때문입니다.

14. 양무신편(兩無神編)

(1) 卷之中 > 外科 > 打傷跌撲門

折傷疼痛, 梔子 白麪同擣塗之, 良. 又用水獺支解, 入罐內固濟, 待乾煅燒存性爲末. 以黃米煮粥攤患處, 摻獺末於粥上, 以布裹之, 立止疼痛. 腦破骨拆, 蜜和蔥白擣勻, 厚封立效.

골절상(骨折傷)으로 욱신거리고 아플 때에는 치자와 밀가루를 함께 찧어 붙이면 좋습니다. 수달을 잘라 항아리에 넣고 단단히 봉해, 마르면 약성이 남게 달군 뒤 가루 냅니다. 황미(黃米)로 쑨 죽을 환부에 바르고 앞의 수달가루를 죽 위에 뿌린 뒤 베로 싸매면, 욱신거리고 아픈 것이 곧 멎습니다. 머리가 터져 뼈가 깨졌을 때에는 밀가루와 총백을 섞어 고루 찧은 뒤 두텁게 붙여두면 바로 효과가 납니다.

(2) 卷之中 > 外科 > 打傷跌撲門

折傷接骨, 用土鱉焙燒存性, 末. 每服二三錢, 接骨神效. 又用蟾蜍生研如泥, 劈竹裹縛其骨, 自全. 又市上乞兒破鞋底一隻燒灰 白麪 等分, 好醋調成糊, 傅患處, 以絹束之, 杉片夾定. 須臾痛止骨節有聲爲效.

골절상(骨折傷)에 뼈를 붙일 때에는 토별(土鱉, 약성이 남게 불기운에 말린 것)을 가루 냅니다. 매번 2-3돈씩을 복용하면 뼈가 붙으니 효과가 신통합니다. 두꺼비(생 것)를 질게 갈아 붙인 다음 쪼갠 대나무를 덧대어 뼈를 싸매두면 저절로 낫습니다. 시장에서 동냥하는 아이가 신었던 헌 신발바닥 1개(태워 재를 낸 것)과 밀가루 각각 같은 양을 좋은 식초에 개어 풀을 만들어 환부에 붙인 다음 비단으로 묶고 삼나무조각을 양쪽에 덧대어 고정시켜 둡니다. 조금 후에 통증이 멎고 뼈마디에서 소리가 나면 효과가 있는 것입니다.

(3) 卷之中 > 外科 > 打傷跌撲門

撲損折骨, 合歡木皮去粗皮炒黑色四兩, 芥菜子炒一兩, 爲末. 每二錢, 臥時溫酒服, 敷滓, 妙.

맞아서 골절상(骨折傷)을 입었을 때에는 자귀나무껍질(合歡木皮, 거친 부분을 제거하고 검게 볶은 것) 4냥, 겨자씨(볶은 것) 1냥을 가루 냅니다. 매번 2돈씩을 잠잘 적에 따뜻하게 한 술로 복용하고 찌꺼기를 붙이면 신묘한 효과가 있습니다.

15. 언해구급방(諺解救急方)

諺解救急方 卷下 > 筋斷骨折傷

骨折, 取自然銅, 火煅醋淬, 硏極細水飛, 同當歸 沒藥末各半戔, 溫酒調服, 仍以手摩傷處. 此藥直入骨損處, 續之, 神妙. 骨不折則勿用.

뼈 섞거졋거든 산 구리을 불에 살와 초의 다무기를 일곱 번 ㅎ여 가장 ᄀ놀게 ᄀ라 슈비ᄒ여 당귀과 몰약 ᄀ로 각 반 돈식 더운 술에 풀어먹이고 손으로 상쳐을 만지라. 이 약이 바로 뼈 히여진 듸 드러 뭇다시 ᄒ여 긔특ᄒ니라. 뼈 졀치 아니ᄒ엿거든 쓰지 말나.

골절이 된 경우에는, 자연동을 불에 달구었다가 담금질한 뒤 몹시 곱게 갈아서 수비하여 당귀와 몰약 가루 각 반 돈과 함께 따뜻한 술에 풀어서 먹이고 상처를 손으로 어루만집니다. 이 약은 뼈가 손상된 곳에 곧바로 들어가기 때문에 이어주는 것에 매우 효과적입니다. 골절되지 않았다면 쓰지 말아야 합니다.

16. 의루원융(醫壘元戎)

(1) 醫壘元戎卷十 〉折傷例

治腦骨破及骨折, 葱白爛研, 和蜜厚封損處, 立效.

(2) 醫壘元戎卷十 〉折傷例

此二味不加, 亦不妨. 若服藥人亡後, 骨折處如金色圍之. 此方係黃大夫秘傳神驗.

17. 의종손익(醫宗損益)

(1) 醫宗損益 卷之十. 酉集 〉諸傷 〉攧撲墮落壓倒傷 〉糯米膏

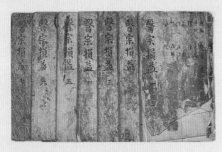

『의종손익(醫宗損益)』, 조선, 국립중앙박물관

《綱目》治撲傷, 筋斷骨折. 糯米 一升, 皂角(切碎) 半升, 銅錢 百箇. 同炒至焦黑, 去錢. 右末, 酒調膏, 貼患處, 神效.《寶鑑》

《강목》 맞아서 근이 끊어지고 뼈가 부러진 증상을 치료합니다. 찹쌀 1되, 조각(잘라서 부스러뜨린 것) 0.5되, 구리 동전 100개. 이 약들을 검게 탈 정도로 함께 볶은 후 동전을 제거하고 가루 냅니다. 이것을 술에 개어 고약을 만들어 환부에 붙이면 효과가 매우 좋습니다.《보감》

(2) 醫宗損益 卷之十. 酉集 〉諸傷 〉攧撲墮落壓倒傷 〉接骨柴金丹

《入門》治跌打骨折, 瘀血攻心, 發熱昏暈. 土鱉一方用土狗·自然銅(火煆醋淬七次, 另研)·骨碎補·大黃·血竭·當歸尾·乳香·沒藥·鵬砂 各一錢. 右末, 每取八里, 熱酒調服, 其骨自接.《寶鑑》

《입문》 넘어지거나 맞아서 뼈가 부러져 어혈이 심장을 공격하여 열이 나고 어지러운 증상을 치료합니다. 토별[어떤 처방에는 땅강아지를 쓴다고 되어있습니다]·자연동(불에 달구었다가 식초에 담금질하기를 7번 한 후 따로 간 것)·골쇄보·대황·혈갈·당귀(잔뿌리)·유향·몰약·붕사 각 1돈. 이 약들을 가루 내어 0.8푼씩 뜨거운 술에 타서 먹으면 뼈가 저절로 붙습니다.《보감》

(3) 醫宗損益 卷之十. 酉集 〉諸傷 〉攧撲墮落壓倒傷 〉蔓荊散

《丹心》治打落, 筋骨折傷, 瘀血結痛. 頑荊葉無則荊芥代之·蔓荊子·白芷·細辛·防風·川芎·桂皮·丁香皮·羌活 各一兩. 右麤末, 每一兩, 入鹽三匙, 連鬚葱白五莖, 漿水五升煎七沸, 淋洗痛處, 冷則易.《寶鑑》

《단심》맞거나 떨어져 근이 끊어지고 뼈가 부러지며, 어혈이 뭉치고 아픈 증상을 치료합니다. 완형엽(없으면 형개로 대용)·만형자·백지·세신·방풍·천궁·계피·정향피·강활 각 1냥. 이 약들을 거칠게 가루 냅니다. 이 약 가루 1냥씩에 소금 3숟가락, 수염뿌리가 달린 총백 5줄기, 좁쌀죽 윗물 5되를 넣고 7번 끓어오를 동안 달여 아픈 곳을 씻습니다. 식으면 바꾸어 줍니다.《보감》

18. 의휘(宜彙)

(1) 宜彙 卷之三 〉 諸傷 〉 骨折筋斷

○ 骨折筋斷, 生地黃一斤, 生薑四兩, 爛擣, 入酒一升, 炒熱布裹, 付傷處熨之, 妙.〈舟〉○ 生蟹爛擣, 付之.〈舟〉

○ 뼈가 부러지고 근이 끊어졌을 때는 생지황 1근, 생강 4냥을 질게 찧어 술 1되를 넣고 뜨겁게 볶은 다음 베에 싸서 다친 곳에 대고 찜질해주면 신묘한 효과가 있습니다.〈주〉 ○ 살아있는 게를 질게 찧어 붙입니다.〈주〉

(2) 宜彙 卷之三 〉 諸傷 〉 撲落跌折

○ 治打撲落傷跌折, 有瘀血痛不可忍, 取麻根及葉, 擣取汁飮. 或煮服. 非時, 則乾麻煮取汁. 骨折筋傷, 메쓸희爛擣, 和酒服, 其滓付之. 生地黃擣溫付.

○ 맞거나 떨어져 꺾여 어혈이 생기고 참을 수 없이 아픈 것을 치료할 때는 삼뿌리와 잎을 찧어낸 즙을 마십니다. 혹은 달여 복용합니다. 제철이 아닐 때는 말린 삼을 달여 그 즙을 씁니다. 뼈가 부러지고 근이 상했을 때는 메꽃의 뿌리를 질게 찧고 술에 타서 복용한 다음 그 찌꺼기는 붙입니다. 생지황을 찧고 따뜻하게 하여 붙입니다.

(3) 宜彙 卷之三 〉 諸傷 〉 骨折筋斷, 手足各三處出臼

○ 骨折筋斷, 手足各三處出臼, 手掌根出臼, 其骨交互相鎖, 或出臼則是挫出鎖骨之外. 須是搦骨於鎖骨, 下歸窠, 若出外則搦入內, 若出內則搦入內.內 方入窠臼, 只用手拽, 斷入窠難入窠, 十有八九, 成痼疾也.

○ 뼈가 부러지고 근이 끊어졌거나, 손발은 각각 세 곳이 탈구되는 경우가 있습니다. 손목이 탈구된 경우, 그 곳의 뼈들은 서로 맞물려 있으므로 탈구되면 맞물린 뼈의 바깥으로 나옵니다. 이때는 맞물린 뼈를 관절로 넣어야 하는데, 바깥으로 나왔을 때는 안으로 집어넣고, 안으로 나왔을 때는 바깥으로 집어넣습니다. 관절에 넣을 때 손으로 그냥 끌어넣으면 관절로 들어가기 어렵고 10에 8-9는 고질병이 됩니다.

(4) 宜彙 卷之三 〉 諸傷 〉 折骨瘀血

○ 接骨紫金丹, 治跌打骨折, 瘀血攻心, 發熱昏暈. 土鱉 自然銅火煅醋淬七次另研 骨碎補 大黃 血竭 當歸尾 乳香 沒藥 鵬砂 各一戔. 右作末, 每取八里, 熱油調服.

○ 접골자금단(接骨紫金丹)은 자빠지거나 맞아 생긴 골절로 어혈이 심을 공격하여 열이 나고 어지러운 것을 치료합니다. 토별(土鼈) 자연동(불에 달구고 식초에 담그기를 7차례 한 다음 별도로 갑니다) 골쇄보 대황 혈갈 당귀미 유향 몰약 붕사 각 1돈. 이상의 약미들을 가루내고 매번 8리(釐)씩 뜨거운 기름에 타서 복용합니다.

(5) 宜彙續編 〉 諸病 〉 骨折筋斷

○ 骨折筋斷, 生芋取汁, 和酒服, 滓付當處. 又生地黃熬, 裹當處, 一日十易, 筋骨連續. 又蟹脚中髓及殼中黃, 微熬, 納瘡中包裏. 又萵苣子炒末, 酒調服. 又自然銅山骨一箇, 火煅醋淬末, 酒調服. 又紅花子取仁, 同法用之. 又末二兩, 當歸一兩, 酒沈煎服, 直透折傷處, 連續.

○ 뼈가 부러지고 힘줄이 끊어진 경우에는 생지황을 즙을 내어 술에 타서 복용하고 그 찌꺼기를 환부에 붙입니다. 또 생지황을 졸여서 환부에 싸매되 하루에 10차례 이렇게 하면 힘줄과 뼈가 이어집니다. 또 게 다리 속살[髓]과 껍질 속의 누런 것을 살짝 볶아 상처 속에 넣고 싸맵니다. 또 상추씨를 볶아서 가루 내어 술에 타서 복용합니다. 또 자연동산골1개를 불에 달구어서 식초에 담갔다가 가루 내어 술에 타서 복용합니다. 또 홍화씨에서 알맹이를 발라내어 앞에서 설명한 방법으로 씁니다. 또 구리가루 2냥, 당귀 1냥을 술에 담갔다가 달여서 복용하면 뼈가 부러진 곳에 곧바로 침투하여 이어지게 됩니다.

(6) 宜彙續編 〉 癍疹俗名小疫 〉 鄕藥單方治驗四十九種 〉 葱白治驗

○ 腦破骨折, 蜜化葱白, 擣勻厚封, 立效.

○ 머리가 깨졌거나 뼈가 부러졌을 때는 총백에 꿀을 타서 찧고 두껍게 붙이면 바로 효과가 납니다.

(7) 宜彙續編 〉 宜彙拾遺

○ 折傷, 萵苣子炒作末, 二三錢式, 和酒服. 骨折者, 柳蠹糞, 乘熱裹之. 柳木薄片削, 乘熱付兩邊, 桑木皮堅縛.

○ 뼈가 부러진 데에는 상추씨를 볶아 가루 내고 2-3돈씩 술에 타서 복용합니다. 뼈가 부러진 데에는 버드나무 벌레의 똥을 뜨겁게 하여 싸맵니다. 버드나무를 얇게 깎아 뜨거울 때 환부 양쪽 가장자리에 붙이고 뽕나무 껍질로 단단히 싸맵다.

19. 이석간경험방(李石澗經驗方)

李石澗經驗方 中 〉 ◇ 打撲

○ 骨折碎, 葱白細硏和蜜, 厚封傷處. 打破靑瞳, 新年肉, 貼瞳處.

○ 뼈가 부러졌거나 부서졌을 경우에는 총백을 곱게 갈아 꿀에 개어 환부에 두껍게 붙입니다. 눈을 맞아 찢어지거나 퍼렇게 되었을 경우에는 새해에 잡은 고기를 눈에 붙입니다.

20. 진양신방(晋陽神方)

晋陽神方 〉諸傷 〉單方

骨折筋斷傷, 草烏散, 骨出臼, 用此然後, 用水整頓. 皂角 木鱉子 紫金皮 白芷 半夏 烏藥 當歸 川弓 川烏 各一戔五分, 草烏 茴香 坐拏草 各二戔五分, 木香一戔. 右爲末, 紅酒調下二戔, 以手整頓然後, 取鹽湯與之, 卽醒. 諸骨出臼, 用二生膏, 治手足筋骨傷. 生芐一斤, 生干四兩, 搗爛, 入酒糟一斤炒熱布裹, 晻傷處, 神効. 生芐搗, 攤油紙, 次糝木香付. 合歡皮專能接骨, 取皮炒黑四兩, 芥子炒一兩. 右末, 酒糟二錢, 調付傷處.

뼈가 부러지고 힘줄이 끊어진 경우에는 초오산을 씁니다. 탈구되었을 경우 이 약을 쓴 후에 손으로 뼈를 맞춥니다. 조각 목별자 자금피 백지 반하 오약 당귀 천궁 천오 각 1돈 5푼, 초오 회향 좌나초 각 2돈 5푼, 목향 1돈. 이상의 약재를 가루 내어 홍주(紅酒)에 2돈씩 타서 먹습니다. 손으로 뼈를 제자리를 맞춘 후에 소금 달인 물을 먹으면 곧 깨어납니다. 여러 가지 뼈가 탈구된 경우에는 이생고를 씁니다. 손발의 근골이 상한 것을 치료합니다. 생지황 1근, 생강 4냥을 짓찧고 술지게미 1근을 뜨겁게 볶아 넣고 베로 싸서 상한 곳을 찜질하면 신효합니다. 생지황을 짓찧어 기름종이에 펼쳐 바른 뒤 목향가루를 뿌리고 (환부에) 붙입니다. 합환피자귀나무의 껍질은 뼈를 잘 붙입니다. 합환피(검게 볶습니다) 4냥, 개자(볶습니다) 1냥. 이상의 약재를 가루 내어 술지게미 2돈에 개어 상처에 붙여 줍니다.

21. 진우신방(晋寓神方)

晋寓神方 〉骨折筋斷 〉蔓荊散

治打落, 筋骨折傷, 瘀血結痛. 荊芥 蔓荊子 白芷 細辛 防風 川芎 桂皮 丁香皮 羌活 各一兩. 右麤末, 每一兩, 入鹽一匙, 葱五莖, 漿水五升煎七沸, 淋洗痛處, 冷則易.

맞거나 떨어져 근골이 부러지고 어혈이 뭉치고 아픈 것을 치료합니다. 형개 만형자 백지 세신 방풍 천궁 계피 정향피 강활 각 1냥. 이상의 약재를 거칠게 가루 내고 약가루 1냥에 소금 1술, 총백 5줄기, 좁쌀죽 윗물 5되를 달여 7번 끓어오르게 하여 아픈 곳을 씻어주고 식으면 바꿔 줍니다.

22. 태평성혜방(太平聖惠方)

(1) 太平聖惠方 卷第六十七 〉治墮落車馬傷折諸方 〉治落馬墜車, 跋折骨碎, 筋傷壓損, 疼痛不止, 五骨散方.

右五味骨細剉, 用酒醋各半升, 浸一宿漉出, 炙令黃色, 候冷入二味藥, 同擣細羅爲散, 不計時候, 用溫酒調下二錢, 又將黃米半升作糊, 入散藥八分, 調令勻, 塗貼骨折筋傷處, 疼痛立止.

(2) 太平聖惠方 卷第六十七 〉治墮落車馬傷折諸方 〉治墜車落馬傷損, 筋骨疼痛, 皮肉破裂, 出血不止, 牡蠣散方.

右件藥, 都細研爲散, 仍於烈日中攤曬半日, 後入瓷瓶子中盛, 如有墜損及骨折筋斷, 用生油稠調塗之, 如已成瘡, 乾傅之, 立效.

23. 태평혜민화제국방(太平惠民和劑局方)

太平惠民和劑局方卷八〉治瘡腫傷折〉沒藥降聖丹

治打撲閃肭, 筋斷骨折, 攣急疼痛, 不能屈伸, 及榮衛虛弱, 外受遊風, 內傷經絡, 筋骨緩縱, 皮肉刺痛, 肩背拘急, 身體倦怠, 四肢少力.

24. 향약집성방(鄕藥集成方)

(1) 鄕藥集成方卷第七十七〉本草 石部 上品〉雲母 卽石鱗

味甘平 無毒 主身皮死肌 中風寒熱如在車船上 除邪氣 安五藏 益子精 明目 下氣 堅肌 續絶 補中 療五勞七傷 虛損 少氣止痢 久服輕身延年 悅澤不老 耐寒暑 志高 神仙. 一名雲珠 色多赤, 一名雲華五色具一, 名雲英色多靑, 一名雲液色多白, 一名雲砂 色靑黃, 一名磷石色正白. 生石間, 二月採. 澤瀉爲之使, 畏流水.

맛이 달고, 약성(藥性)이 평이하며, 무독(無毒)합니다. 전신(全身)의 사기(死肌), 중풍(中風)으로 인한 한열(寒熱), 뱃멀미나 차멀미 등을 주로 치료합니다. 사기(邪氣)를 제거하고, 오장(五臟)을 안정시키며, 자정(子精)을 돋우어주고, 눈을 밝게 합니다. 또한 기(氣)를 내려가게 하고, 살결을 단단하게 하며, 골절(骨折)을 잇고, 중초(中焦)를 보(補)합니다. 오로칠상(五勞七傷), 허손(虛損)으로 인해 기운이 없는 상태를 치료하며, 설사를 멎게 합니다. 오래 복용하면 몸이 거뜬해지고, 수명이 연장되며, 몸에 윤기가 돌고, 늙지 않게 됩니다. 또 추위와 더위를 잘 견디게 하고, 의지를 강하게 만들며, 신선이 되게 합니다. 운주(雲珠)라고 부르는 것은 붉은 빛이 많이 돌고, 운화(雲華)는 오색(五色)을 갖추었으며, 운영(雲英)은 푸른빛이 많이 돌고, 운액(雲液)은 흰 빛이 많이 돌며, 운사(雲砂)는 청황색(靑黃色)이고, 인석(磷石)은 흰색입니다. 바위 사이에서 나며, 2월에 채취합니다. 택사(澤瀉)를 사약(使藥)으로 하고, 흐르는 물을 꺼립니다.

(2) 鄕藥集成方卷第七十七〉本草 石部 中品〉磁石 卽指南石

陶隱居云, 能懸吸針虛連三四爲佳. ○ 蜀本註云, 吸鐵虛連十數針, 乃至一二斤刀器, 廻轉不落. ○ 吳氏云, 一名磁君. ○ 藥性論云, 臣. 味鹹有小毒, 能補男子腎虛, 風虛身強, 腰中不利, 加而用之. ○ 陳藏器云, 磁石毛味鹹溫, 無毒. 補絶傷, 益陽道, 止小便白數. 治腰脚, 去瘡瘻, 長肌膚. ○ 日華子云, 味甘澁平, 治眼昏, 筋骨羸弱, 補五勞七傷, 除煩躁, 消腫毒. ○ 雷公云, 勿誤用玄中石, 幷中麻石. 此二石眞相似磁石, 只是吸鐵不得, 中麻石, 心有赤皮麤, 是鐵心石也. 誤服之, 令人有惡瘡不可療. 夫欲驗者, 一斤磁石, 四面只吸鐵一斤者, 此名延年沙. 四面只吸得鐵八兩者, 號日續末石. 四面只吸得五兩已來者, 號日磁石. 沈存中筆談磁石指南. ○ 圖經日, 磁石中有孔, 孔中黃赤色, 其上有細毛, 性溫, 功用更勝.

도은거(陶隱居)는 바늘이 연달아 3-5개 붙은 것이 좋다고 말했습니다. ○《촉본주(蜀本註)》에서 다음처럼 말했습니다. 철을 끌어당겨 붙게 하는데 바늘이 연이어 10여 개 붙거나, 1-2근(斤)의 칼이나 철기(鐵器)가 붙어서 휘둘러도 떨어지지 않는 것이 좋습니다. ○ 오씨(吳氏)는 일명 자군(磁君)이라 한다고 말했습니다. ○《약성론(藥性論)》에서는 다음처럼 말했습니다. 신약(臣藥)으로 씁니다. 맛이 짜고 소독(小毒)이 있습니다. 남자의 신허(腎虛)를 보(補)하고, 풍허(風虛)로 몸이 뻣뻣하고 허리가 불편한 증상을 치료하는 데 다른 약에 넣어서 씁니다. ○ 진장기(陳藏器)는 다음처럼 말했습니다. 자석모(磁石毛)는 맛이

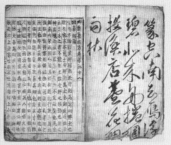

짜고 약성(藥性)이 따뜻하며 무독(無毒)합니다. 골절(骨折) 보(補)하고, 양도(陽道)를 증익시키며, 소변(小便)이 맑고 잦은 증상을 치료합니다. 또 허리와 종아리의 병을 치료하고, 창(瘡)이나 누(瘻)를 낫게 하고, 새 살이 나게 합니다. ○ 일화자(日華子)는 다음처럼 말했습니다. 맛이 달고 떫으며 약성이 평이합니다. 눈이 흐릿한 증상과 근골이 마르고 약해지는 증상 등을 치료하고, 오로칠상(五勞七傷)을 보하며, 번조증(煩躁症)을 없애고, 종독(腫毒)을 없앱니다. ○ 뇌공(雷公)은 다음처럼 말했습니다. 현중석(玄中石)이나 중마석(中麻石)을 잘못 써서는 안 됩니다. 이 두 돌은 참으로 자석과 비슷하지만 쇠를 끌어당기지 못합니다. 중마석 중에서 가운데가 붉고 겉이 거친 것을 철심석(鐵心石)이라 하는데, 잘못 먹으면 악창(惡瘡)이 낫지 않습니다. 자석을 시험해 보는 방법은 다음과 같습니다. 1근(斤)이 되는 자석이 네 면에 1근이 되는 쇠를 끌어당겨 붙이면 연년사(延年沙)라고 하고, 네 면에 8냥(兩)의 쇠를 끌어당겨 붙이면 속말석(續末石)이라 하며, 네 면에 5냥 이상이 되는 쇠를 끌어당겨 붙이면 자석이라고 합니다. 〈심존중필담(沈存中筆談)〉에서는 자석을 지남석(指南石)이라고 하였습니다. ○《도경(圖經)》에서는 다음처럼 말했습니다. 자석 가운데에는 구멍이 있고, 구멍 속은 황적색(黃赤色)이며, 그 위에 가는 털이 있습니다. 이러한 자석은 약성이 따뜻하고, 효능이 더 좋습니다.

(3) 鄕藥集成方 卷第八十三 〉 本草 蟲魚部中品 〉 蟹 〔鄕名〕

日華子云 螃蟹, 凉, 微毒. 治産後肚痛, 血不下, 並酒服, 筋骨折傷, 生搗炒署良. 脚爪 破宿血, 止産後血閉, 肚痛, 酒及醋湯煎服良. 又方 蝤蛑 凉, 無毒. 解熱氣, 治小兒痞氣.

일화자(日華子)가 다음처럼 말했습니다. 방해(螃蟹)는 약성이 서늘하고, 약한 독이 있습니다. 산후 복통, 하혈에 술에 타 먹습니다. 근골이 부러진 손상에는 날로 찧고 볶아서 덮으면 좋습니다. 다리발톱은 묵은 피를 부수고 산후 피가 막힌 복통을 그치게 합니다. 술과 식초로 달여서 먹으면 좋습니다. 또 추모(蝤蛑)는 약성이 서늘하고, 독성이 없습니다. 열기를 해소하고, 소아의 비기(痞氣)를 치료합니다.

자동차보험

자동차 교통사고 후유증에 대한 자동차보험(자보) 혜택 100% 적용
(본인부담금 0원)을 받을 수 있는 과학적으로 검증된 한의학적 치료법

자동차 교통사고가 발생되었을 때, 한의원에서도 자동차보험(자보) 혜택을 100% 받을 수 있다는 얘기를 들었는데, 사실인가요?

그렇습니다. 100% 사실입니다.

'교통사고 후유증' 또는 '교통사고 상해 증후군'에 대한 한의학적 치료를 위해서 한의원에 내원하는 환자들을 진료하다 보면, 대한민국에 있는 모든 한의원에서, 자동차보험(자보) 혜택 100% 적용을 받을 수 있다는 사실을, 자동차 교통사고가 발생된 지 한참 지나서 너무 뒤늦게서야 알게 되는 안타까운 경우가 아직도 의외로 굉장히 많습니다.

자동차 손해배상 보장법 개정에 따라서, 한의원에서 시행하고 있는 다양한 자동차 교통사고 후유증 치료 프로그램에 있어서, 자동차보험(자보) 적용이 100% 가능(본인부담금 0원)합니다.

위와 같은 사회제도적인 이유 때문에, 또한 국내 한의과대학 부속 한방병원 등에서 과학적 논문으로 이미 발표한 교통사고 후유증 한방치료 프로그램에 대한 환자 만족도(90% 이상의 압도적인 환자 만족도)가 매우 높기 때문에, 건강보험심사평가원 통계 자료에 따르면, 최근 들어서 교통사고 후유증 치료를 위해서 한의원을 찾는 환자들이 매우 빠른 속도로 증가하고 있습니다.

하지만 아직까지도 대부분의 환자들은, 자동차보험 100% 적용(본인부담금 0원)을 통해서, 한의원에서도 본인부담금 전혀 없이도, 우수한 한의학적 치료를 충분히 잘 받을 수 있다는 사실을 제대로 알지 못하고 있는 경우가 많습니다.

현재 대한민국에 있는 모든 한의원에서는, 자동차 교통사고 환자가 한의원에 내원했을 때 시행하는 거의 모든 치료, 예를 들어서 한약(탕약)을 비롯해서 침, 뜸, 부항, 약침, 추나, 한의물리치료 등에 대해서 100% 자동차보험 적용(본인부담금 0원)을 받을 수 있습니다.

특히 대부분의 환자들은 한약(탕약) 치료는 일반적으로 고가인 만큼 아마도 자동차보험 적용이 되지 않을 것으로 오해하고 있지만, 실제로는, 한약(탕약)의 경우에도, 보험 적용기간이 한시적이긴 하지만, 자동차보험 급여가 이루어지는 기간(일반적으로는 약 2~3주 동안의 탕약 치료 100% 보장됨. 단, 뼈가 부러진 '골절'의 경우에는, 무려 '총 28일(약 4주) 동안의 탕약 치료 100% 보장'됨) 중에는, 자동차보험 적용을 100% 보장(본인부담금 0원) 받을 수 있습니다.

자동차 교통사고를 당했을 때, 한의원에서 본인부담금 전혀 없이, 한의학 치료를 충분히 받을 수 있다는 새로운 사실을 알게 되었는데, 그렇다면 자동차 교통사고로 부상(상해)을 당했을 때 또는 교통사고 후유증 관리를 위해서 시행하고 있는 한의학적 치료의 대표적인 특징은 어떤 것이 있을까요?

'교통사고 상해 증후군(Whiplash-Associated Disorders, WAD)'을 포함한 '교통사고 후유증'에 대한 한의학적 치료의 대표적인 특징은 다음과 같습니다.

한의학에서는 교통사고 후유증 상태의 발생이, 사고 충격으로 인해 신체 내부 곳곳에 발생한 어혈, 즉 기혈 순환을 저해하는 瘀血(어혈)에서 기인되는 것으로 해석하고 있는데, 체내 곳곳에 불특정하게 발생된 어혈을 부드럽게 풀어주고, 지속되는 통증이나 불편감 등을 해소시키며, 기혈 순환을 원활하게 해주는 한의학 치료를 꾸준히 시행하게 될 경우, 특히 각종 양방 검사에서는 전혀 이상 소견이 발견되지 않는, 기능적(비구조적) 증상들의 후유증 개선 및 치료에 매우 큰 도움이 됩니다.

사실 자동차 교통사고 환자들의 대부분은, 자동차 사고 직후 양방 병의원(정형외과 등)에 먼저 가서, 여러 검사를 시행하고, 필요시 입원 또는 외래를 통해서 양방 치료를 우선적으로 시행한 이후에, 급성기 증세가 어느 정도 해소된 이후, 관해기 또는 만성기 증상 관리를 위해서, 가까운 한의원을 방문하게 되는 경우가 대부분입니다.

그래서 일부 환자분들의 경우에는, 양방 치료와 한의학 치료를 함께 병행해서 받아도 혹시 별다른 문제는 없는지에 대해서 궁금해 하시거나 또는 걱정하시는 경우도 의외로 많습니다.

하지만, 이와 같은 염려는 100% 기우에 불과하며, 자동차 교통사고 치료는 후유 증상의 최소화를 위한 골든 타임이 있는 만큼, 거동 또는 보행이 어느 정도 가능한 상황이라면, 양방 병의원에 입원 중에 있는 경우라도, 가까운 한의원을 찾아서, 한의학 치료를 양의학 치료와 함께 병행하시는 것이, 오히려 치료 효과 극대화를 위해서 매우 바람직합니다.

교통사고 발생 시, 후유증 악화 또는 증상의 장기화를 방지(예방)하기 위해서, 초기부터 신속한 양한방 복합 병행 치료가 중요하기 때문에, 특히나 교통사고 골절상이 발생된 경우라면, 양방 병원에 입원 중인 환자의 경우에도, 한의학 치료를 동시에 같이 병행하게 되면, 골절 부위의 신속한 유합에도 한층 많은 임상적 도움이 될 수 있습니다.

'자동차 교통사고 상해 증후군(Whiplash-Associated Disorders, WAD)'을 포함한 '자동차 교통사고 후유증'에 대한 한의원에서의 자동차 교통사고 치료의 과학적 우수성에 대한 대학 한방병원에서 발표한 근거 논문들을 간단하게 몇 가지 소개해 주면 좋겠습니다.

1. 교통사고 소아환자 121례를 통한 임상적 고찰

The Clinical Study on 121 Traffic Accident Child Patients

[대한한방소아과학회지/2012년 26권 제 2호]

Objectives

본 연구는 한방병원을 내원한 소아 청소년 자동차 교통사고 환자를 대상으로 특징을 조사하고자 합니다.

Methods

본 연구는 2011년 4월 1일부터 2012년 3월 31일까지 한방병원에 내원한 0~15세의 소아 청소년 자동차 교통사고 환자 121명을 대상으로 외래 의무 기록지에 기록된 자료를 토대로 조사하여 그 결과를 검토 분석하였다.

Results

성별 및 연령별 분포에서 성별은 거의 비슷한 정도였으며 연령별로 0~6세가 7~15세보다 더 많았다. 사고 유형은 차량 간 충돌에 의한 경우가 가장 많았으며 충돌형태는 후방추돌에 의한 사고가 가장 많았다.

사고 후 본원에 내원까지의 기간별로는 3일 이내(48.8%)가 가장 많았다.

내원 형태는 타 의료기간을 경유한 후 다시 본원을 내원한 환자가 44명(36.4%) 이고 바로 본원을 내원한 환자는 77명(63.6%)이었다. 입원 기간과 통원 치료 기간에서는 7일 이내인 경우가 가장 많았다.

진단명별 분포는 0~6세에서는 수면장애 (37.1%)가 가장 많았고 7~15세에서는 경추 염좌 (49.0%)가 가장 많았다.

한의학 치료 처방은 0~6세에서는 안신지제(安神之劑)의 사용빈도가 가장 많았고 7~15세에서는 이기순기지제(理氣順氣之劑)와 활혈거어지제(活血祛瘀之劑)의 사용 빈도가 높았다.

치료 성적은 모든 연령에서 우수함(excellent)이 가장 높게 나타났으며 7일 이내로 입원한 경우와 7일 이내로 외래 치료를 한 경우에 가장 많은 긍정적 치료효과가 있었다.

Conclusions

한방병원을 내원한 소아 청소년 교통사고 환자를 대상으로 연령별 증상의 차이와 치료 방법의 차이를 알아 치료에 도움을 주고자 합니다.

2. 자동차 교통 사고 이후 발생한 요추부
   압박골절에 한방 복합 입원 치료로 호전된 환자
   4례 : 후향적 증례 연구
   4 Cases of Patients That Improved from
   Traffic Accident Which Caused Lumbar Spine
   Compression Fracture by Complex Korean
   Medical Admission Treatment: Retrospective
   Case Study
   [대한한의학회 한방재활의학과학회지/2017년 27권 제 4호]

3. 자동차 교통사고로 유발된 치골골절 환자의
   골반통 치험1례
   Case Report of a Pelvic Pain Patient with Pubic
   Fracture Caused by Traffic Accident
   [대한한방부인과학회지/2015년 28권 제 4호]

4. 자동차 교통사고로 발생한 경추 골절 환자에
   대한 한방복합치료 효과 : 증례보고
   The Clinical Effects of Complex Korean
   Medicine Treatment in Patients with Cervical
   Spine Fracture Caused by Traffic Accident : A
   Report of 2 Cases
   [대한한의학회 한방재활의학과학회지/2018년 28권 제 2호]

5. 자동차 교통사고 상해 증후군 환자들에
   대한 한의치료 경험의 질적 연구 : 근거이론
   접근방법으로
   A Qualitative Study on the Treatment Process
   Experiences of Patients with Whiplash
   Associated Disorder Treated with Traditional
   Korean Medicine : Based on the Grounded
   Theory Approach
   [대한침구의학회지/2016년 33권 제 4호]

일반적으로 교통사고 후유증은 어떤 것들을 말하나요?

흔히 교통사고 후유증은 다음과 같이 정의됩니다.

즉, 교통사고 후유증은 자동차, 철도, 선박 등과 관련된 사고 이후에 발생한 여러 가지 통증과 기능장애 등과 관련된 증상을 말합니다. 교통사고 후유증은 일정 기간이 지나도 잘 사라지지 않고 계속 끈질기게 남아서 통증과 불편감을 유발합니다.

사실 자동차 교통사고가 일어났어도 척추 또는 팔다리가 부러지거나, 의식을 잃거나, 출혈이 심한 경우처럼 대단히 큰 교통사고가 아닌 이상에는, 경미한 교통사고를 당한 대부분의 사람들은, 간단한 검사 이후에 곧 일상으로 복귀하게 됩니다.

그러나 자동차 교통사고 이후 짧게는 3~4일에서부터 길게는 수 주 ~ 수 개월이 지나고 나서야 크고 작은 교통사고 후유증이 증상으로 나타나는 사례가 대단히 많습니다. 따라서 자동차 교통사고를 당한 뒤에는 사소한 신체 변화에 대해서도 최소 2~4주 동안에는 유심히 잘 살펴보아야 합니다.

1. 경추 인대와 근골격 손상
가장 흔한 자동차 교통사고 후유증 중 하나입니다. 성인들의 머리 무게는 평균적으로 6.5~7kg 정도인데, 교통사고(특히 후방 추돌사고)가 발생하면 머리를 지탱하는 경추(목뼈)가 앞뒤로 심하게 흔들리게 됩니다.

그러면서 목 주변의 인대와 근육이 손상될 수 있습니다. 아주 심한 경우에는, 경추 사이를 지나가는 척추 신경이 크게 손상되기도 합니다.

두통이나 목이나 어깨 주위 통증, 목(또는 어깨) 움직임 제한이 있을 수 있으며, 팔저림이나 허리 통증, 헛구역질, 현기증 등이 발생되기도 합니다.

별로 심하지 않은 경추 손상의 경우에라도, 진단 이후 약 1주일 동안의 안정이 필요하며, 이후 국소 고정을 시행하면 약 1~2개월 이내에 어느 정도 호전될 수 있습니다.

2. 뇌진탕 후 증후군
자동차 교통사고를 당했을 때, 머리에 충격이 가해지게 되면, 뇌가 주위 조직에서 순간적으로 떨어졌다가 다시 붙게 됩니다. 이 때 신경학적 손상을 입기가 쉬운데, MRI(자기공명영상)를 찍어도 잘 확인되지 않는 경우가 많습니다. 사고 이후에 서서히 두통이 찾아오는 경우가 이와 같은 경우입니다.

두통의 지속 기간은 약 1~6개월 사이인데, 어지러움, 귀울림(이명), 청력 및 시력 감퇴가 함께 동반되어 올 수도 있습니다. 또한 예민(과민), 불안, 우울, 기억력 장애, 인지 장애 등 신경정신과적인 임상 증상도 같이 발생할 수도 있습니다.

3. 지연성 두개내(頭蓋內) 출혈

자동차 교통사고 직후에는 나타나지 않았던 뇌출혈이 어느 정도의 시간이 경과한 이후에 발생하기도 합니다.

자동차 교통사고 당시 뇌의 좌상(외부 손상 없이 내부 조직만 손상된 상태)이 나중에 출혈로 이어지는 경우입니다.

대개 자동차 교통사고 이후 약 3~7일 후부터 두통이 점점 심해지면서 구토 증상이 있으면, 이런 상황을 즉각 의심해 보아야 합니다.

4. 요추부 손상

자동차 교통사고로 인한 강한 충격은 요추(허리뼈)에도 영향을 미치게 됩니다.

요추부 손상 역시 경추부(목) 손상처럼 자동차 교통사고 직후에는 잘 발견되지 않습니다. 요추부 손상이 심한 경우에는, 골반이 뒤틀리고, 다리 길이가 달라지면서, 장기적으로는 추간판 탈출증이나 만성적인 허리 통증을 일으킬 수 있습니다.

5. 후경부(後頸部) 교감신경 증후군

척추 동맥이 수축되면서 후경부(목 뒤쪽) 교감신경에 기능적 이상이 생길 수 있습니다. 이러한 교감신경 이상 증상은, 교통사고 초기 진단에서는 잘 나타나지 않기 때문에, 교통사고 이후 지속적으로 관찰하면서 병증에 대한 추적 관리를 해야 합니다.

두통, 현기증, 이명, 눈의 피로와 같은 임상적 증상이 나타나면, 이와 같은 후경부 교감신경의 기능적 이상을 의심해 볼 수 있습니다.

6. 치아 스트레스 증후군

자동차 교통사고 때 턱 관절과 이를 지탱하는 부위 사이에도 일시적인 이탈 현상이 발생할 수 있습니다. 교통사고로 인해서 턱관절 위치에 변화가 생기면서 아래 위 치아가 제대로 맞물리지 않는 소위 '치아 스트레스 증후군(DDS)'이나 '턱관절 증후군(TMJ)'이 생길 수도 있습니다.

한의학에서 바라보는 교통사고 후유증은 어떤 것이며, 또 어떤 한의학적 치료를 통해서 교통사고 후유증을 치료하게 되나요?

자동차 교통사고 후유증은 한의학적으로는 보통 어혈(瘀血)의 범주에 들어갑니다.

설문해자(說文解字)에서는 '어(瘀)는 적혈(積血)이다'라고 정의하고 있는데, 흐르는 물을 막으면 고이게 되듯이, 정체되어서 잘 흐르지 못하는 혈행 상태를 한의학에서는 '어혈'이라고 합니다.

또한 어혈은, 정상적인 혈액 통로로부터 이탈된 혈액을 의미하기도 합니다. 즉 타박상을 입거나 교통사고를 당해서 해당 부위의 혈관이 파열되어서 발생한 혈액이 체내에 충분히 흡수되지 못하고, 조직이나 피부에 몰려 있는 것을 말합니다.

또한 혈관 내에 발생한 기름기나 찌꺼기도 어혈이라고 할 수 있습니다.

동의보감(東醫寶鑑)에 따르면, 어혈을 분포 위치에 따라 다음과 같이 몇 가지로 분류하였습니다.

1. 상초축혈(上焦蓄血)
어혈이 인체 상부에 오랫동안 쌓인 것으로, 교통사고 이후 정신이 없고 두통, 어지러움, 이명, 메스꺼움 등의 자율신경 이상 증상이 나타납니다. 어혈이 상초(上焦)에 쌓이면 잘 잊어버린다(기억력 감퇴 및 인지기능 저하)고 했습니다.

2. 중초축혈(中焦蓄血)
어혈이 인체 중심부에 오랫동안 쌓인 결과로, 교통사고 이후 소화불량 및 전신 피로감 등이 나타납니다. 어혈이 중초(中焦)에 쌓이면 가슴이 그득하고 몸이 누렇게 되며 양치만 하고 물을 삼키려 하지 않는다라고 표현되어 있습니다.

3. 하초축혈(下焦蓄血)
어혈이 인체 하부에 오랫동안 쌓인 결과로, 교통사고 이후 대소변 장애 및 하복부(배꼽 아래 부위) 통증을 보입니다. 어혈이 하초(下焦)에 쌓이면 발광하고 대변이 검으며 아랫배가 단단하고 아프게 된다라고 표현했습니다.

한의학에서는 자동차 교통사고 후유증을 한의약적으로 치료할 때, 양방의 영상진단 결과(소견)와 한의사의 직접적인 진찰 과정 등을 통해서 복합적인 교통사고 이후의 이상 증세를 정확히 감별해내고, 그에 맞는 체질별 한의학 치료를 병행합니다.

특히 전신을 돌아다니며 다양한 증상을 일으키는 어혈(사고 충격으로 인해 피가 덩어리로 뭉치는 현상)을 제거하고, 기혈을 원활하게 순환시키는 근본적인 한의학적 개선 치료를 통해서 교통사고 후유증까지도 함께 예방할 수 있습니다.

1. 추나요법

자동차 교통사고 당시의 직접적인 신체적 충격으로 인해서 경직되거나 뒤틀린 뼈와 근육을 바르게 교정하는 전통적인 한의학 치료법입니다. 경락과 경혈을 자극하여서, 뭉친 연부 조직을 충분히 풀어주고, 기혈을 정상적으로 순환시켜서, 통증을 효과적으로 치료하게 됩니다.

2. 침

인체의 기혈 순환을 조절하여 교통사고 후유증의 주원인이 되는 어혈(충격으로 인해 피가 덩어리로 뭉치는 현상)을 제거하며, 근육과 인대 손상을 치료하여서, 신체 전반에 나타나는 통증을 완화시킬 수 있습니다.

3. 약침

순수 한약 성분을 정제한 약침을 경혈에 주입하여서, 한약과 침의 효과를 동시에 볼 수 있는 치료법입니다. 교통사고로 손상된 근육과 인대를 재생시키고 염증을 빠르게 제거해 줍니다.

4. 한약(탕약)

어혈 제거에 임상적 효과가 뛰어난 한약재를 바탕으로 해서 처방된 한약(탕약)은, 기혈 부조화를 바로잡고, 뭉친 어혈을 풀어주어서, 교통사고 후유증 치료 효과를 극대화시켜 줍니다. 긴장을 풀어주고, 스트레스를 완화시켜서, 심리적 압정을 되찾는 데에도 상당히 효과적입니다.

5. 뜸

뜸 치료는 침 치료와 병행하면 통증이 줄어드는 효과가 더욱 극대화됩니다.

6. 부항

증상의 원인이 되는 신체 부위에 관을 흡착시켜서 경락 소통을 원활히 해주는 전통적인 한의학 치료법입니다. 인체 내 독소를 빼내고, 피부와 근육 내 혈액을 맑게 정화하여서, 교통사고로 인한 통증을 치료합니다.

7. 도인운동법

한의사가 직접 호흡과 운동법을 가르쳐서, 환자 스스로가 올바른 호흡을 통해 몸의 중심을 안정시키고 올바른 움직임을 갖도록 합니다.

8. 한의학 물리요법(한의학 물리치료)

전침 치료는 신경과 근육에 전기 자극을 가하여 경직된 근육을 풀어주고 혈액 순환을 개선합니다. 경피 적외선 조사 요법은 경락과 경혈에 온열을 가하여 기혈의 소통을 촉진하고 통증을 완화하고 근육을 이완시켜서, 몸에 쌓인 노폐물을 제거해 줍니다.

'교통사고 상해 증후군(Whiplash-Associated Disorders, WAD)'은 무엇인가요?

'교통사고 상해 증후군(Whiplash-Associated Disorders, WAD)' 또는 '편타성 손상(Whiplash injury)'이란, 갑작스러운 자동차 사고 당시의 물리적 충격으로 인해서, 목이 마치 채찍을 휘두르듯이 심하게 꺾임에 따라서 나타나게 되는 증상들을 말하기 때문에, 흔히 '채찍질 증후군'이라고도 합니다.

편타성 손상은 주로 교통사고 충격으로 인해서 발생되지만, 스포츠(운동)를 수행하는 과정에서 급격한 물리적 충격으로 인해서 생길 수도 있습니다.

한마디로 요약하자면, 교통사고 상해 증후군은, 각종 교통사고 이후 발생되는 뼈와 근육 및 피부 손상 그리고 장기 타박과 함께 정신적 문제 등의 전신적 증상을 모두 포괄하여 일컫는 전문 용어입니다.

실제로 자동차 교통사고 환자들은, 교통사고 발생 이후에 굉장히 다양하고 복잡한 증상을 호소합니다.

예상치 못한 물리적 충돌로 인한 충격이 사고 당사자(탑승자)의 목과 어깨 부위에 우선 전달되면서 척추뼈 주변 인대와 근육을 손상시킬 뿐 아니라, 심한 경우 신경학적 문제까지 일으키게 됩니다.

목 주위 통증(경항부 통증), 목 뻣뻣함, 어깨 뭉침, 어깨 통증, 두통, 소화불량, 건망증, 불면, 메쓰꺼움(오심), 시야장애, 감각 이상(저림, 쑤심, 손발시림 등), 심장 두근거림, 집중력 감소, 기억력 손상, 어지러움증, 감각운동조절장애, 극심한 피로감, 외상후 스트레스 장애(PTSD), 우울, 예민함, 짜증 폭발, 섬유근통, 근근막통증 및 기능장애 증후군(MPS) 등 다양한 임상적 증상이 나타나는데, 이러한 복잡한 증상들 중에서 목 주위 통증이나 목 뻣뻣함 증세는, 가장 흔하게 나타나는 자동차 교통사고 후유증 증상입니다.

자동차 교통사고가 일어날 때에는, 차량의 전면/후면/측면 충돌 과정에서, 급가속 또는 급감속이 흔히 발생하게 되는데, 이 때, 충분히 안정적으로 지지받지 못한 탑승자의 머리가, 급격하게 과신전 또는 과굴곡 운동을 당하게 됩니다.

이 때, 특히 목(경추) 부위 및 이와 관련된 전신 증후군을 흔히 '교통사고 상해 증후군(Whiplash-Associated Disorders, WAD)이라고 부르는 것입니다. 캐나다 퀘백 특별위원회(Quebec Task Force, QTF)가 채택한 용어입니다. 보통 다음과 같은 증상들이 나타나게 된다고 알려져 있습니다.

1. 경추 5-6번 또는 경추 6-7번 편타성 상해(or 채찍질 손상 whiplash injury)
2. 상부 경추 복합체 증후군(upper cervical complex syndrome)
3. 측두하악관절 장애(temporomandibular disorders)
4. 두경부 통증(head & neck pain)

5. 견갑부 연관통(shoulder referred pain)
6. 상지부 연관통(arm referred pain)

일반적으로는, 후면 추돌사고(후방 추돌)가 목 부위 손상을 일으킬 가능성이 가장 크며, 그다음은 측면 충돌입니다. 전면 충돌사고는 상대적으로 가장 덜 위험합니다. 왜냐하면, 많은 손상이 과신전 이후의 반동 굴곡으로 인해 나타나는데, 전면 충돌 시에는 후방 추돌과는 달리 충돌 순간을 예측할 수 있기 때문에, 보호성 긴장이 미리 신체상에서 일어나기 때문이 아닐까 생각되고 있습니다.

편타성 손상의 가장 중요한 증상 3가지는 경부통(경추통), 두통, 경추부 운동 제한입니다.

또한 주의할 것은, 이런 여러 임상 증상들이 교통사고 직후에 바로 나타나기도 하지만, 교통사고 당시에는 멀쩡했다가, 교통사고 발생 당일 밤 또는 교통사고 발생 다음 날부터(즉 사고 이후, 약 12~24시간 이후) 심지어 교통사고 발생 이후 약 2~14일 후부터 몸과 마음의 불편함이 갑자기 나타나는 경우도 굉장히 흔하다는 점입니다.

한의학적으로는 보통 심비허손(心脾虛損), 심신불교(心腎不交)라고 하는 변증과 큰 연관성이 있는데, 교통사고 이후, 가슴이 답답하고, 심장이 두근거리며, 잠이 잘 안 오고, 소화가 잘 안 되는 증상들이 우리가 흔히 말하는 외상 후 스트레스 장애라고 볼 수도 있는 것입니다.

심비허손(心脾虛損) 또는 심신불교(心腎不交) 변증 상태에 이르게 되면, 정신적 문제 뿐만 아니라, 이를 통해서 내장 기능 장애도 함께 발생하여서, 교통사고 이후 자주 더부룩하고, 울렁거리고, 메슥거리는 소화기 증상도 흔히 나타나게 됩니다.

또한, 정신적 과긴장 상태가 신체적 과긴장 상태로도 나타나서, 만성 통증이 지속적으로 발생하게 됩니다.

한의학적 관점에서는 교통사고 직후 발생된 瘀血(어혈)과 痰飮(담음)을 최대한 신속하게 침과 한약 처방으로 풀어주는 것이, 교통사고 상해 증후군 관리 및 교통사고 후유증 예방에 있어서 제일 중요합니다.

일반적으로 고령 운전자, 트럭 탑승자, 조수석 탑승자, 머리의 손상이 겹친 경우에는 편타성 손상을 보다 심하게 겪게 됩니다.

자동차 교통사고 이후 편타성 손상이 나타난다면, 집에서 초기에는 냉찜질로 염증과 통증을 완화시켜 주고, 약 2~3일 이후부터는 온찜질을 시행해 주시는 것이 좋습니다.

교통사고 환자들의 일반적인 예후는 어떤가요?

　일반적으로 자동차 교통사고 환자들의
경우, 30~33% 환자들은 3개월 이내에 초기에
불편했었던 증상들에서 완전히 회복되고, 30~33%
환자들은 경미한 통증이나 불편감이 3개월 이상
지속되며, 나머지 30~33% 환자들은 심각한
통증이나 불편함이 3개월 이후에도 계속 유지되는
경향이 있습니다.

골다공증을 가진 노령(고령) 인구(특히 여자 노인분들)가 폭발적으로 늘어나고 있는 상황에서, 어르신(노인)들의 자동차 교통사고도 급격히 증가하고 있습니다. 그래서, 갑자기 뼈를 크게 다치게 된 분들이 굉장히 많습니다. 평소 뼈가 약한 특히 골다공증이 있는 중년 이후의 어르신 분들의 경우에는, 골절상(특히 고관절 골절)이 기대 수명과도 직결될 수 있는 중대한 문제이기 때문에, 초고령화 사회를 맞이하고 있는 지금, 뼈 건강 특히 골절에 대해서, 더욱 많은 사회적 관심이 필요할 것 같은데, 자동차 교통사고로 골절이 된 경우, 과학적으로 입증된 한의학적 치료는 어떤 것이 있을까요?

골절(fracture)이란, 외부의 힘에 의해 뼈의 연속성이 완전하게 혹은 불완전하게 소실된 상태를 의미합니다.

골절 치유의 과정은 조직학적으로 보았을 때, "염증기/복원기/재형성기"라는 총 3단계로 분류하고 있습니다.

1. 염증기는, 골절 직후부터 시작해서 비교적 짧은 기간(수일에서 수주) 동안 지속되는 과정으로서, 골절 당시 생긴 출혈이 모여서 혈종을 형성하고, 여러 세포들이 모여 염증 반응을 보이는 상태이고,

2. 복원기는, 염증기에 생겼던 혈종이 몸에 흡수되며 그 자리에 '가골'이라 불리는 미성숙한 뼈가 자리잡게 되는 과정으로서, 복원기가 끝날 무렵에는 임상적으로 또 방사선검사상으로 골절 부위의 유합이 이루어집니다.

3. 마지막으로 재형성기는, 골절 유합 반응 이후 시작해서 모든 뼈의 상태가 정상으로 되돌아갈 때까지의 기간으로서, 대략 수 개월에서 수 년에 걸치는, 상당히 길고 느린 과정입니다.

특별한 합병증 없이 순조롭게 치유가 이루어지는 경우에도, 골절 치유 기간은 환자의 연령, 골절 부위의 특성, 뼈의 종류, 골절 형태, 골절 전위 정도 등에 따라 차이가 나는 것으로 알려져 있습니다.

(염증기를 지나서 특히 복원기와 재형성기 상황에서) "뼈 잘 붙는 한약" 또는 "골절 회복 한약"에 대해서 큰 관심을 가지고 궁금해 하시는 분들이 굉장히 많습니다.

실제적으로 "골절 회복을 도와주는 과학적 근거를 가진 한약 처방"(그 중에서도 특히 "특허 한약(대한민국 특허청 특허번호 제 10-0731160호)"인 "접골탕")에 대해서 설명해 보겠습니다.

각종 교통사고로 인해 뼈가 금이 가거나 부러졌을 때 여러분은 일반적으로 어떤 조치를 취하나요?

응급조치 이후에는 흔히 말하는 '깁스'를 하고서 뼈가 다 붙을 때까지 조용히 지내는, 즉 시간에만 치료를 맡기는 소극적 대처만을 떠올리고 있지는 않나요?

한의학적으로는 "골절 치료"와 "골절 회복"에 있어 보다 적극적이고도 명쾌한 방법이 있습니다.

2006년 'BK 21' 및 '과학기술부/한국과학재단' 우수 연구센터 육성 사업 지원으로 경희대학교 침구경락과학 연구 센터에서 수행된 과학적 논문 '접골탕(接骨湯)이 백서(白鼠)의 골절 치유에 미치는 영향'를 간략히 살펴보겠습니다.

이 연구에서는 "특허 한약(대한민국 특허청 특허번호 제 10-0731160호)"인 "접골탕"의

실제적 치료 효과를 과학적으로 확인하기 위해서, 흰쥐의 척골(尺骨,ulna)을 의도적으로 부러뜨리고, 접골탕을 투여한 후, 시간 경과에 따른 회복 과정을 방사선 촬영을 통해 확인했습니다.

골절을 유발한 그 다음날부터 60일간 하루에 한 번씩 접골탕 10ml/kg(체중)를 주사기를 이용해 흰쥐의 위에 직접 투여한 것입니다.

X-ray 촬영을 통해 뼈가 접골되는 길이를 살펴본 결과, 접골탕을 복용시킨 군에서는 3주째부터 골성장 길이가 0.43±0.27㎜으로 성장하였고, 8주째에는 0.93±0.40㎜로 성장해 현저한 골절 회복 속도를 보였습니다.

골절 후 아무런 처치도 하지 않은 대조군에서는, 3주째부터 골성장 길이가 0.11±0.19㎜으로 성장하였고, 8주째에는 0.52±0.27㎜로 성장해서, 평범하고 일반적인 골절 회복 속도를 보였습니다.

결국, 접골탕을 복용한 흰쥐에게서 "약 2배 정도 빠르게 골절 상태가 회복"되는 "통계적으로 유의미한 효과"가 명백히 나타난 것입니다.

접골탕은 한의학적으로 보혈(補血) 작용을 하는 당귀(當歸), 천궁(川芎), 녹용(鹿茸)이 중심이 됩니다. 여기에 보기(補氣) 작용을 하는 인삼(人蔘)과 골절 치료에 효과가 있다고 전승돼온 황기(黃芪), 구기자(枸杞子), 만삼(蔓蔘), 토사자(菟絲子),

속단(續斷), 석곡(石斛), 보골지(補骨脂), 합환피(合歡皮) 등을 정해진 비율로 배합합니다.

사실 "접골탕"은 골절 회복에 있어 오랫동안 임상적으로 대단한 효과를 보여왔던 매우 유명한 한약 처방입니다.

"접골탕"은, 국가 기관인 한국한의약진흥원에서 주관한 2018년도 [한의약치료기술 공공자원화 사업(한의표준임상진료지침 개발사업단)] "〈정보화 단계〉 연구 치료기술"로 선정되었을 뿐 아니라, "〈산업화 단계〉 연구 치료기술"로도 연속으로 선정(1위)된 바 있습니다.

골절 관련 한의학적 문헌으로는 '외대비요(外臺秘要)'에 '救急療救骨折, 接令如故'라 하여 골절의 치료방법으로 고정(固定)의 중요성을 제시하고 있습니다. 치료법으로는 '태평혜민화제국방(太平惠民和劑局方)'에 '接骨續筋止痛活血法'라 하여 활혈법(活血法)의 원칙을 소개했습니다. 또 '接骨各有方劑存言, 當按症施治'라 하여 골절에 대한 한약치료 원칙을 정리해 놓았습니다.

골절에 대한 한의약적 치료법으로 초기에는 화어활혈(化瘀活血), 중기에는 접골속근(接骨續筋), 후기에는 보기양혈(補氣養血)과 건장근골(健壯筋骨)의 처방을 활용하고 있습니다.

사실 접골탕의 주요 성분인 당귀만 하더라도, 뼈세포 증식 효능이 최근 생화학적 연구를 통해 입증된 바도 있습니다.

당귀는 직접적으로 뼈세포증식(proliferation), 염기성인산분해효소(alkaline phosphatase, ALP) 활성, 단백질 분비(protein secretion)을 자극합니다.

성장기 어린이나 성인 골절에서 ALP 수치가 높을수록 각각 성장과 골절치유에서 좋은 지표라고 할 수 있습니다.

또 용량비례적으로 골전구세포에 의한 1형 콜라겐 합성(type I collagen synthesis of OPC (osteoprecursor cells)-1)을 촉진해 뼈세포 증식에 기여한다고 과학적으로 저명한 학술지에 보고된 바도 있습니다.

피로 골절(Stress fracture)을 포함해서 자동차 교통사고 및 스포츠 손상으로 인해서 환자의 뼈가 부러졌을 경우(골절상), 임상적으로 오랫동안 확인되었고 과학적으로도 이미 검증된 접골탕이 있음을 떠올린다면, 약 2배 빠른 골절 회복 및 조기 일상 생활 복귀에 많은 실제적인 도움이 될 것입니다.

[칼럼] 한의학적 '골절치료' 과학적 근거는 무엇인가

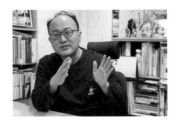

진료실에서 환자 상담을 하다 보면, 소위 뼈를 잘 붙게 만드는데 도움이 되는 '뼈 잘 붙는 한약'이나 뼈를 잘 붙게 만드는 음식에 대해서 궁금해 하는 경우가 상당히 많다. 특히 최근에는 자동차·자전거 교통사고, 스포츠 손상, 낙상 등으로 인해 갑자기 뼈를 다치게 된 분들이 많아지는 추세다. 또한 골다공증이나 골감소증이 있는 중년 이후의 어르신 분들의 경우에는 골절 부상(특히 고관절 골절)이 기대 수명과도 직결될 수 있는 매우 중차대한 문제이기 때문에 초고령화 사회를 맞이하고 있는 지금, 뼈 건강 특히 골절에 대해서, 더욱 많은 사회적 관심이 필요하다.

골절의 치료과정

골절이란, 강한 외력이 작용해서 뼈가 부분적으로 또는 완전히 엇나가 '뼈의 연속성이 소실된 상태'를 말한다. 흔히 일반인들이 뼈가 부러졌다라고 말하는 것이 바로 골절이다. 골절은 사실 한의원이나 정형외과에서 가장 흔히 관찰되는 질병 중 하나로 제대로 발견하고 적절한 시기에 치료했을 경우에는 환자에게 큰 불편함을 주지 않는다. 하지만 적절한 시기에 치료가 되지 않았거나 골절의 종류가 좋지 않은 경우에는 환자에게 심각한 후유증을 남길 수 있기 때문에 더욱 중요성을 가지게 될 질병이라고 판단된다.

일반적으로 골절의 종류는 완전 골절, 불완전 골절, 단순(선상) 골절 분쇄골절 분절골절 병적 골절 피로 골절 등으로 분류한다. 특히 피로골절은, 고된 훈련을 많이 하는 운동 선수나 행군을 많이 하는 군인처럼 반복적으로 걷거나 뛰는 특정한 직업을 가진 사람들에게 다수 발생한다. 하지만 최근 들어서 생활 체육을 즐기는 일반인들이 늘면서 보통 사람들의 문제로 확산되는 추세에 있다. 골절 치료의 과정을 조직학적으로 본다면 염증기, 복원기, 재형성 총 3단계로 분류된다.

염증기는 골절 직후부터 시작해서 비교적 짧은 기간(수일에서 수주) 동안 지속되는 면역학적 반응 과정이다. 골절 당시 생긴 출혈이 모여서 혈종(血腫,Hematoma)을 형성하고, 여러 세포들이 모여 염증 반응을 보이는 상태다.

복원기는 염증기에 생겼던 혈종이 몸에 흡수되며 골진이 분비되면서 그 자리에 '가골'이라 불리는 미성숙한 뼈가 자리잡게 되는 회복 과정이다. 복원기가 끝날 무렵에는 임상적으로 또 방사선 검사상으로 골절 부위의 유합이 이루어진다.

재형성기는 골절 유합 반응 이후 시작해서 모든 뼈의 상태가 정상으로 되돌아갈 때까지의 기간이다. 대략 수 개월에서 수년에 걸치는 상당히 길고 느린 과정이다. 특별한 합병증 없이 순조롭게 치료가 이루어지는 경우에도 골절 치료 총기간은 환자의 연령, 골절 부위의 특성, 뼈의 종류, 골절 형태, 골절 전위 정도 등에 따라 상당한 차이가 나는 것으로 알려져 있다.

한의학적 골절치료 '접골탕'

다양한 골절의 치료방법 중 한의학에서는 특허(특허번호 제 10-0731160호))받은 한약 '접골탕'을 사용한다.

접골탕(接骨湯)의 실제 치료 효과를 과학적으로 확인하기 위해 척골(尺骨,ulna)이 부러진 흰 쥐에 접골탕(接骨湯)을 투여한 후 시간 경과에 따른 회복 과정을 방사선 촬영을 통해 확인했다. X-ray 촬영을 통해 뼈가 접골되는 길이를 살펴본 결과 접골탕을 복용시킨 군에서는 3주째부터 골성장 길이가 0.43±0.27㎜으로 성장했고, 8주째에는 0.93±0.40㎜로 성장해 현저한 골절 회복 속도를 보였다. 골절 후 아무런 처치도 하지 않은 대조군에서는 3주째부터 골성장 길이가 0.11±0.19㎜으로 성장했고, 8주째에는 0.52±0.27㎜으로 성장해 평범하고 일반적인 골절 회복 속도를 보였다. 이러한 결과를 바탕으로 접골탕을 복용한 흰쥐에게서 약 2배 정도 빠르게 골절 상태가 회복되는 통계적으로 유의미한 효과가 확인됐다.

접골탕은 한의학적으로 보혈(補血) 작용을 하는 당귀, 천궁, 녹용이 중심이 된다. 여기에 보기(補氣) 작용을 하는 인삼과 골절 치료에 효과가 있다고 전승돼온 황기, 구기자, 만삼, 토사자, 속단, 석곡, 보골지, 합환피 등을 배합해 만들어진다. 골절에 대한 한의약적 치료법으로 초기에는 어혈을 풀어주는 화어활혈(化瘀活血), 중기에는 뼈를 잘 붙게하는 접골속근(接骨續筋), 후기에는 기혈을 보충하는 보기양혈(補氣養血)과 건장근골(健壯筋骨)의 처방을 활용하고 있다.

피로 골절을 포함해서 뼈가 부러졌을 경우 임상적으로 오랫동안 확인됐고 국내외에서도 과학적으로 충분히 검증된 특허한약 접골탕 복용을 고려할 수 있다. 또한 안전성도 확인된 접골탕을 골절 환자가 약 30일~180일 정도 집중적으로 복용하면 약 2.2배 빠른 골절 회복과 조기 일상생활 복귀라는 총 3가지 측면에 있어서 많은 도움이 될 것으로 예상한다.

마지막으로 접골탕은 국가 기관인 한국한의약진흥원에서 주관한 2018년도 '한의약치료기술 공공자원화 사업 정보화 단계 연구 치료기술'로 선정되기도 했다. 이어 2019년도 산업화 단계 연구 치료기술로도 연속으로 선정됐다.

산청군 동의보감상 '이혜정 교수·황만기 원장' 수상

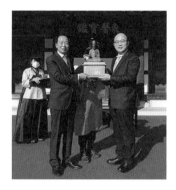

[산청=뉴시스] 정경규 기자 = 경남산청 한방약초축제위원회는 23일 단성면 남사예담촌 기산국악당에서 제16회 동의보감상 수상자로 이혜정(65) 교수와 황만기(48) 원장을 선정하고 시상식을 가졌다.

올해 동의보감상 수상자는 학술부문에 이혜정 경희대학교 한의과대학 교수, 사회 봉사부문에 황만기 서초아이누리 한의원 원장이 선정됐다.

학술부문 수상자 이 교수는 침구경락학 기초연구를 위한 실험실을 처음으로 만드는 등 관련 연구인력 양성을 위해 평생 노력해 온 인물이다.

이 교수는 정부의 장기과제와 미국 국립 보건원 등 국내외 대형 연구에 참여해 한의학의 과학적 연구 기틀을 다진 점, 침구경락의 과학적 연구팀 운영을 통해 연구업적을 생산하는 한편 후학양성에 기여한 공로를 인정받았다.

사회봉사부문 황 원장은 26년 동안 형편이 넉넉하지 못하거나 사회에서 소외받는 이웃들을 위해 교육과 의료 두 분야에 걸쳐 꾸준히 자원봉사활동을 이어 온 점을 높이 평가 받았다.

그는 2013년부터는 매년 정기적으로 캄보디아와 페루, 러시아, 우즈베키스탄, 베트남, 미얀마 등의 오지마을을 찾아 한의약 해외의료봉사 활동을 펼치는 등 한의학의 세계화에 기여한 공로로 수상자로 선정됐다.

수상자에게는 각각 상금 500만원과 중요 무형문화재 제108호 목조각장 박찬수 산청목아박물관 관장이 제작한 상패가 수여됐다.

동의보감상은 한의학의 육성발전과 국민의 건강증진에 공헌하고 '동의보감'을 집필한 허준 선생의 의술정신을 실천한 봉사자를 선정해 포상하는 것으로 지난 2004년 제정됐다.

한편 산청군은 매년 가을 열리는 산청 한방 약초축제 개막에 맞춰 허준 선생 추모제를 지내는 등 한방한의약의 고장 산청군의 이미지를 널리 알리고 있다.

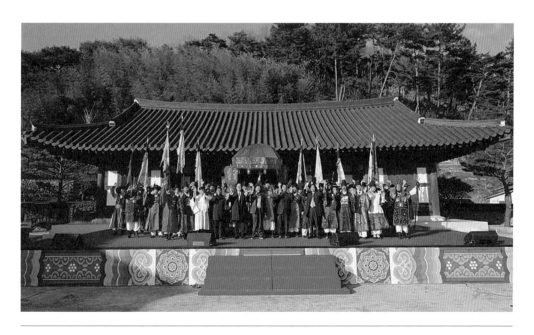

황만기
한의학박사·서강대학교 교수(겸임)·접골탕 특허권자

경희대학교 한의과대학 학사·석사·박사 졸업(한의학박사)
서울대학교 의과대학 일반대학원 의학박사 과정 수료
연세대학교 행정대학원 졸업
(사회복지학석사·사회복지사(1급))

국가 재난 응급의료 전문가 교육 과정(BDLS·ADLS·ADLS
instructor) 이수 : 서울대학교 병원 응급의학과 재난응급의료
교육센터(미국의사협회(AMA) 정식 인증 과정)

2020 보건복지부 장관상·제16회 동의보감상·
문화체육관광부 장관상
2018 국회 보건복지위원장상
2016 연세대학교 사회봉사상(진리상)

(현) 2배 빠른 회복을 위한 골절 특허 한약 '접골탕(接骨湯)'
특허권자 : 특허 번호(Patent Number) 제10-
0731160호 – [발명의 명칭] 골절 회복을 촉진하는
생약재 조성물(Crude drugs composition for
accelerating recovery of bone fracture)
(현) 골다공증 치료용 한약 특허 출원–한의약 치료기술
공공자원화 사업(국립 한국한의약진흥원
한의표준임상진료지침 개발사업단) 정보화·산업화 단계
연구 치료기술로 최종 선정(1위)(2019)
(현) 서강대학교 겸임교수(담당과목–건강과
한의학·사상의학의 이해)
(현) 국가환자안전위원회 위원
(현) 서울중앙지방검찰청 의료자문위원
(현) 아이누리한의원 전국 네트워크 설립자 겸 대표
(현) 서초 아이누리한의원(02-3474-1075)
대표원장(경희대학교 한의과대학 임상교육협력기관)
(현) 대한한의사협회 부회장·서초구한의사회 회장
(현) 2023 새만금 세계스카우트잼버리지원위원회
위원장(대한한의사협회)

(전) 이화여자대학교 의학전문대학원·한림대학교 의과대학
강사(담당과목–한의학의 이해)
(전) 건강보험심사평가원(서울지원) 진료심사평가위원회
비상근심사위원·전문위원
(전) 대한한의사협회 의무위원회 겸 평창동계올림픽
준비위원회 부위원장

SCI 국제의학저널 논문 총 4편 등재
KCI(한국연구재단) 등재지 논문 총 7편 게재
단행본(번역서 포함) 총 13권 저술

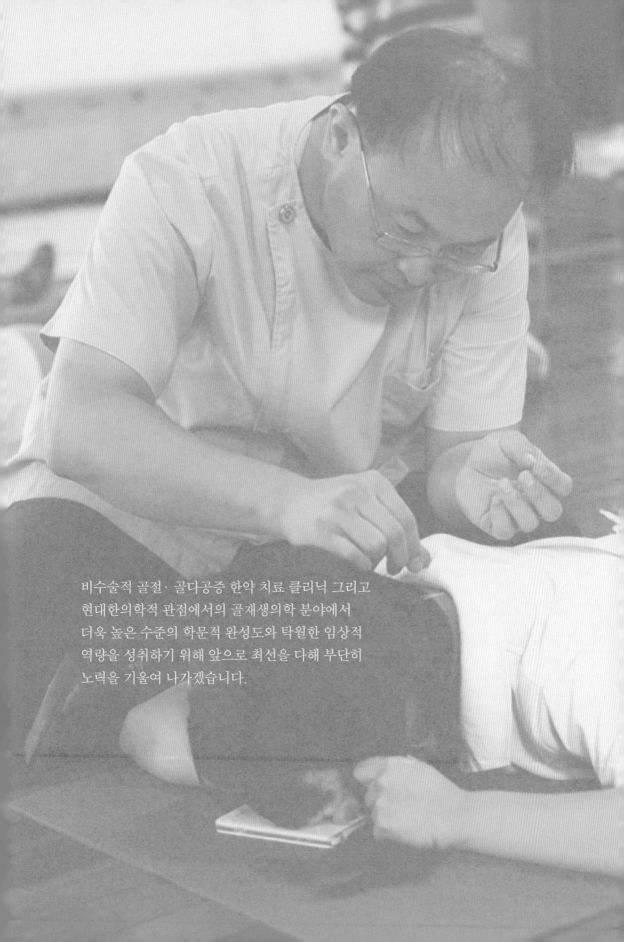

비수술적 골절·골다공증 한약 치료 클리닉 그리고
현대한의학적 관점에서의 골재생의학 분야에서
더욱 높은 수준의 학문적 완성도와 탁월한 임상적
역량을 성취하기 위해 앞으로 최선을 다해 부단히
노력을 기울여 나가겠습니다.

현대과학적 논문 근거를 갖춘

골절 골다공증
비수술 한약 치료 이야기

특허한약 접골탕의 모든 것

1판1쇄	2022년 5월 30일
출판등록	2016년 7월 18일

글쓴이	황만기
펴낸곳	도서출판 미래터
펴낸이	조진현

기획	황만기, 조진현
책임편집	조진현
디자인	시호워크
인쇄	영은문화인쇄(주)

주소	서울특별시 중구 마른내로 155, 광희동금호트윈타워 1412호
전화	02-2298-6332
팩스	02-6971-9322
E-mail	miraeteo@naver.com

ⓒ도서출판 미래터, 2022
ISBN 979-11-958545-8-5